Undoing Depression

What Therapy Doesn't Teach You and Medication Can't Give You
(Second Edition)

走出抑郁

——让药物和心理治疗更有效

（第二版）

［美］理查德·奥康纳（Richard O'Conner） 著

张荣华 译

中国轻工业出版社

图书在版编目（CIP）数据

走出抑郁：让药物和心理治疗更有效：第2版／
（美）奥康纳（O'Connor, R.）著；张荣华译. —北京：
中国轻工业出版社，2014.1（2025.1重印）
　ISBN 978-7-5019-9475-5

Ⅰ.①走…　Ⅱ.①奥…②张…　Ⅲ.①抑郁症-
诊疗　Ⅳ.①R749.4

中国版本图书馆CIP数据核字（2013）第236625号

责任编辑：孙蔚雯　　　　　　　　责任终审：杜文勇
策划编辑：戴　婕　孙蔚雯　　　责任校对：刘志颖　　　　责任监印：吴维斌

出版发行：中国轻工业出版社（北京鲁谷东街5号，邮编：100040）
印　　刷：三河市鑫金马印装有限公司
经　　销：各地新华书店
版　　次：2025年1月第1版第10次印刷
开　　本：660×980　1/16　印张：20.75
字　　数：207千字
书　　号：ISBN 978-7-5019-9475-5　定价：45.00元
读者热线：010-65181109
发行电话：010-85119832　　010-85119912
网　　址：http://www.chlip.com.cn　http://www.wqedu.com
电子信箱：1012305542@qq.com
版权所有　侵权必究
如发现图书残缺请拨打读者热线联系调换
242253Y2C110ZYW

译 者 序

正如作者理查德·奥康纳（Richard O'Connor）博士指出的："我们生活在一个抑郁症流行的时代，抑郁的人越来越多，持续的时间越来越长，情况越来越严重，开始的时间也越来越早。你遇到的每四个人中就有一个很可能在其一生中的某个时间遭遇过抑郁；每五个人中就有一个正处于抑郁之中：研究者估计，在任意一个时间点上，有几乎20%的人符合某些抑郁症的标准，但这里并不包括暂时感觉忧郁且下周就会好些的人，而是指那些真的遇到了困难的人。"

像是被一个恶魔占据了自己的身体一样，抑郁症会给患者带来无尽的痛苦，他们自己却好像无能为力。抑郁症影响患者的身体、情感、思维和行动，还可能影响其家庭关系，包括夫妻关系、亲子关系——孩子也可能会被你的抑郁所感染。

作者告诉我们："抑郁本身不是一种情绪，而是情感的丧失，是将你与世界隔离开来的厚重帘幔，并同时伤害着你；它不是悲伤或痛苦，它是一种疾病。抑郁的反面不是幸福，而是活力——是感知所有情绪的能力，包括高兴、兴奋、悲伤和痛苦。"抑郁影响思维、情感和行为，形成固定的习惯。这种习惯会影响大脑的神经回路，反过来加深抑郁的习惯，形成恶性循环。药物和心理治疗都是有效的。药物针对生理问题；心理治疗针对思维、情感和行为，甚至是过去的创伤。

作者本人也是个抑郁症患者，亲身感受了抑郁所带来的痛苦，也受过巨大的创伤（他的母亲在38岁时因为抑郁症自杀了），他能理解抑郁症患者的真实感受。同时，作者是非常成功的临床心理治疗师，在美国康涅狄格州和纽约市都有工作室，积累了非常丰富的临床实践经验，而不仅仅是有理论知识。从本书的第一版到第二版，中间过去了11年，受到了大众的欢迎，经得起时间的检验。以上几点都说明：本书中的建议和方法是有巨大的价值和意义的。

作者分析了抑郁症形成的各种原因以及形成机制。在此基础上，本书有针对性地介绍了走出抑郁的技巧和方法。通过一系列的练习来改变抑郁的习惯，改变思维、情感和行为的习惯，达到从抑郁症中康复的目的。这些练习和方法大多数既有理论的基础，也有研究的证据，更获得了实践的检验，保证了这些练习和方法的有效性和可操作性。

需牢记的一点是：知识要通过行动才能改变命运。阅读本书以后，建议读者一定要把方法落实到行动上。对于抑郁的人来说，不管开始时行动有多艰难，但努力去行动，哪怕是一点点的尝试都是巨大的进步。开始行动吧！

抑郁程度从轻度发展到重度是个连续的过程，很多人或多或少都会有抑郁的时候，每个人都可能有自己的烦恼和苦难，都可能有消极的想法、情绪和行为。书中分析的抑郁的习惯、思维和行为，对所有人都会有所启发。不仅是抑郁症患者应该阅读本书，每一个普通人都值得精读本书，你会从中获得内心的宁静，从容地面对过去的创伤、人生的苦难、压力和挫折。本书对我们的自我成长与成熟、人际关系、婚姻和家庭关系以及亲子教育都非常有益处。

具体来说，我可以充满信心地把本书强烈推荐给以下两类人：

- 与抑郁症相关的——抑郁症患者、心理治疗师、精神科医生、抑郁症患者的亲朋好友；
- 与抑郁、成长相关的——抑郁的人、有婚姻问题的人、抚育和照顾儿童的父母和教师、心理咨询方向的从业人员、高校心理学专业的教师和学生。

最后，在翻译过程中，我要感谢我在英国的老师玛丽亚·布拉戈利（Maria Bragoli）教授给我的指导。中国轻工业出版社的编辑孙蔚雯和戴婕给了我许多的帮助和关心，并在翻译过程中给了我许多宝贵的建议，感谢你们！感谢李莹莹、李亚男、郑玉珍和郤丹的帮助，与你们的交流和讨论让我们一起随着本书成长。

武汉大学　张荣华

2013 年 5 月 20 日于英国莱斯特

第 二 版 序

当我在 2009 年开始写作时，我既庆幸又惊讶地发现，《走出抑郁》这本书里的许多内容在第一版出版后的 11 年间起到了非常大的作用。庆幸在于：我能够自我恭维一下，因为我给出的有用的建议经得起时间的考验；惊讶恐怕在于：这些年，在对于这种毁灭性的病症的深度理解和更有效的治疗方面，几乎没有取得任何进展。事实上，发展仅仅是退了回去。如今流行的看法是药物的效果远比我们期望的要差得多。关于抑郁症是由于大脑里缺乏 5-羟色胺所导致的这个假设被证明是错的；而抑郁症的流行率仍在持续攀升。世界银行和世界卫生组织估计，抑郁症将成为最花钱的疾病——超过了艾滋病、癌症和肺结核。

然而，本书的新版本里有令人充满希望的消息。先前，我没有从科学的视角来证明"抑郁的技巧"——使我们难以康复的习惯——有基本的神经通道，能够取代更有效的生活方式。现在，新的神经科学已经证明，这是确确实实存在着的；当我们废止一个习惯时，旧的通道会萎缩，会被通过行为改变而获得的新的神经所代替。通过集中注意和练习，**我们能够改变我们的大脑**。同时，在心理学和行为医学方面的新发展给我们提供了更多特定的、已被证明有效的方法，来帮助我们摆脱维持抑郁的习惯，并学会新的方法来摆脱痛苦。因此，鼓励并使抑郁的人们坚信：为自己而采取有效的行动是势在必行的——这也是本书的目的。

作 者 注

两个与语言有关的特别的问题出现在整本书中。第一个问题是：如何称呼抑郁的人。在不同的情境中，可以称这个人为病人、客户、受害者、患者和来访者。每一个称呼所反映的往往是人们运用这个称呼时的设想，而不仅仅反映这个对象本身。我知道的唯一一个描绘抑郁的人的术语是"抑郁者（depressive）"，这个术语会让人联想到"抑郁的性格"。这一极易令人误解的概念（"抑郁的性格"）表明，人格上的某些因素导致了抑郁。我不认为存在抑郁的性格，但是我认为抑郁确实会影响人的人格和性格，因此我选择用"抑郁者"来描述一种生活方式。因为我认为我自己就是个抑郁者，所以我能以此为借口，有权使用这个词语；而不用考虑这个词语所反映的价值判断。

第二个问题是：当性别完全不重要的时候，可使用"他"或"她"来指某个人。但在本书中，由于抑郁症在女性中更常见，同时这种现象已经成了性别政治中的一个热点话题，所以这个问题变得非常棘手。如果一个男性作者把抑郁的个体称为"她"，将造成一个假象，让人觉得科学和文化依然在由男性统治。在我看来，把抑郁的个体专门地称为"他"，可能会掩饰女性患者明显更多这一事实。然而，如果我每次都写"他或她"和"他自己或她自己"，那也太奇怪了。因此，当性别真的不重要的时候，我决定尽量让指代男性和女性的人称代词散布在实例当中；但是当这样做显得很不自然的时候，我便会使用"他"来作为指代男性与女性的统称。

目　录

导　言

患者和治疗师会一次又一次地问自己：为什么症状的好转如此困难？一旦理解了我们行为背后隐藏的意义和动机，看到我们是如何一直重复这些行为的；理解了这些行为如何阻止我们感觉良好，如何阻止我们过上想要的生活；为什么我们不干脆停下来呢？拥有了能有效地防止我们坠入最黑暗深渊的药物，能够开始更加乐观地面对未来和自己；我们为什么仍旧害羞、消极、孤独呢？为什么人们执着于自我伤害式的行为，即使知道这些行为对自己毫无益处？为此，弗洛伊德只好发明了一些诸如"死的本能"那样精细又神秘的理论来回答这一问题——他的观点是：与某种渴望创造、享受和生存的欲望相对应，我们同样有着强烈的毁灭、受苦和死亡的欲望。而我所经历的一切告诉我，其实有一个更简单的答案——人们之所以固执于自我伤害式行为，是因为他们不懂得还能做什么；事实上，所有这些消极的行为模式已经写进了大脑里面。那我们该如何将它们清除呢？

那些抑郁症患者尽管接受了治疗，服用了药物，并且从爱他的人那里获得了支持；但他们仍处于抑郁之中，我深信这主要是因为我们想不到其他的选择。我们知道如何"变得"抑郁，在这方面我们是专家。多年来，我们对自己的感觉和我们看待这个世界的方式迫使我们发展出了一套十分特殊的技巧。我们变得像天生的盲人——他们能很好地理解正常人习以为常的声音、气味及其他感觉，他们能够像其他人阅读印刷品一样阅读盲文，他们的记忆力很好。但是让他们去想象日落、鲜花或是凡·高的画是毫无意义的；因为他们没有任何参照，他们根本没有经历过。期待我们立刻停止抑郁就如同期待一个盲人突然看见光一样，但一个重要区别在于：我们最终能够摆脱抑郁。还有一些无意识的力量在作怪，主要是对改变的恐惧。我们发展出了一种歪曲事实的防御机制，这样我们就能容忍抑郁，或是坚持一种无意识的信念，即我们不应得到良好的感觉。人们通过体验来学习和成长；但抑郁症患者会出于恐惧，逃避具有治疗效果的体验。我认为通过练习，通过一小步一小步地来接受更大的挑战，通过渐渐意识到恐惧不会杀了你，冲动不会压垮你；抑郁的人们会意识到，在消极的行为之外，还有其他的选择，只要有足够多的非消极的行为，就意味着你不再抑郁了。

抑郁对于我们来说变成了一些习惯、行为、思维过程、假设以及感觉；而这似乎很像我们的核心自我；你不可能放弃这些东西，除非你知道用什么东西代替他们，而这一过程也是让人焦虑的。从抑郁中恢复如同从心脏病和酗酒中恢复。聪明的心脏病患者知道仅仅服用药物是不够的，必须改变终身的饮食和锻炼习惯以及应对压力的方式。康复的酗酒者也知道仅仅戒酒是不够的，还必须改变自己的思维方式、人际关系及对情感的处理方式。抑郁塑造着我们；我们在抑郁中发展出了一些技巧——通过徒劳的努力来缓解我们的痛苦，比如吞咽我们的愤怒，将自我隔离；总是考虑别人而承担过多的责任，这些妨碍了我们的康复。我们必须放弃这些压制我们并任由旧疾卷土重来的消极习惯。

在这本书第一版出版以来的十多年中，由于新技术使得科学家能够研究大脑的工作方式，我们对于抑郁的认识取得了令人惊叹的进展。首先可能是个坏消息：抑郁会损伤大脑。但接下来便是个好消息：通过集中练习和保持专注，我们能够消除这种损伤。实际上，我们也许能够超越以往的普通状态，并且比以往任何时候的感觉都好。如今，科学发现，我们的大脑不仅能储存我们的经历。每一段经历都会通过结构的、电的和化学的方式改变大脑。大脑也就成了这些经历本身。如果我们留意自己给予大脑的这些经历，就能够改变大脑本身。

我们可以从这些脑科学的新发现中得出一个结论：**练习对于改变至关重要**。我们可以在治疗上花费更多时间，这样我们就可以更好地了解是什么将我们引向了黑暗；但是如果清晨时我们赖在床上不起，我们仍将会感到抑郁。药物所起的一部分作用也是给予我们足够的能量起床；而不断地练习却能让大脑发生改变。任何新的练习都会使得之前互不相连的大脑细胞建立起网络联系。你大脑中支持消极行为的网络往往运转良好，就像州际高速公路系统一样。而你必须驶离那些高速公路，并开辟新的道路。当通过必要的练习在大脑中建立起新的网络时，驶入这些新路线对你而言就变得自然而然了。

克服抑郁要求我们发展出一套新的技巧。如今我们正在意识到：幸福是一种技巧，意志力是一种技巧，健康是一种技巧，建立成功的人际关系需要技巧，情商亦是一种技巧。我们之所以能意识到这些，是因为练习不仅会带来改善而且还会引起大脑的改变。与认为这些能力是天生的并且我们无法改变自己命运的观点相比，以上述观点来理解生活无疑更恰当。这些能够消除抑郁的技巧将会渗入你的整个生活；而且如果坚持练习，你不仅能恢复，还会获得更多。

我将在本书中介绍一套抑郁自助项目。匿名戒酒者互助会的成员从经验中明白，光是不喝酒是不够的；他们必须"按计划生活"。像酗酒一样，抑郁是一种终身的状态，只有认真努力地改变我们自己，才能彻底治愈它。随后的章节将会阐述我们人格上的一些重要因素（比如感觉、思维、行为及人际关系），我们如何对待自己的身体，我们如何处理压力。在这些方面，抑郁已经教我们养成了一些习惯，这些习惯对我们来说是再自然不过的了，成了我们自身的一部分。但是我们没有意识到就是那些习惯加剧了抑郁。我们必须抛弃这些恶习，并以新的技巧（我将详细论述）取而代之，从而真正地康复起来。抑郁症患者若能脚踏实地按本书介绍的进行练习，努力"按计划生活"，将会使生活再次充满活力并丰富多彩。

我深信人们可以从抑郁中恢复，但药物和传统的心理治疗做得还不够。而如今的这项研究也证实了我的这一想法。对于抑郁症患者来说，一个可怕的具有讽刺意味的事情是，我们会由于自身的疾病而责备自己；我希望说明的是这种想法不是事实，而是抑郁症的一种症状。为了完全康复，人们需要新的工具，并练习使用它们。通过将这些技巧结合起来，我从过去30年的大量研究和临床经验中发现，这些新的思考、行动、感觉及建立关系的方式完全可以取代那些从未起作用并经常让事情变得更糟的旧方式。我在诊所的工作经历同样让我获益不少，它帮助我明白了这些方法是如何作用于日常生活的。而且，我自身的抑郁和康复经历也帮助我验证了哪些方法是有用的，哪些方法是无用的。

15岁那年，有一天我放学回家，发现母亲在地下室自杀了。她把门反锁上，在窗户上贴了一张便条说她出去购物了，让我在邻居家等她回来。我觉得有些不对劲，就爬上窗户，这时我父亲也下班回来了。随后，我们发现了她的尸体。

她在头上套了个塑料袋，坐在我进行化学试验的桌子边。她从我的煤气灯里引出一条煤气管放进了塑料袋里，然后打开了煤气。后来，我们发现她还服用了当医药代表的父亲卖的安眠药，剂量可以致命。她的身体冰冷，很显然，她肯定是在早晨我们刚离开家后就开始准备了。她没有呼喊救命，她费了这么大的周折就是要确保能够结束自己的生命。

两年前，母亲看上去还很快乐、自信、开朗。我还记得她在准备外出参加聚会时是那么开心，晚上在开车的路上还和父亲一起唱歌。现在，当我回顾我的生活，我才意识到，在很大程度上，我那是在按自己的需要去理解发生在她身上的事情。

同时，我那也是在试图理解正发生在我自己身上的事情，因为我也在和自己的抑郁症抗争。有很长一段时间，我都没有意识到自己得了抑郁症，尽管我是一个理性的、受过良好训练的、有经验的心理治疗师。我自己曾多次做过病人，但我从未对自己的问题做出判断；我总是告诫自己要为自身的成长寻求帮助。而事实却是，在我生活中的很长一段时间里，我都在酗酒，疏远每一个亲近我的人，极为勉强地工作，厌倦了每天清晨醒来都去想又要面对一天的生活。有好多次，我想到过自杀，但是如果我不能原谅母亲，我也不能原谅自己。而且我还有孩子和家庭、病人和同事，我不能容忍自己那样做。但是在很长的时间里，生活似乎太过痛苦，看不到希望，毫无快乐可言，以至我渴望找到一条出路。每一个经历过抑郁的人都清楚，前路是无法确定的，但现在我觉得那些日子最终都被我甩到身后了。虽然我没有跌入最黑暗的深渊，但我受到了抑郁的影响。我仍然在跟抑郁的情绪习惯做斗争。当接受了这将是一场长期的斗争的事实后，我更有能力处理好人生中短暂的起伏波动了。而且我看到了进步。

我作为治疗师、督导以及机构主管从事心理健康工作已经30年了。为了了解人类，我已经学习过了精神分析疗法、家庭系统疗法、生物化学疗法、认知疗法、正念等所有你能说出的治疗方法。我曾与一些优秀的教师和病人共事。我不会装作对抑郁无所不知，但没有多少人像我一样在这方面同时拥有亲身经历和专业经验。

现在，我认为那些没有经历过抑郁的心理健康专业人员永远不能完全理解抑郁症。我目睹了许多关于抑郁症的"综合"理论发展、兴旺并一度成为该领域的主导理论，但是它们又由于新的、互相矛盾的证据出现而遭到抛弃。很多心理学家和精神病学家似乎偏好建立理论——使他们的观察与一些已经存在的理论相匹配，或是发展一套能够解释一切的新理论——而不是找出实用的方法来帮助他们的病人。他们远离了经验。如今，我意识到没有一个简单的抑郁理论是奏效的。抑郁和我们的基因有关，和我们的童年经历有关，和我们的思维方式有关，和我们的大脑有关，还和我们处理感情的方式有关。抑郁对我们的整体都有影响。

设想一下，如果我们关于心脏病的医学知识是这样的：我们能够较准确地诊断出心脏病，但是对于锻炼、胆固醇、盐、脂肪、压力、疲劳这些因素对心脏病的影响一无所知；那么，那些被诊断出心脏病的人就会尝试所有有助于他们康复的方法。一些人可能停止一切锻炼，而一些人可能会剧烈地运动。一些人可能会回避有压力的情境。一些人可能会服用降压药，但他们并不知道自己不健康的饮食习惯会使药物失效。很多人会过早死亡，偶尔有些人会好转。没有严谨的、可控的科学研究，医生们无从知晓是什么原因导致了一些人的死亡，又是什么原因导致了一些人的康复。

而现在，关于抑郁症的认识就处于类似的情况。我们有各种各样的建议，有些有用，有些没用；而大部分未经证实。有些建议甚至只是为了推销一种产品。抑郁症患者对于到底应该怎么做才能康复茫然无知。但事实上，关于如何从抑郁中康复，我们已经了解了许多知识。只是这些知识不太适于归纳为一个简单的理论体系，因此很难将它们合并在一起，但我们的确可以运用这些知识。

抑郁是很复杂的，它使得西方人关于思想和身体、先天和后天、自我和他人的界限变得模糊了。许多人患有抑郁症似乎是童年时的创伤、被剥夺的遭遇或是某种丧失造成的。大部分抑郁症患者声称他们在童年或之后的生活中遇到了许多困难，使得他们自尊心下降，对于被拒绝很敏感，缺乏自信，无法享受生活。但并不是所有抑郁症患者都如此：有些人没有经历长期的压抑，看上去人格稳定完整，是在应对一个生活中的突出事件时突然地、出乎意料地患上了抑郁症的。很明显，抑郁受生化因素的影响，药物对于许多患者都是有帮助的；但对大多数人来说，仅靠药物治疗是不够的。事实上，无论导致抑郁的根源在于以往的童年生活，还是大脑出了问题；要想康复，只有通过不断地有意志力地行动，在此时此地的情感、行为、关系中保持自律，方能成功。这是一个让人难以接受的事实，因为没有人应该有这样的感受。而且对于那些不应受到指责的人来说，必须如此努力才能帮助他们自己，这似乎有些不公平。此外，人们总是鼓励抑郁症患者要振作且打起精神，不要屈服于自己的弱点；而最残酷的是，他们给予的多是这种毫无感情的建议。而我想要做的是，除了给予建议外，还要给予指导和支持，帮助抑郁症患者找到康复所需的资源。

　　陷入抑郁的人仿佛已经深陷灭顶之灾而无力自拔。他们在生活中很努力，试图去解决自己的问题；但他们的努力是徒劳的，因为他们缺乏必要的技巧来帮助处于深渊中的自己。抑郁症实际上是自我的各个部分间的斗争。抑郁症患者被自己的阴影、灵魂、自我的各部分拖入了深渊之中，这些东西无法整合也无法释放。他们越是努力，越是清楚如何去做，情况反而变得越糟。当他们的爱人试图以平常的方式、一种关怀爱护的自然表达帮助他们时，他们会拒绝。而抑郁症患者随即会感到更加内疚并失去控制。

　　抑郁症患者必须学会以新的方式和自己及他人相处——学会新的感情技巧。这些技巧需要练习、协调和灵活运用。他们需要做的不是惊慌失措地在水里瞎扑腾，而是需要学会像游泳一样的情感习惯——平稳，保持节奏，学着漂浮，学着自在地待在水里。抑郁症患者都是优秀的挣扎者，但是挣扎就意味着被淹死。与其那样，不如学着如何借助水流把自己托起来。

　　很显然，对于我来说，这是一本个人色彩强烈的书。我想要挽救潜在自杀者的生命，我想要缓解抑郁症患者的痛苦。相比于多年前，我的母亲和我自己所能得到的帮助，现在可以做的事情有很多很多。心理治疗和药物治疗给予了每个人希望。对于那些最了解抑郁的人来说，学会自我控制的技巧，学会沟通及自我表达的技巧，学会挑战对自己和世界的固有看法，将使他们有机会获得愉快的人生。

当我在社区心理健康诊所工作的时候，让我感触颇深的是许多人不知道他们自己患有抑郁症。通常，人们之所以急切地打电话寻求帮助，不是因为他们感到自己病了，而是他们的生活出了一些问题：孩子不听话，婚姻出现危机，工作上遇到了困难。但通常，治疗师很快就能发现求助者已经患有一段时间的抑郁了；家庭冲突和工作问题只是抑郁症表现出的结果而不是原因。如果我们能够尽快帮助他们，他们的生活就不会像现在这样糟糕。抑郁症患者觉得生活中几乎没有快乐，没有希望，没有抱负；感到好像被卡住了，无能为力；经常感到悲伤；而他们觉得这种感觉是正常的。但实际上并不是这样的。

第一部分　了解抑郁症

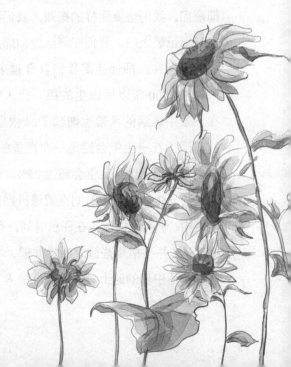

第一章 认识抑郁症

我们生活在一个抑郁症流行的时代。很多迹象表明：与过去相比，现在抑郁的人越来越多，持续的时间越来越长，情况越来越严重，开始的时间也越来越早。不管我们怎样去忽视、诅咒、无视它，抑郁症都不肯放过我们。我们需要把它作为一个重要的公共健康问题来对待；但是这难以做到，因为我们所有人一想到抑郁症就害怕，认为那是精神错乱，而予以回避。我们自然而然地希望能忘掉抑郁症，希望能够对它免疫。你能回忆起疼痛的感觉吗？很多人听到这个问题就畏缩，因为实在难以描述疼痛，或从记忆中唤起那种感觉。我们压抑它，驱赶它，这样在大部分时间里，我们都不会想到它，可以安然生活。但当我们听到牙钻的响声时，就突然明确地记起来那是怎样的一种感受。对于抑郁症，我们也耍同样的把戏，我们都感受到它了，但我们认为必须将它赶出记忆之门。我们宁愿认为抑郁症是一件发生在其他人身上的事。

但现在，抑郁症离我们自身越来越近了，因为其发病率在不断攀升。在 1900 年以后出生的每一代人中，患上抑郁症的人越来越年轻，在一生中患病的风险也增加了。[1] 依据官方的最保守的估计：大约 6.7% 的美国人在一生中会经历一次严重的抑郁。[2] 如果把所谓的轻度抑郁算进去，我相信这个比例会超过 25%。你遇到的每四个人中就有一个很可能在其一生中的某个时间点遭遇过抑郁。每五个人中就有一个正处于抑郁之中：研究者估计，在任意时刻，有几乎 20% 的人符合某些抑郁症的标准；这并不指那些暂时感觉忧郁、下周就会感觉好些的人，而是指那些在生活中真的遇上了"麻烦"的人。[3]

　　这种流行不仅是因为人们对抑郁症的认识提高了，而是有客观的、实实在在的数据的。[4]这也不只是一种发生在美国或西方的现象，近期的一个研究比较了在中国台湾、波多黎各和黎巴嫩的抑郁症发病率，发现在一代又一代人中，抑郁症开始的年龄越来越早；人们在一生中患上抑郁症的风险越来越大。[5]在所有患有严重抑郁症的人当中，15%的人会用自杀的方式结束自己的生命。

　　临床抑郁症是一种严重的、常常能致命的疾病，它很常见但难以确认。而健康经济学家仅将它看作像失明或瘫痪一样的残疾。[6]就抑郁症给社会带来的总体经济负担来说，它已成为第二花钱的疾病。这个惊人的消息来自世界银行和世界卫生组织，它们统计了疾病带来的经济损失。[7]算上直接的治疗、不必要的医护、丧失的生产力和缩短了的寿命，美国单单在2000年一年的花费估计就达到了830亿美元。[8]抑郁症是仅次于癌症的第二大耗资疾病，它消耗的经济资源与心脏疾病及艾滋病消耗的差不多。美国每一年因自杀而死亡的人数（33000人）大约是因艾滋病而死亡的人数的两倍，[9]且没有下降的迹象。另外，这种经济损耗只会恶化：如果按照当前的趋势继续发展，现在的孩子患上抑郁症的年龄平均是20岁，而不是我们那时的三十多岁。[10]然而，在患长期抑郁症的人群中，只有三分之一的人尝试过使用抗抑郁药，其中只有很少数的人接受过足够的治疗。[11]

　　如果这些都是真的，如果抑郁症真的像我说的那样危险和普遍，你可能会问：领导抗击抑郁症的大型国家基金会在哪里？杰瑞·刘易斯电视马拉松有关抑郁症的年度节目在哪里？给每个人佩戴的黑丝带呢？*一个显而易见的回答是人们对抑郁症存在曲解。还有太多的人将抑郁症看作一种弱点或性格缺陷，并且认为我们应该战胜自我。所有有关新

　　* 一个令人鼓舞的进步就是美国自杀预防基金会"走出黑暗"项目的运行，它获得了人们更多的注意。

的抗抑郁药的宣传都将抑郁症说成吃点药片就能解决的事，这使情况变得更糟。太多抑郁症患者抱着同一个态度——我们因患上抑郁症而羞愧、尴尬。这是这个疾病最残忍之处——我们责备自己软弱，有性格缺陷；而不是承认自己生病了，没有认识到这种自我责备本身也是症状之一。带着这种感觉，我们不会站出来反驳那些强化这种负面印象的无知之人；我们隐藏起来，咀嚼着悲伤，并因为悲伤而谴责自己。

这是心理健康经济学的一个丑恶的小秘密：如果你患上抑郁症，你会认为自己不值得花钱医治。变得没用、靠不住已经让你够自责的了，你的家人也很可能一直在鼓励你振作起来，而你也觉得自己应该振作起来。如果你的保险商不支付每小时 100 美元的治疗费用，你也不大可能提出抗议，保险商只有在你非常坚决时才肯拿出他们需要支付的份额。他们会利用你对自己境况的愧疚，阻止你进行更进一步的治疗，他们指望通过打消你的积极性来省钱；而他们这样做的同时，也加重了你的抑郁症。即使能变更相应的法律条款，颁布新的规定，让心理健康服务也有希望"平价化"，医疗保险计划仍然可以找到限制门诊医护覆盖率的方法。

在 1987—1997 年，美国的抑郁症治疗发生了巨大的变化，而且这个趋势好像从那时起就一直持续。接受治疗的抑郁症患者是以前的三倍，从不到 1% 的比例增长至 2.33%（而接受其他类型的医护治疗的比例实际上是稍有下降的）。但出现增长的原因是一类新药出现了。1987年，37% 的接受抑郁症治疗的人都服用了一种抗抑郁药；1997 年时，这个比例增长到 75%。与此同时，接受心理治疗的人数比例从 70% 下降到 60%，心理治疗的平均次数也下降了。[12]1987 年，5-羟色胺选择性重摄取抑制剂（是一类新型抗抑郁药，包括盐酸氟西汀、盐酸舍曲林、盐酸帕罗西汀、氢溴酸西酞普兰、草酸艾司西酞普兰）一般还难以获取，但在十年间，将近 60% 的病人能开到这类药物。到 1998 年，美国每年会开出 1.3 亿美元的抗抑郁药方，盐酸氟西汀、盐酸帕罗西汀、盐酸舍曲林在 6 种最畅销的药物之列。[13] 到 2004 年，整整有三分之一的美国女性看了医生后拿到了一个抗抑郁药的处方。[14] 到 2005 年，有 10% 的美国人服用抗抑郁药。[15] 这里面有两个因素在交互作用——对消费者宣传新的抗抑郁药的广告（以及各种媒体的鼓吹宣传），以及常要求患者接受内科医生（而不是精神科医生）的治疗且对心理治疗给予较少补偿的医疗保险模式的出现。大多数专家都认为药物和心理治疗相结合的效果最好，但很少有研究探讨这种综合治疗的效果。因为在美国，这方面的研究是由药物公司资助的，而他们没有兴趣来支持这个论点。这样一来，心理治疗成了非常规的做法，从全科医生那里领来一纸药方倒成了常态。抑郁症成了化学性的东西，审视生活中的压力则是没有必要的。

然而有消息称，药物并不是那么有效。他们的试验显示，药物的作用只比糖丸的效果好一点点，这个试验本来是要夸大药物的作用的。从长远来看，大多数人使用药物以后还会复发；而且，药物的副作用比我们得知的要普遍得多、严重得多。逐渐地，我们认识到，抑郁是不可能像内分泌失调一样被消除的。

尽管人们越来越警觉，也有各种药物药方，但对抑郁症的诊断不足令人吃惊。一些研究一方面显示治疗技术有显著发展，一方面也提到很多患抑郁症的人没有得到任何治疗。很多人根本没有意识到他们患上了抑郁症。我在康涅狄格州乡下的社区精神卫生中心工作时，每周都会新接待两三个睡眠不好或有其他生理症状的人，他们感觉焦虑得难以承受，丧失了上进心和希望，感到孤独和孤立，受到内疚或强迫性思维的折磨，甚至会有自杀的想法，但他们不会称之为抑郁症。他们只怪生活不顺，自己无能为力，他们会因为疼痛、失眠、乏力而去看医生，得到一个无用的药方、疗程或被当作一个疑病症患者赶走。他们可能会用烟酒来为自己治疗，家人也不知道怎么帮助他们，关心和激励好像都没有作用。这样一来，抑郁症患者就被套在了一个没有出口的怪圈里。这样的生活确实痛苦，若你为此而责备自己且没有意识到自己生病了，情况将更加严重。

不经治疗的抑郁症会毁了你的人生。早年（22岁之前）患严重抑郁症的男性的结婚概率是较晚患抑郁症的男性（或正常男性）的一半；早年患抑郁症的女性获得大学学位的概率只有其他女性的一半，她们未来的年收入也会低很多。[16]

真正的悲哀在于：在心理健康领域，很多时候我们都无能为力；但抑郁症是一种可以被治愈的疾病。很多非常好的客观研究都显示治疗确实是有作用的。很多人都很快好转了，虽然要获得完全的康复常常需要经历一个缓慢的、充满挑战的过程，但一切仍在我们的掌握之中。

珍妮特因严重的抑郁症而被精神病医院接收。她极度不安和困惑，不能控制自己的想法，不能开车去商店，也不能照顾孩子。她被各种想法和自杀的冲动淹没，可她知道自己并不想自杀。她睡不着觉，感觉无望且无助，对日常活动都丧失了兴趣。她相信自己正在丧失理智。

这都发生在不久前珍妮特得知丈夫有外遇的时候。虽然他感到羞愧，也向她保证再也不会发生这样的事，但她的世界还是崩塌了。在几周之内，她料理生活的能力显著地退化了。她丈夫带她去见家庭医生，他们安排她进行了紧急入院治疗。

在精神病医院住了一周以后，珍妮特感觉好多了。就在她准备出院之前的一个周末，她回了趟家，一切都很顺利，直到珍妮特发现在她住院期间，丈夫的女朋友写给她丈夫的信。丈夫再次向她保证外遇已经结束了；但她的情况急转直下，又在医院多待了几周。

抑郁会令人神魂错乱，将它看作一种疾病很有必要。抑郁人群的大脑化学物质与其他人的不一样，在那些看上去"抑郁"的动物的大脑里也可能发现同样的生物化学变化。从长期看，抑郁会导致脑细胞的减少和大脑部分区域的萎缩（见第四章）。从人性的角度看，帮助人们认识到他们生病了可以让他们从伴随抑郁而产生的愧疚和自责中解脱出来，他们可以学习新的应对压力的方式，可以学习怎样使抑郁再次发作的风险大大降低。

但如果它是一种疾病，我们又是如何患上这个病的呢？如果珍妮特的丈夫没有出轨，她有没有可能患上抑郁症？在她患病之前，没有任何征兆显示她是容易患上抑郁症的。珍妮特现在认为自己是"崩溃"了，她将自己看作一个精神病人，但病情难道不是丈夫的背叛触发的吗？患上抑郁症的原因到底是在于珍妮特自身，还是在于她的婚姻？如果抑郁症只是由于她的婚姻导致的，那吃药能有什么帮助呢？如果抑郁的原因在于珍妮特本人，那与她和她丈夫所能够承认的现实相比，她自己的某部分是不是能将真相看得更清？

大多数真正经历过抑郁症的人都相信自己的身体里发生了一些生物化学性质的变化。那种情绪的改变以及对自我、对世界的认知的改变如此深刻且不可抗拒，让人感觉自我像是被异物入侵了。我们感觉不像自己了，一种非常强大的外来之物侵入并改变了我们。

但大多数人经历第一次抑郁的时候同样也认识到：这种感觉是如此陌生，却又如此熟悉。他们记得自己在童年和青少年时期也有过相同的感受——孤独、无助、无依无靠。也许在他们的记忆里，父母是慈爱的，但他们不明白自己为什么会感觉这么不被爱。他们可能坚信自己必须做到完美，而且努力地尝试过，却失败了，并感觉一切努力都是枉然。作为成年人，他们可能会认为自己长大了就不会那样了，但是它再一次出现了。温斯顿·丘吉尔将他的抑郁症比作一条"黑狗"——这个熟悉的畜生会在夜间轻轻地走动并卧在你的脚边。

抑郁症既是一种精神上的疾病，也是一种身体上的疾病；既是当前的，也是过去的。在精神病学领域，希望治疗大脑的阵营和希望治疗精神的阵营曾为此争斗过；而对治愈精神感兴趣的那个阵营输掉了战争。[17]希望治愈大脑的那一阵营有大制药公司、传统医学以及善于夸大其词的媒体的全力支持。但他们的研究几乎总是有缺陷的。不幸的是，患者被弄得左右为难。受医药公司支持的家庭医生可能会说"吃这种药"，但当药物不起作用时，患者只能在他长长的失败记录中再添加上一笔；精神卫生专家可能会说"让我们来谈谈吧"，而患者可能会感觉被轻视和误解了，随便聊聊就可以解除这样的苦痛吗？

这不是一个非此即彼的问题，两种思路都是对的。心理治疗和药物治疗都能让大脑功能产生相似的改变。[18] 抑郁症有一个生物化学过程，但个体的生活经验也使得他更容易患上抑郁症。当前的发作可能是由一个外部事件促成的，但这个事件使大脑运作的方式发生了改变。

罗伯特三十多岁时在床上躺了14个月。他极其抑郁，但并未认识到这个问题。他是一个很有才智的人，大脑里装的都是有关生命意义的问题。他找不到活下去的理由，也看不到起床有何必要。他并没有意识到自己感觉抑郁，他只是感觉空虚。他的妻子想尽一切办法让他起床——请医生和亲友过来，让他负起做爸爸的责任，这成了他们之间痛苦的拉锯战。终于有一天，他的妻子放弃了，而罗伯特决定起床去工作。

我在15年后认识了他，当时他的病情又一次发作，在床上躺了好多周。他的妻子最终厌倦了他的冷漠，和他分开好几年了。

罗伯特过来治疗是因为他害怕又退回到以前的那种状态。他现在一个人住在一间满是垃圾的房子里。有些日子，他根本不能起床，即便起床，也会不断拖延而什么事也做不成。他的妻子下定决心要离婚，令他很困扰。他仍然完全看不到活着的意义，但他想要解决离婚这个问题。他坚决抵制任何药物治疗。由于和我在一起的时候，他没有达到严重抑郁的程度，我也就没有勉强他。

罗伯特的家庭环境和很多抑郁症男性患者的家庭环境一样——有一个严厉、疏远、凶狠的父亲和一个肤浅、自我中心的母亲。他感觉自己从来不能让父亲满意，也从来不能引起母亲的关注。由于孩子不能够客观地看待父母，他们把父母对待自己的方式变成了自己的一部分，如果你长时间被人像垃圾一样对待，你会开始感觉自己就是垃圾。孩子不会认识到是父亲太严厉了，相反，他会感觉是自己太无能了；孩子也不会认识到是母亲太冷漠了，相反，他会感觉是自己不可爱。这些感觉会持续到成年，成为抑郁性格（没有希望和快乐）的基础。

我决定从罗伯特的优势入手——他的才智，他对生命意义的理性化的好奇，以及他关于世界的别样的感知和认识。我建议他多看一些书，这样他就能更好地理解自己的状况。罗伯特对艾丽丝·米勒（Alice Miller）的《童年的囚徒》（*Prisoners of Childhood*）[19]这本书非常着迷，感觉这本书简直就是在写他的父母和他的童年。他认识到抑郁并非一种感觉，而是没有能力去感觉。他开始认识到，他想去上床睡觉的行为，其实是对一些人际关系问题的反应，他想学习更好的反应方式。

最终，罗伯特和一个叫贝蒂的女人开始交往了。在罗伯特的允许下，贝蒂来见我了。她对他的爱是显而易见的。对于她"严厉的爱"的方式，我感到特别高兴。她在帮助罗伯特学习情感方面的知识，当罗伯特生她的气时，她不让他逃避，她用逗乐、开玩笑的方式使之从冷漠中走了出来；而罗伯特被贝蒂明白表露的爱所感动，他不允许自己像以前一样表现得像一座冷漠的、自私的冰山，也不再满脑子想着生命的意义了。第一次，他开始喜欢生活。

几个月后，治疗中出现了危机。由于找不到工作，贝蒂决定离开我们这个小镇，她的家人在另外一个州，可以给她提供一个新的发展机会，罗伯特也可以一同去。但罗伯特陷入了一种强迫性思维，他怕前妻闯入他的房子，偷走一些他不愿给前妻的东西。但在理智上，罗伯特知道这些担心和眼前这个机会比起来不算什么。因为对抑郁有了新的认识，他能够发现他是在用看上去更简单的事情来取代他对做出改变和承诺的焦虑。对他来说，放下仍然很困难，我不得不让他一点点地想象没有贝蒂的生活。

三年后，我再次见到罗伯特，他因一直拖延着的离婚案来到镇上。他和贝蒂生活在一起，有了工作，很幸福。至少在这三年，他没有任何抑郁的迹象。

是什么对罗伯特产生了这么大的帮助？是治疗，是与贝蒂的交往，还是其他的因素？他的婚姻有多大的破坏性？他逃到床上至少有一部分的原因是要躲避他妻子的唠叨。药物会不会更快或者更有效地帮到他？

要了解抑郁症，我们要问自己一个问题——是什么让罗伯特和珍妮特以这种方式对待生活中的压力的？这同样也是使他们远离其他人的原因。很多处在珍妮特这种情况中的女性会质疑她们的婚姻，而不是她们自己，还有一些人会从丈夫有婚外情的阴影中解脱出来。是什么让珍妮特如此脆弱呢？罗伯特长时间以来都没有改变，怎么能突然有一天就得到解脱了呢？他的冷漠和没有感觉看上去已成为他自身的一部分，这些东西对他的抑郁症又有多大的影响呢？

威廉·斯泰伦（William Styron）是《苏菲的选择》（*Sophie's Choice*）的作者，也是美国国家图书奖的获得者，写了《看得见的黑暗》（*Darkness Visible*）这本书来描述他自己与抑郁症的较量。他感觉"抑郁"这个词根本不足以形容那段经历，所以他将它称作"疯狂"——"对于这么严重的疾病来说，这个词实在是太苍白无力了……说某人的情绪问题演化为一场风暴——一场真正在脑子里搅动着的狂怒咆哮（在临床上患抑郁症正是这样的感觉）——就连那无知的门外汉也可能表现出同情，这将不同于'抑郁患者'这个词能引起的标准反应：例如'那又怎样？'，或是'你会挺过来的'，又或是'我们都有不好过的时候'。"[20]

斯泰伦是对的。人们因感到抑郁而羞愧，他们觉得自己应该振作起来，他们感到无力和无能。当然，这些都是抑郁症的症状。抑郁症是一种严肃的、危及生命的疾病，比我们所知的要常见得多。说到抑郁症患者的无力或无能，让我列举几个著名的抑郁症患者的名字：亚伯拉罕·林肯、温斯顿·丘吉尔、埃莉诺·罗斯福、西格蒙特·弗洛伊德、特里·布莱德肖、德鲁·凯莉、比利·乔、T. 布恩·皮肯斯、J. K. 罗琳、波姬·小丝、麦克·华莱士、查尔斯·狄更斯、约瑟夫·康德拉、格雷厄姆·格林、欧内斯特·海明威、赫尔曼·梅尔维尔、马克·吐温。

　　抑郁症在门诊业务中占很大比例。在我们的诊所，我们可以看出患者的自我描述和诊断结果有很大的不同；只有12%的人是将抑郁作为首要的问题而来访的，45%的病人最终都会被诊断出存在某种形式的抑郁症状。很多人来访并不是因为他们意识到自己患上抑郁症了，而是因为抑郁症致使他们的生活出现危机，如出现婚姻问题、毒品或酗酒问题、工作问题。但我们能看出这是一个看上去悲伤、疲惫、挫败的人，晚上难以入睡、易怒、绝望并因这种状况而责备自己。抑郁常常在我们体内慢慢生长，我们自己以及身边亲近的人都很难觉察到这一变化，而一个客观的观察者却能够迅即发现。当我第一次决定尝试药物治疗并请一个相识的精神病学专家做心理咨询时，我问他，我是不是患上抑郁症了；他很惊讶于我自己对此竟然一无所知。

　　抑郁症常常侵袭年轻的成年人，但有10%的孩子在12岁以前就有过抑郁的情况，20%的老年人自述有抑郁的症状，而这两个群体都未得到充分的治疗。据估测，在美国有600万的老年人存在各种形式的抑郁症状，但其中四分之三的人都未被诊断出来，除了一些常规的药物治疗以外，这些人基本未得到治疗。老年人患上抑郁症常被看得不可避免，从而得不到治疗。但实际上，比起悲伤、失败和孤独，抑郁症更多是由糟糕的健康和睡眠状况导致的。在那些自杀的老年人当中，四分之三的人在死前一周去看过医生，但其中只有25%的人被医生诊断出患上了抑郁症。[21] 在那些提供长期医疗服务的机构里，大部分的病人被给予各类抗抑郁药，但这是为了缓解他们的抑郁症，还是为了降低他们对于自己生活状况的感知度呢？如果这个世界确实像他们所看到的那样当他们毫无价值，并将他们遗忘，我们还会称他们的状况为抑郁症吗？

25%的女性和11.5%的男性会在他们的生命中经历一次抑郁发作。男性的发病率这么低很可能是因为我们的诊断方式存在错误。社会习俗限制男性去表达，甚至不允许他们有类似抑郁的感受，他们常通过滥用物质、暴力和自我破坏的行为将它表现出来。在美国，男性自杀的人数是女性自杀人数的四倍，这与报告的抑郁症的男女差异是截然相反的。[22]在阿曼门诺派文化中，表现男子气概的行为是遭人厌恶的，因而抑郁症的发病率在两性之间是相同的。参见第十一章中对于这种性别差异的更详尽的探讨。

抑郁症"最糟糕"的结果是自杀，这是美国第十大常见的死亡原因。[23]官方统计的自杀事件每年有33000例，但实际的数字可能是双倍的（因为警察和法医不太愿意将那些死因不明的死亡认定为自杀）。每200个人中就有一个人会最终结束自己的生命。虽然我个人认为，对于那些处于极度痛苦之中或面临巨大身心障碍的人来说，自杀有时候是一种理性的选择；但我们无法了解自杀案例中哪些是"理性的"，我们也没有可靠的资料来说明自杀的人中哪些确有抑郁。我个人的经验是：有非常多的自杀者真的是抑郁的。在过去的25年里，青少年自杀的概率上升到原来的四倍。几年前，我工作地附近的一个小城市一年有8个年轻人自杀，他们通常是刚出学校的年轻人，常常喝得醉醺醺的，事先也没有任何"征兆"。一个遭遇意外打击的愤怒的、痛苦的孩子，喝醉了酒，手边有一把枪，那就等着灾难的发生吧。

当我还在芝加哥工作的时候，我认识了简，她20岁的儿子开枪自杀了，当时她就在隔壁房间睡觉。谁也不会说这个年轻人是抑郁的，人们更常把他说成一个惹是生非的人。他曾在少年时期因轻微的肇事行为被拘捕，15岁的时候被送到一个少年感化院，释放以后，他断断续续地跟简和朋友们一起住。他偶尔工作，经常喝醉并卷入斗殴。

在自杀的当晚，吉米碰到的两件倒霉事可能促使他走入极端。首先是在当地的一个游乐场碰到了他以前的女朋友，她故意表现得很傲慢。后来吉米在另一家酒吧撞见了他的父亲，他父亲完全喝醉了，差点没认出他。等他父亲认出他时，张口就找他要钱。

吉米半夜的时候回到家，他妈妈醒了，起来跟他讲话，问他需不需要什么，他边喝啤酒边看杂志。在简看来，吉米和往常没两样，她继续回到房间睡觉。吉米到他自己的房间里写下一个便条。这便条更像一个遗嘱而非绝命书，说他希望把他的摩托车、宠物蛇和来复枪留给他弟弟，然后他用这把来复枪朝自己开了枪。

简不停地问我为什么。我不能告诉她我对这个问题的答案，因为我认为这个答案太残忍了。在我看来，和其他事物一样，她和她儿子只是概率问题的受害者。如果你随便从那些冲动、酗酒、生活没有方向的年轻人里抽取样本，把他们灌醉，使他们感觉被排斥，让他们带着一把枪独处，其中有一些人是会朝自己开枪的。哪些人会在这样的一个夜晚结束自己的生命只是一个平均律的问题。他们抑郁吗？他们当然抑郁，但他们不承认，不显露出来。

简的情况和我所知道的大多数自杀幸存者的情况一样。你当然不可能克服它，但你可以学会如何与之共处。她自己抑郁了一年多，有严重的头疼问题（一种模仿她儿子受伤情况的心身症状），不能工作，被压力击垮了，看了一个又一个医生以求缓解疼痛，抗抑郁药不起作用。我所能做的也只有在她悲伤时用心地倾听。最终，她的头疼没那么频繁了，恢复了一点精力投入生活。每次听到青少年自杀的事件，我都会想起她。

第二章 抑郁的体验和感受

每个人都尝到过抑郁的滋味。每个人都有感觉忧郁的时候，伤心、失望、疲惫是生活的一部分。忧郁和临床上的抑郁症是有关系的，但它们的差别就如同鼻塞与肺炎之间的差别。

抑郁症是一个"整体"的疾病，它会影响身体、情感、思想和行为。抑郁症本身会使我们有"请求帮助也没用"的感觉。好消息是80%～90%的抑郁症患者可以从治疗中获益很多。但坏消息是只有三分之一的患者寻求治疗。更坏的消息是有将近一半的人将抑郁看作一种性格缺陷，而不是一种疾病或情绪障碍。[1] 比这些还要坏的消息是只有一半的抑郁症被准确地诊断了出来，其中只有一半得到了充分的治疗。

我们将抑郁和悲伤、哀伤混淆在一起；抑郁的反面不是幸福，而是活力，是感知所有情绪的能力，包括高兴、兴奋、悲伤和痛苦。[2] 抑郁本身不是一种情绪，而是情感的丧失，是将你与世界隔离开来的厚重帘幔，并同时伤害着你。它不是悲伤或痛苦，它是一种疾病。当我们感到特别糟糕——伤心、固执、无助——的时候，我们就感受着抑郁症患者的感受；但是患者们如果没有外界的帮助就不能从中恢复过来。

抑郁的标志就是悲伤或"空虚"情绪的持续蔓延，有时也表现为紧张或焦虑，生活缺少乐趣。中度抑郁的人可能会参与吃、性生活、工作、游戏等活动，但这些活动看上去都很空洞；更严重的抑郁症患者会逃避这些活动，因为他们感觉太累、太紧张或太痛苦而不能从事这些活动。他们常常有一种一直持续着的疲倦感，难以集中精神，感觉没有价值。

因失去重要的人或东西而感觉悲伤，这种痛苦的感觉有点像抑郁。但抑郁症患者通常会有低自尊、无助、责备自己的情况，而这些和普通的悲伤感觉是不同的。如果处于抑郁状态，你可能会感觉自己是命运的牺牲品，但你也会感觉自己本就不配得到更好的；如果只是悲伤，你通常是明白自己总有一天会恢复过来的。

抑郁症通常也有一系列的身体症状，睡眠紊乱是最主要的。患者可能很难入睡，或很早就醒了，但感觉不清醒；有一些人可能会睡得过多，但仍感觉没有睡好。显然，缺乏睡眠会导致疲倦、情感退缩、难以清晰地思考等抑郁症状。患者的胃口可能增大也可能减小，性功能也可能出现障碍，可能存在药物缓解不了的持续疼痛。但也有一些身体疾病会造成一些类似抑郁症的症状，如莱姆病、糖尿病、甲状腺问题和贫血。抑郁症也会带来一些看上去像其他疾病的躯体症状。如果你感到抑郁，确定其他潜在的健康问题是否存在就显得特别重要，你需要找医生做个检查。同时，如果你知道你在感觉抑郁的同时也存在健康问题，不要以为抑郁会随着健康问题的解决而消失。

自杀的念头与冲动会时常出现，而且真的可能有自杀的危险。一些有可怕和痛苦经历的人会不断地被这种自杀冲动折磨；然而其他一些人的自杀冲动好像与抑郁无关，并从情绪中分离出来。虽然从没有人说起，但那种想要踩下油门突然驶向迎面而来的车辆的冲动十分常见。

有些人用酒精和药品来缓解抑郁，但只会得到短暂的效果，这还是最好的情况，通常他们又会因为抵制不住诱惑而更恨自己。酒本身是一种镇静剂，但长期酗酒会导致慢性抑郁症。它当然不会有助于你在生活中做出正确的决定，这足以让你为之抑郁了。

通过这些症状来判断，抑郁症患者似乎是很容易辨认的。当患者自己能认识到时，它是容易被辨认的；当患者正常的思想状态发生了巨大的变化，患者感觉抑郁是一个非常陌生且需要克服的东西时，它是容易被辨认的。但更常见的情况是，抑郁逐渐地成为其自身的一部分，除了这种抑郁的状态，患者什么也记不得，什么也想不到。

抑郁的生活

抑郁症的症状是让人痛苦、令人虚弱的，但抑郁症康复的最大阻碍来自它对我们的世界产生的影响。它改变了我们看待世界的方式；它改变了我们的思维方式；它让我们感觉无能又无力；它夺去了我们的社交技能，破坏我们的人际关系；它耗尽了我们的自信。抑郁症使我们整个人都被感染，就如同癌症转移。因为它影响到了我们看事物的方式，我们会对自身发生的变化视而不见。我们完全忘记自己也曾幸福、自信、充满活力过；即使能记起，那也是很少见的情况。

我们所有人都在编写故事以给我们的经历赋予一定的意义，帮助我们预见未来，理解过去。举一个很简单的例子："玛丽喜欢我"。如果我认为玛丽喜欢我，我可能会设想她看到我会很高兴，喜欢和我在一起，理解我的想法。这个故事只是言语上的，但它会影响我的感觉、行为，甚至是身体。如果我认为玛丽喜欢我，在她身边，我可能会感觉很好，我会给她更多的注意力；在她身边，我会感觉安全和放松，我的身体不会产生过多的应激激素。它也会影响我的预期：在正常情况下，我会预期玛丽继续喜欢我，她会喜欢那些我喜欢的东西，她会认同我的观点。我们创造的这些故事变成了自我实现的预言——在这个例子中，我对待玛丽的方式就像是我喜欢她，我在她身边时会更能放得开，也会更加放松，我们彼此之间的感情也会加深。

然而，抑郁症患者关于这个世界的故事则是严重扭曲的，这些故事即是自我实现的预言，它们维持并强化了抑郁症。我们对于世界和自身的看法与其他人是不同的，我们理解和表达情感的方式与其他人是不同的，我们与人交往的方式也是与他人不一样的。我们认为自己没有能力达到自己的标准，我们将世界看成是不友好的、压抑的，我们对事物不断改变感到悲观。在与他人的交往中，我们抱有不切实际的期望，不能很好地表达自己的需求，将不同意见视为排斥，为自己的表现而焦虑、不自信。最终，我们对人类的情感茫然不解；我们不知道感觉正常应该是一种什么样的感觉；我们害怕真实的情感会让我们感觉分裂或使其他人排斥我们；我们学会了我所说的"抑郁的技巧"——否认或克制我们的情感，为这个世界制造假象，得过且过，不提要求。我们的故事如此详尽而复杂，我们创造了一个抑郁、悲哀、无望的世界，一个失望、自责、死气沉沉、自私的世界。

　　这本书的主题就是通过学习新的思维、感觉和行动方式，即自我塑造的行为，我们可以恢复和重塑自我。刚开始尝试这些技巧的时候，我们可能会感觉它们是强制性的、做作的；但它们能够成为一种习惯，成为我们自身的一部分，取代我们旧有的行为方式。当我们这样做时，我们的期望和感知会发生变化，可以从"我不可能做对任何事"转换到"我可以做得和别人一样好"。有很多新的、振奋人心的研究表明，我们可以通过专注地练习新技能，使自己变得理性、不妄自菲薄，来重塑我们的大脑。随着我们不断练习这些新的技巧，它们渐渐变得简单、自然。抑郁症就像一团长长的、缠绕在一起的绳子，我们可以选择从任意一个地方开始改变，例如，在该起床的时候起床，并期待解开这根线会给我们生活的其他方面带来好的影响。

　　然而，在详细阐述之前，让我先解释一下我所说的"抑郁的技巧"是什么。抑郁症患者比其他人都要努力。虽然努力根本没给我们带来什么乐趣，但在努力工作的过程中，某些技巧变得越来越娴熟。我们就像那些将注意力过分集中于上身力量的举重者一样，胳膊和躯干有大量的肌肉；但下肢力量很薄弱，非常容易被击倒。我们变得愈发善于抑郁，太依赖这些技能了，而且仍在将它"发扬光大"；但事实上，这些技能最多只能让我们撑下去，在更多的情况下，事情会因此变得更糟。

很多身患严重抑郁症的人说他们默默承受了很多年，甚至是几十年，不曾向任何人说起。他们孤单，自责，认为已经无法挽救自己了，也没有人能够理解他们；与此同时，他们仍会正常地"过"日子——摆出一张开心的脸，在学业、事业、家庭上取得成功。这种维持假象的能力是抑郁症患者的首要技巧。不是每一个抑郁的人都这么善于不断地欺骗他人，但我们每一天都在这样做。当然，这只会让我们感觉更加与人疏离。通常，自杀的尝试、崩溃或住进精神病医院的经历都隐含着这样一个信息："好了，我不能再伪装下去了！我感觉很糟糕，我需要帮助"。这样的经历促成了改变的发生，发出了一个对于自己和他人来说都非常清晰的信号——在能干和开心的外表下，隐藏着异常的痛苦。

我们出于需要而学到这些抑郁的技巧，它们曾经发挥过一些作用，却卡在了我们的脑子里。它们是使抑郁持久存在的恶性循环中的一部分，令康复变得艰难。许多抑郁的技巧中存在十分明显的自我破坏成分，可以用简短的语言解释清楚；因此，我将在这一点上做一个简单评述。

抑郁的情绪技巧

● **情感隔离**。"情感"只是情绪的另一种说法。隔离就像经历和感受之间的一道闸门，我们能意识到周围发生的事情，但我们体会不到应该与此相伴而来的情绪。隔离对于外科医生、急救人员、警察以及其他在有压力的情境下需要保持冷静的人来说是有用的。但抑郁症患者学会了不表现甚至不感受他们的情感，因为以往的经历告诉他们，不这样就会受到伤害。在某些家庭里或某些情况下，让别人知道你的感受是危险的，相当于给了别人攻击你的武器。但关掉情感的闸口会让自己变成一条冷血的鱼，使得想要和你交往的人在了解你之前就被吓走了。

- **躯体化**。这是用身体来表达情感或人际信息。我们都见过这样一些人，他们有难以缓解的疼痛，休息后仍然感觉疲惫，容易因各种刺激而发怒，或很容易呕吐，或肠胃很不好。他们的身体在说"你帮不了我"，或"我的病痛让我得到了特殊的优待"，或"我病了，你不能期待我尽责任"。躯体化让人们在交流情感时不用为这些情感负责。

- **否认**。举个例子：一个抑郁的父亲开车载着儿子到镇子上，他的儿子已成年，但因为酒醉驾车被吊销了驾照。此时，儿子正对父亲抱怨连连："你开车的技术太糟糕了，你就不能再开快一点吗？你总是迟到，什么事也做不好。"告诉我这些的时候，这位父亲更多的是因为儿子不好的行为而尴尬，而不是因为自己遭到指责而尴尬。当我问起这让他有何感受时，他完全没有意识到愤怒的感觉，却感觉抑郁。以前有个观点认为，抑郁是转向内部的愤怒，这种看法往往是相当正确的。

- **压抑**现在包含着两种意思，这两种意思对于抑郁症来说都非常重要。一种是隔离的反面——体验到情感，但不知道是什么刺激了情感。抑郁症患者会突然就悲伤起来但不知道为什么，但一个客观的观察者可以看出引发这种情绪的事件——可能是快速进入抑郁症患者的意识又迅速淡出的一个批评、一次失望，一次冷落。事件本身很快被遗忘（压抑）了，但情绪留存了下来。这将我们引向了压抑的另一种更为普遍的含义——"忘记"那些太痛苦而不能回忆的事情。这在诸如性虐待、打架、灾害等创伤性事件中并不少见。当然，事情并非真正被遗忘了，它们会以噩梦或其他形式再回来。有过创伤经历的抑郁症患者会采用压抑的方式来将与事件有关的情感存封于意识之外。

其他抑郁的情绪技巧包括合理化、投射、外化和内化（一个有几分道理的刻板印象是：男人责怪他人，女人责怪自己，但没有一个是客观的）；愤怒成瘾（从发脾气到身体虐待，个体不为自己的行为负责任并期望这些行为被很快忘掉）；快感缺失（丧失快乐的感觉）；绝望和冷漠。我将在第六章中对它们进行更详细的讨论。

抑郁的行为技巧

- **拖延**。这被看作一个技巧是因为它防止你展现出最好的自己。你总是有一个理由——如果我有更多的时间就好了。

- **嗜睡**。让自己处于看电视或睡觉或疲劳的迷迷糊糊之中，这意味着你会失去很多机会。但对于抑郁症患者来说，机会就是挑战，应该尽量避免。

- **不停地工作，分不清主次，盲目地推着自己向前**。从不检查自己的方向是否正确，从而不对自己做出的决定负责。

- **强迫行为**。心理学家将它理解为把生活中一些真实的恐惧与或多或少能够控制的行为或想法相联系。我们将会认识到，抑郁和恐惧是紧密相关的，它们在一个无限循环的圈子里互为因果。

- **伤害、暴力和行动**。暴力通常是羞愧的反应。通过它，你不必面对最初使你感觉羞愧的东西便可重新获得力量。不幸的是，它常常带来更多的羞愧。

- **成为受害者或自我伤害**。虐待自己或允许他人虐待自己会让你感觉到真实，在有巨大压力的时候让你有专注、冷静和控制的感觉。这个过程和其他抑郁的行为技巧，是本书第七章的关注重点。

抑郁的认知技巧

- **悲观**。期待最坏的结果能使你避免失望。很多抑郁症患者都有过被深爱的人抛弃、背叛或虐待而深陷绝望的经历。其他经历，像追求目标时遇到的失败，也会让你感觉失望。

- **消极的自我对话**。"我不能，我没有希望了，我永远不可能成功，我令人厌恶，我深陷绝境。"这些想法就像是嘈杂的背景音乐一样在抑郁症患者的脑子里不断出现。第九章对"内在的批评者"有更多的讨论。

- **被动**。抑郁症患者容易觉得自己被外界的强制力量操纵着，不受自己的控制；因此也不会真正地对自己的命运负责。

- **选择性注意**。我们有选择性地只关注证实了我们预期的事物，从而避免体验压力；生活在自己建造的世界里让我们感觉更安全。这变成了一个自动的、无意识的过程，我们看不到取得卓越成就的机会，看不到别人的关爱和尊重，看不到这个世界的美……这帮助抑郁症患者维持着生活的平衡和稳定。

- **抑郁逻辑**。我将在第八章对此进行讨论。

抑郁的人际交往技巧

- **招募同伙**。将你的社交圈子限定在那些对你没什么期待的人以内。

- **社会隔离**。避免会对你的抑郁性思维形成挑战的接触。

- **依赖**。让其他人掌控你的生活。

- **反依赖**。表现得仿佛你不需要任何人一样。这是一种假独立，实际上是对需要有巨大恐惧；并用冷漠和假装的优越感掩盖起来。

- **被动攻击**。我在第七章有详细的论述。

- **无原则**。不去决定怎样被他人的行为、情绪和期望所影响，只是被动地让自己受影响。

对自我的抑郁性对待

- **虚高的目标，极低的期望**。我们相信自己可以成大事，同时我们又相信自己是没能力的、愚笨的，但我们会不断地尝试获取全胜，并认为：这一次会不一样，这一次我会成功，那样我就会获得幸福。

- **没有目标，充满内疚**。相反地，我们可能会为了避免失望而完全不设定目标。但抑郁的人可不会像那些懒散的有福之人一样可以庸庸碌碌地过一辈子而不内疚。

- **对自我的被动攻击**。当我把厨房弄得一团糟，并故意留着一会儿再清扫时，就会感觉非常的憋闷和不知所措，一会儿我就会对自己生气。那个未来的我会对那个留下烂摊子的过去的我生气；那个未来的我会感觉无望和无助，并再次证明我永远都改变不了，永远不能好好生活。第十二章中有更多关于抑郁症患者自我折磨的内容。

对身体的抑郁性对待

- 疲惫与衰竭的不断循环。
- 缺乏锻炼。
- 忽视药物治疗或屈就于庸医。
- 防御性进食——用食物来堵塞情绪。
- 滥用药物和酒精。

所有这些忽视或虐待我们身体的方式都是抑郁的技巧，因为它们可以让我们不去面对现实，它们就是"我不配得到好好对待"的想法的直观体现。参见第十一章对这一主题的详细论述。

抑郁就是一部分自然的、自发的和坦率的自我被这些自毁的技巧代替了。它是一部分自我的丧失，是对我们逐渐认为不可接受并予以丢弃的情感和经历的麻木。治愈源自丢失部分的恢复。"抑郁真正的对立面不是快乐或不痛苦，而是活力——能自由地体验自发的情感。"[3]通过治疗，我们能体验所有人类情感的能力——当有好事发生时感觉快乐，当脚被踩时感觉生气，失望时感觉难过，与家人在一起时感觉温暖和关爱，取下将抑郁者与现实隔离开的沉闷的灰色帘幔。当病人从心理治疗及现实生活中了解到：释放被压抑的情绪虽然痛苦或让人不安，但能够消除抑郁，他们就会开始改变他们处理情感的方式，更不会再刻意回避痛苦或不安的情绪，而是会去体验它，这会让人与失去的那部分自我的连接，从而重新整合并从中康复。既然我们知道具有破坏性的情绪习惯是习得的，大脑中新的连接能起到调节作用，我们也就懂得可以抛掉这些习惯，用更健康的生活方式去取代它们了。通过练习，这些刚开始看上去笨拙的、需要意志努力方能执行的新技巧就会刻入我们的神经系统中，成为我们的一部分。

第三章　诊断抑郁症

辨认一个情绪问题与给它一个精神病学的诊断是非常不同的。每个人都会不时出现的抑郁情绪到什么程度才算是需要治疗的疾病呢？

现代的精神疾病诊断都见于第四版《精神障碍诊断和统计手册》（*Diagnostic and Statistical Manual of Mental Disorders*, Fourth Edition），即 DSM-Ⅳ。[1]为情绪问题和心理疾病设定标准术语的过程是非常复杂的，其中一部分原因在于，在现代文化中，很多问题本身就是有争议的——酗酒到底是疾病、习惯还是意志薄弱？厌食是疾病，还是关于女性体态美的文化冲突？与参加其他战争的军人相比，为什么参加越战的退役军人患上创伤后应激障碍的概率要高很多？对于反叛的青少年，不管他们愿意与否，都要由于他们不能与父母好好相处而入院就医吗？存在长期物质滥用问题的人是不是应被看作病人，并因此有权获得社会安全福利？对这些问题的回答挑战着我们最深层的价值观——在生活中，我们有无自己做出选择的能力，我们的选择是否已由遗传、神经系统或童年经历安排好了？如果我们的选择是注定的，那社会交往、内疚、犯罪和惩罚又该如何解释呢？

抑郁症诊断并未引发诸多的社会敏感问题，但也同样遭受着争议。例如，直到 20 世纪 70 年代第三版的 DSM 出版之前，很多精神疾病的诊断都受到弗洛伊德理论的巨大影响。弗洛伊德的理论认为，抑郁是由严厉的、严格的超我造成的，而超我直到 12 岁左右才能发展起来，因此该理论认为儿童不会患上抑郁症。后来的 DSM 版本通过现象学方法来描述抑郁症以及其他的诊断盲区：如果一种综合征很常见，就足以成为一个值得处理的问题；如果客观的观察者们能够确切地在同样的患者身上发现同一种综合征，那这种综合征就会被命名。对于为什么一些特别的症状似乎总是一起出现，可能存在一个很好的解释和理论，也可能不存在。新的 DSM 的编撰者当然希望一个可靠的划分体系（在这个体系中，我们都能确定我们所指的、所观察的是同一种东西）能够更好地解释隐含于症状后面的发生机制，并且能够促进治疗水平的提高。

但这种方法也存在它的缺陷。它导致人们用医学化的方法处理复杂的情绪或行为问题，如酗酒、抑郁、创伤后应激障碍；它导致保险公司不顾患者的个人需求而允许这一种诊断采用 X 疗法，另一种诊断采用 Y 疗法；它也导致一些不负责任的辩护律师据此制订荒唐的法律策略。更可悲的是，它使患者期待新出来的某种药物能治愈自己的病；认为在那种药研制出来之前，自己无能为力。

在抑郁症的诊断上，现象学方法导致诊断拘泥于细节，强调那些人为的区分，而缩小了共同点，导致研究的琐碎化。目前，DSM-IV 确认了几种不同的抑郁相关诊断，我们将根据它们发生的频率及普遍性分别进行介绍。但是一定要记住：其中的一些区分是相当主观的。DSM 是作为一个研究工具而被设计出来的。它的作用是引导诊断进一步的精细化，而非成为许多人的经典。

重性抑郁症

重性抑郁症是非常严重的情况。通常，病人和家人会发觉事情很不对劲，但他们常常说不清那到底是什么不对劲。在最直观的情况中，病人会感觉到抑郁，看上去也抑郁，行为上也表现出了抑郁，并会向他人诉说这一情况。

南希有重性抑郁症，虽然她可以尽职尽责地工作，能够很好地照顾家庭，但在大多数时间，她很痛苦。她看上去紧张而悲伤、瘦弱、害羞、忧心忡忡。虽然她细心、聪明，但她对于说出自己的想法表现得十分犹豫。她经常贬低自己，她相信自己不能应对任何压力；但实际上，她处理得很好，只是常常担心自己会搞砸。她有周期性的偏头痛，每个月都不得不卧床休息几次，为此，她要服用一种一剂80美元的药，她吃的抗抑郁药一天要花掉8美元。她家里的经济情况很紧张，而保险公司依规并不支付这笔药费，她因要花这么多钱在治疗上而感觉内疚。

南希把她的抑郁症比作一口井，最糟的时候，她就如同陷入了井底的淤泥里。泥里到处是蠕虫和老鼠，她唯一能做的就是努力不让自己被活活吃掉；最好的时候，她能"爬"到井口，她用手肘撑着井壁，可以看见生活，却不能真正地参与其中。大多数时候，她处在往井底掉的过程中；她记得活力和美好是什么样的，但她触碰不到。

重性抑郁症的一般标准包括至少两周出现抑郁的情绪或丧失对日常活动的兴趣或乐趣，并伴随着至少四种下面列举的症状：

1. 在不节食的情况下体重严重下降，或是体重增加，或胃口改变。
2. 几乎每天都失眠或嗜睡（睡得太多）。
3. 活动水平降低或增高。
4. 疲惫或缺乏精力。
5. 感觉没有价值或过分内疚。
6. 思考、集中注意或做决定的能力降低。
7. 反复地想到死亡或自杀，构想自杀，有自杀的计划，或者尝试过自杀。

这些症状不能是由药物、毒品或躯体疾病造成的，且不是一种简单的悲伤反应。患者常常将这种抑郁情绪说成感觉悲伤、无望或气馁，不过这有时是一种否认，或是在治疗面谈中引出的（心理治疗师说"你看上去很难过"，病人就开始哭泣），或是通过推断面部表情或肢体语言得来的。一些人会强调身体上的不适，或常说自己脾气暴躁而非悲伤。

在西方国家，在任意一个时间点上，患有重性抑郁症的人数比例（时点患病率）是：男性约 3%，女性约 8%。从终生患病风险（任意一个人在其一生中的某个时间患上此病的概率）上看，男性是 7%～12%，女性是 20%～25%。[2]这个风险不受种族、教育、收入或婚姻状况的影响。女性的发病率更高，这引发了关于诊断中的性别偏差的讨论，因为对于男性来说，说自己感到悲伤、无价值或绝望通常都是社会禁止的，而这些又是诊断的首要标准。另一方面，女性可能天生容易患上抑郁症，或只是比男性要面对更多让人抑郁的事情。我在第十九章对这个问题有更深入的探讨。

有可靠的数据表明：近期的压力可能促成第一次和第二次重性抑郁症的发作；但之后较小的压力就可能导致后期的发作。我发现病人能够很准确地说出导致他们第一次抑郁症发作的原因，却说不清后期发作的原因。

心境恶劣障碍

重性抑郁症是一种急性危机，心境恶劣障碍则是一种长期的慢性疾患。心境恶劣障碍的一个根本性的诊断标准就是：一天的大部分时间都有抑郁的情绪，有抑郁情绪的时间要比没有抑郁情绪的时间多，并至少持续两年。此外，在感觉抑郁的同时还要有至少两种以下症状：

1. 胃口不好或过度饱食
2. 失眠或嗜睡
3. 精力差或疲惫
4. 低自尊

5. 注意力不集中或难以做决定

6. 感到绝望

这些次要症状和重性抑郁症的次要症状很相似，除了没有活动水平的变化、死亡或自杀的想法，这里面还多了低自尊这一条。显然，重性抑郁症与心境恶劣之间相差悬殊，是类别上的差别，更是程度上的差别。然而，虽然它们之间的差别都已明确无疑；但有些研究者在对不同群体做干预效果测验时很少去注意诊断时犯错或混淆的可能性。所有新的抗抑郁药都是拿重性抑郁症做测试的，很少拿心境恶劣障碍做测试，因为研究心境恶劣障碍耗时且昂贵。

克丽丝符合心境恶劣障碍的描述。她是一个聪明的、有着强势性格和幽默感的人，但她一生中的大部分时间是不幸福的。她由一个酗酒的母亲和一个严厉的父亲抚养长大。作为一个孩子，她努力地去让他们两人开心，但这是一个不可能完成的任务。在青少年时期，她也曾反叛过，惹了各种麻烦。她第一任丈夫是一个既爱酗酒又常虐待她的人，匿名戒酒者协会给了克丽丝很大的力量，她决定要好好地过日子。但她和丈夫难以沟通，克丽丝很易怒，而她的丈夫则一味退让。她对生活总有不满的感觉，她也常常因这种感觉而挣扎，她知道这种感觉再加上她的愤怒的表情，很容易把别人都赶走了，但她不能控制自己。

克丽丝把她的抑郁症描述成一个宽大的、柔软的被子。虽然实际上抑郁令人并不舒服，但是令她感觉安全而熟悉。有时，她觉得自己有权利抑郁，有权利不再挣扎，有权利舒服地窝在一处看老电影，并为自己感到难过。

心境恶劣障碍的时点患病率大概是 3%，终生患病的风险大概是6%。同样的，女性患病的风险更高，不受种族、教育和收入的影响。[3]

有心境恶劣障碍的人有时会被当作疑病症者而不被重视，但事实并非如此。想象一下：在两年中的大部分时间里都感觉抑郁，不能正常地生活，不能享受生活，对自己感到厌恶，睡眠不好，感觉没有能力去做好任何事。用"行尸走肉"来形容这些人会更准确，他们在过生活，但生活是讨厌的、残酷的、短暂的。他们不是伍迪·艾伦刻板印象中的那一类自私而神经过敏的人，而是在长期忍受痛苦并自我牺牲的人。

我们常会看到一个有心境恶劣障碍的母亲会给孩子造成怎样的影响。通常，这些孩子都是焦虑、紧张的，很难跟同龄人相处，学业也难以跟上，他们很清楚妈妈身上发生了很严重的问题，他们觉得自己应该做些什么，这些孩子常会变成"小大人"，表现得独立而坚强，他们会承担起大人的责任，去照顾妈妈——做饭、做家务、带弟弟妹妹。若妈妈恢复过来，孩子则会出现反弹。有了一个正常的妈妈，孩子就能够感觉到自己一直压抑着的那种在情感上被抛弃的愤怒，他会变得叛逆，去试探妈妈是否真的可以依靠；而妈妈仍然处于很容易再次患病的状态，她很不理解为什么孩子不为她的恢复而高兴，可能又会回到抑郁的状态。抑郁症在家庭里就变成了恶性循环。

非特异性抑郁症

在 DSM 中，非特异性抑郁症是一个包罗万象的词，是指那些表现出一些抑郁症状，但又不符合任何已有严格诊断标准的抑郁症类别的情况。他们的症状可能不那么严重，且持续时间不长；或是符合重性抑郁症或心境恶劣障碍的大部分标准，却没有满足全部诊断标准。这一类别还包括因经期而出现抑郁的女性，以及因精神分裂症或其他精神障碍而表现出抑郁的人们。但它仍排除了那些因丧失亲人或因生活出现变故而悲伤、忧郁的人，排除了那些因药物滥用而抑郁的人。换句话说，这个诊断包含广大的、没有明显外在原因而出现的抑郁，且抑郁的程度足以影响人正常的生活能力。

据估计，在任意时间，有 11% 的人符合非特异性抑郁症的标准。这是一个惊人的数字，使非特异性抑郁症成了美国最普遍的疾病。[4] 在任意时间点上，重性抑郁症、心境恶劣障碍和非特异性抑郁症的综合发病率达到 20%。这并不是指 20% 的人会在他们一生中的某个时间患上抑郁症，而是指有 20% 的人正在抑郁症中挣扎。在你的朋友、家人和同事中，每五个里就有一个患有抑郁症，没有一种疾病会达到这种普遍程度。

名义上的区别

如果你现在感觉有点困惑，看不出重性抑郁症、心境恶劣障碍、非特异性抑郁症之间有多大的差别，那也没什么。这些精细的区别在科学上有些用处，如果误用反而会迷惑并吓退公众。它们最根本的区别是：若患上重性抑郁症，你会感觉特别糟糕，意识错乱，无精打采或激越，内疚，有自杀倾向，并且会影响到你的睡眠、食欲和性生活，它击倒你的速度也特别快。而若患了心境恶劣障碍，以上全部症状或其中的一部分会至少持续两年，但没那么强烈。非特异性抑郁症只是指你出现了很多症状；但没有重性抑郁症那么强烈，也没有心境恶劣障碍持续那么长的时间。

一些科学家在宣扬这样一个观点，即这三种疾病是彼此独立的，就像是鼻塞可能是由感冒、过敏或鼻中隔偏曲导致的。例如，有著名的研究者主张采用"双"抑郁（心境恶劣障碍和重性抑郁症）的概念[5]，认为这两种独立的疾病过程同时在发作，一个人可能会很不幸地患上这两种疾病，而不是简单地说一个有时会抑郁的人近来感觉更糟了。* 但大多数病人看不出这些区别，他们只知道他们在大多数时间感觉不好，时

---

* 后来至少有一个这样的研究者，有人揭露马丁·凯勒（Martin Keller）暗地收受了大医药公司五十多万美元（见第十三章）。或许双抑郁的概念对同时使用两种药物的合法化起到了一部分作用。

不时地感觉特别糟。大多数病人都知道，而且也有越来越多的研究者和心理学家承认：非特异性抑郁症通常不是心境恶劣障碍的早期阶段，就是轻微心境恶劣障碍的状态；心境恶劣障碍是重性抑郁症患者感觉好一点时的状态；重性抑郁症是更为严重的心境恶劣障碍；不管你属于哪种情况，要想完全康复，都有很长的路要走。

例如，一项研究连续 12 年追踪了 431 个出现过重性抑郁症的患者，发现他们平均有 15% 的时间仍处于重性抑郁症的状态。但这并不表示他们有 85% 的时间是没有抑郁症状的；相反，他们在 27% 的时间里有心境恶劣障碍，在 17% 的时间里有非特异性抑郁症。[6] 这些状态出现的时间越长，就越有可能出现重性抑郁症复发。[7]

双相障碍

双相障碍是另外一类很受关注的抑郁症，且看上去同重性抑郁症、心境恶劣障碍、非特异性抑郁症很不同。双相 I 型障碍（躁狂抑郁症）就如同重性抑郁症发作伴随着阶段性躁狂。躁狂抑郁症的发作必须符合以下标准：

A. 时不时出现不正常的、持续的兴奋、高昂或暴躁的情绪

B. 在一个阶段至少出现三种以下情况：

　1. 自尊膨胀或狂妄自大

　2. 睡眠需要显著减少

　3. 强制性言语

　4. 思维奔逸

　5. 显著的注意力分散

　6. 目的导向的行动增多或精神运动性激越

　7. 过分投入玩乐活动而不顾负面后果

C. 症状必须严重到造成生活困扰，或者将自己或其他人置于危险境地

D. 症状必须不是由精神分裂症或物质滥用导致的

沃尔特患有双相障碍。他是一个强壮的卡车司机，在正常状态下看上去快乐而友好；然而，这几年来，因为他飘忽不定的行为，他一直难以守住一份工作。有时，他沉迷于性，不能把"性"的念头从脑袋里赶出去。如果附近有一个很有魅力的女性，那么除了性幻想，他就不能集中精神做任何事。有时他会脱离现实，以致相信她在回应他的幻想。当他处于这种状态时，他就会借钱去嫖娼，去赌博，去做任何能给女性留下印象的事情。他相信他是有魅力的、强大的、帅气的，他觉得自己不会错，没有什么事情会困扰他，他可以一连数天不睡觉，不停地讲话。有一次，他没有事先通知就来到我家，来向我展示他的新车。患者这样越界，对我来说还是仅有的一次，但沃尔特只是想要与我分享他的快乐。

有些时候，沃尔特又非常抑郁，他认为自己没有能力做好任何事情，他连起床的力量都快丧失了。他试着去工作，但缺乏自信，令雇主也不信任他。他出现了强迫性焦虑症状——返家 10 次以确保咖啡壶没有插电，他常常请求别人原谅自己。

双相障碍的平均发病年龄是 20 岁，它对男性和女性的影响是相同的。有报告称：在一生的时间里，有 0.4%～1.2% 的男性和女性会出现双相障碍。在任意时间点上，有 0.1%～0.6% 的人正承受着这个疾病带来的痛苦。我估测，双相障碍或更为严重的双相 II 型障碍的实际发病率比这个统计数据高很多。它存在很高的遗传相关性——在父母患有双相障碍的人中，有 12% 的人会在其一生中患上双相障碍；还有 12% 的人会患上重性抑郁症。[8]

在没有进行治疗的情况下，躁狂抑郁症持续的时间平均是 6 个月，重性抑郁症持续的时间是 8～10 个月；从总体时间来看，躁狂抑郁症

发作得更为频繁。由于自杀（15% 的未接受治疗的病人会自杀）、危险行为所致的意外死亡以及一些并发症，这个疾病的死亡率很高。很多未经治疗的双相障碍患者会死于酗酒、肺癌、事故或性传播疾病。他们在发病期间感觉自己不会受伤害，没有我们大多数人惯有的警戒之心。

双相障碍还有其他亚型，双相 II 型障碍具备严重抑郁和轻度躁狂（一种异常的高昂或膨胀的情绪，但不影响客观看待现实的能力，弱于躁狂）相结合的特点。从重性抑郁症的状态转为轻快、兴奋，或精力高度集中和高效的状态，并不断地循环，不同于正常的抑郁症，这类人组成了这个独特的亚型。

随后又有双相 III 型、III½型、IV 型、IV½型障碍。（我没开玩笑，研究者们因这些区别而争吵，虽然它们的区别看上去是那么细微。）例如，对于 III 型的一个定义是抑郁症患者服用某种抗抑郁药（或换了另外一种），突然引发躁狂的全面发作。这种情况并不少见，还有一些人用完全不同的方式定义双相 III 型障碍。因此，我不打算对此主题做阐述。如果有人给了你这样的诊断，一定要确保你明白他们指的是什么，特别是在服用抗抑郁药之前。

我在本书的第一版中说过，虽然双相障碍（I 型）和其他类型的抑郁症发作时的感觉和重性抑郁症一样，但它们看上去还是两码事。我认为双相 I 型障碍有非常高的遗传性，躁狂的发作非常特殊并仅限于此病，而这个病本身对于具体药物（锂）的反应很特别，因此将它看作一种造成大脑内化学物质紊乱而引起独特的情绪波动的生物遗传性疾病具有一定道理。

但是服用 5-羟色胺选择性重摄取抑制剂（一些抗抑郁药的统称）会导致普通抑郁症状的消除和躁狂的全面发作，这个难以解释的事实表明：情况可能比起我们看到的要复杂得多。我不断遇到那种认为自己患有双相障碍 I 型的人，他们和那些有重性抑郁症或心境恶劣障碍的人有着类似的童年经历——情感上被忽视、丧失、虐待。很多临床医生都盼望在接下来的几年内，对于大脑、基因与躁狂、抑郁（以及焦虑、注意缺陷 / 多动障碍、创伤后应激障碍）之间的关系的认识能够有所突破，这可能会促使更好的药物出现，治疗的水平也会提高。

《时代》（Time）杂志 1992 年的年度人物泰德·特纳可能是第一个站出来承认自己接受精神治疗的人。对那些取得成功并有亲密关系的男人的问题感兴趣的人来说，他的故事很吸引人，对于那些对抑郁和双相障碍的基础——遗传、生物化学、家庭动力——有兴趣的人来说，他的故事同样是引人入胜的。

特纳多年以来都被一个强迫性思维困扰，他认为他的寿命不会长过他父亲，因为他的父亲在 53 岁时自杀了。（这在自杀者的孩子中是一种常见的恐惧。）泰德经常谈到自杀，并经常毫不怜惜地驱使自己追逐并无乐趣的成功，在航海中投入了很大的精力并获得了美国奖杯后，他多次对一位朋友说他从来都不曾喜欢过这项运动："我被弄得又冷又湿。"他的眼睛始终盯着终点，总是在寻找能够最终让他自我感觉不错的成就。

人们都说特纳的父亲艾德是一个施虐者，他对儿子施以精神上的折磨。当小特纳让父亲失望时，他父亲就会用衣架打他；当他做了一些真的很糟糕的事情时，他的父亲就会用皮带打他。第二次世界大战时，艾德在海军里服役，他带着妻子和女儿从一个基地搬到另一个基地，却留下年仅 6 岁的泰德一个人在国外读书。从五年级开始，泰德就被送到军事学校，对于他的父亲来说，他的分数从来都不够漂亮，他的成就从来都不够大。泰德二十多岁时，艾德开枪自杀了，留下陷入债务的家族广告企业给泰德收拾。通过拼命地工作和大胆地投机，泰德不但重振了家族企业，还创建了后来成为美国有线电视新闻网络的通信帝国。

但是父亲死后，特纳失去了衡量自己成功的标尺。他酗酒纵性，不管孩子，甚至虐待他们，完全是地狱里的阎王。最终，在 1985 年，他寻求了帮助，在亚特兰大，和一位精神科医生一起开始了诊疗的历程。

这位精神科医生首先给特纳使用了锂，这对双相障碍来说是一个可靠的疗法。由于在这种障碍中，病人可能有很强的自信和精力，会睡不着觉，会认为自己能够做出很大的成就，可能喜欢冒险。对于像特纳这样的病人，你很难分辨他的状态何时是疾病的治愈，何时是人格显现。当疾病的症状给病人的人生带来了诸多好处时，要让病人接受治疗以消除症状确实很难，但特纳是一个配合的病人。

特纳的病情逐渐稳定下来，心理咨询疗程帮助他消除了父亲给他留下的阴影。和很多有着严厉、排斥的父亲的人一样，特纳缺乏一个能使自己感觉良好的内部机制。像很多自杀者的亲属一样，他总是被这样一个想法缠着："忍受这些麻烦真是不值得"。这也是那些自杀者对生活持有的想法。《时代》杂志没能让这个精神科医生谈论特纳这个个案的具体细节，不过有一点是明显的：特纳需要付出很大的努力去和他的孩子及伴侣和睦相处。

特纳的例子再次证明了"成功并不意味着幸福"，相反，引导我们通往安宁的是我们生活的方式，而非我们所做的事情。[9]

抑郁、焦虑和压力

在我们继续阐述其他抑郁类型之前，我想先谈谈抑郁与焦虑之间的关系。大多数抑郁症和双相障碍患者也承受着严重的焦虑症，以致要确定把哪个作为主要的诊断很困难。一个年轻人在上大学期间或二十多岁时因为焦虑而神经衰弱是比较常见的，如果他们很快得到了治疗，那么症状会消失；但如果他们没有得到良好的治疗，焦虑就会折磨他们，让他们感觉失控，对好转起来丧失希望，甚至辍学，渐渐地，抑郁会变成他们的主要问题。双相障碍中的躁狂被看作一种对焦虑的抵御，是一种完全相反的情况——我无所不能，没有什么可以伤害到我。

虽然大多数人都能够在一定程度上从严重抑郁的发作中恢复过来，但他们仍然比其他人更容易感觉到压力和焦虑，这就是从长期来看大多数抑郁症患者的健康状况都不好的原因。临床试验通常只持续两三个月，在治疗结束时检测"康复情况"，很少做后续追踪，这就像是说冰块可以治疗发烧一样。由国际精神健康机构开展的一项大型研究项目——抑郁症的贯序治疗方案（Sequenced Treatment Alternatives to Relieve Depression，STAR*D）研究发现：在第一阶段的治疗结束后，只有30%的患者的情况有了显著好转。[10]为什么这个数字这么低？因为该研究调查的都是真实世界里的真实患者，而不是临床研究中被精心挑选出来的志愿者。因此，我们要让公众和医疗保险公司知道——抑郁症是一种会在一生中时好时坏的慢性病，当治疗不充分时，尤其容易恶化。

充分的治疗能够增加抑郁症完全康复的可能性，但大多数患者仍然比较脆弱。能够最好地预测长期结果的就是初期发作持续的时间——从治疗之前到患者康复用了多久，因而，尽早地发现和有效的治疗就非常重要了。[11]时间拖得越久，复发的可能性越大，有四分之三的患者在5年内会再次发作。[12]复发的最大风险因素是社会心理因素——患者的焦虑水平和自我破坏性行为，以及缺乏自信，这些都是尤为需要通过心理咨询而非药物来改善的方面。[13]

美国针对并发症而做的最大的研究发现：在过去的一年经历过重性抑郁症发作的人中，有51%的人也同时患有焦虑障碍，4%的人有心境恶劣障碍，18.5%的人有物质滥用问题。[14]STAR*D研究近期发现：在2876个患有重性抑郁症的研究对象中，有53.2%的人也符合非常严格的"焦虑抑郁症"标准。他们发现，药物对焦虑抑郁症患者产生了更频繁和强烈的副作用，使得症状缓解的可能性更小，所需时间也更长。[15]抑郁和焦虑总是紧密相关的，很多病人都有混合的症状，可以做两方面诊断，主要就是看症状更趋向于哪一边。[16]很多研究发现，焦虑和抑郁同时发生的概率是 51% ～ 68%。[17] 医药和精神治疗领域越来越认同这个观点，即这两种情况即使不一样，至少也是关系十分密切的。[18] 我将焦虑和抑郁看作一个手掌上的两根手指，一座山的不同山峰。[19]

我们也可指出这个手掌上的其他几根手指——创伤后应激障碍、与压力相关的心理疾病，诸如注意力缺陷障碍之类的认知紊乱有可能也是其中之一。这样看来，认为人们是患上了一种引起一系列症状的悲伤综合征是有道理的，这些症状具体表现为抑郁、焦虑、创伤后应激障碍、自体免疫疾病、认知缺陷以及我所说的"非特异性疾病"。[20] 我认为，我们应该再迈出一小步，假定所有的情况都是相互联系的；由于遗传上的易感性和儿童及青少年时期的压力及创伤留下了伤害，当前的压力很容易对精神和身体造成影响。[21] 大多数抑郁症患者具备所有这些诊断的联合症状，就像其他患者也有一些抑郁症的症状一样。焦虑可能是对压力过大的最初反应（我们惊慌失措，试图从一个无法逃离的状况中逃离出去），而抑郁则代表着压力对神经系统的损害，当压力持续的时间过长，则会对精神造成损害。[22] 焦虑和抑郁会损耗身体及免疫系统，导致生理疾病。急性创伤后应激障碍与焦虑和抑郁之间可能只有程度上的区别，即创伤的剧烈性和强度。你的诊断结果一部分取决于哪种症状最痛苦或最突出，一部分取决于你的医生——他接受的训练和个人偏见当然也会对他给予你的诊断造成影响。

有必要强调的是：在美国，有关预防抑郁症、焦虑症或其他严重精神疾病的研究极少。其他国家的研究发现了童年经验对成年抑郁症发展的影响。英国的一项研究追踪了 1142 名被试从出生到 33 岁的情况，发现不良的教养方式、医疗条件差、父母冲突、过度拥挤的生存环境和社会依赖与成年人抑郁症的发生都有很高的相关性。[23] 这类研究结果在美国是不受欢迎的，因为强调精神疾病是"脑部疾病"就意味着发展性因素和社会环境因素是没有作用的。在近期的一个会议中，一个重要的国家抑郁症基金会的负责人跟我说，她不相信精神疾病可以被预防。

但不断有成年患者来到我们的工作室告诉我们，他们的抑郁感觉与过去的创伤性和剥夺性经历有关。我们该置之不理吗？难道就没有提高人们养育水平的方法，以使他们的孩子对抑郁症少一点易感性吗？难道就没有改善社会结构的方法，以使我们患上抑郁症的风险能够降低一点吗？

其他类型的抑郁症

适应障碍

当抑郁明显是对外界压力的一个反应并伴随着抑郁情绪或焦虑时，会被诊断为适应障碍。哀伤不同于此，哀伤是一种看上去、感觉上同抑郁很相似的状态，但人们通常不需要借助正规的帮助就可以从哀伤中恢复过来。当然，其中也存在程度的问题。大多数哀伤的人仍然能感觉到生活会继续，对未来抱有期许；当遇到值得开心的事时，他们也能感受到快乐；他们不会有自尊降低的感觉或有莫名的愧疚感。但伴随着抑郁的适应障碍患者的情况则要坏得多，他们感觉无望、无助、空虚和无趣，他们能明确指出产生这种感觉的原因——一次挫折、亲近的人去世、生病、某种对自尊的打击，并符合心境恶劣障碍或重性抑郁症的诊断标准。不幸的是，这个诊断没有什么预见性价值，我们不能说你下个月是否能恢复，或这可能是将纠缠你一生的抑郁症的初次发作。我的建议是：如果在这个压力使你开始走下坡路的最初一个月内，你觉得自己没有好转，或你不能采取有效的方式去除这个压力时，那就去咨询一下心理治疗师吧。

有精神病症状的重性抑郁症

有些抑郁症非常严重，以致患者开始出现一些类似精神分裂症的症状——出现幻觉或错觉（常表现为诅咒患者的指责性声音）。当抑郁症已经严重到这种程度时，必须立即找一个优秀的精神科医生。治疗是相当困难的，因为大多数抗精神病的药物会使你变得镇静、嗜睡。这使你不能够很好地叙述你的抑郁症状；而由于你与现实在一定程度上存在脱节，致使心理治疗也难以开展。

非典型抑郁症

这是指一小类表现出独特症状的患者。不同于常伴随着失眠症状的抑郁症患者，这类人睡得太多，他们吃得也太多，体重增加。他们有"铅样瘫痪"的体验，通常手臂和腿部有无力感；对他人的排斥高度敏感，以致一些人会回避人际交往；而对另一部分人来说，所有的人际交往都如同狂风暴雨。单胺氧化酶抑制剂，特别是硫酸苯乙肼，对这类患者很有作用。[24]

抑郁症、惊恐障碍和恐怖症

我们所描述的其他类型抑郁症在 DSM 中都有认定，我想描述一个没有正式诊断标准的、常见又危险的现象。特别是在重性抑郁症的首次或二次发作时，患者会经常地感觉到极度焦虑和惊恐。我们前面提到，抑郁和焦虑是紧密相关的，或许就是对同一个压力源的两种不同反应。但如果失控的焦虑在早期治疗中没有得到解决，它常会发展成为特定恐怖症或多重恐怖症。恐怖症有自身的发生发展历程，一旦形成就很难治疗，所以尽早地解决惊恐和焦虑问题非常关键。

有过惊恐发作经历的人都知道那种状态有多可怕，但如果患者能够学着认识和控制他们自身的反应，这种恐惧就可以减轻。重性抑郁症如果发生得很突然，患者就会感觉像是被异体入侵，感觉不像自己了。有恐怖症倾向的人的抑郁体验通常就是这样的，因为他们很善于区分。就如同根基突然被抽离，他们感觉一夜之间就变成了另外一个人，处于惊恐发作之中——害怕、思绪翻腾、心脏狂跳、呼吸困难或难以镇静；他们自然也担心这种难以承受的紧张感不会消失。心理治疗师或精神科医生这个时候就要通过具体解释来帮助患者重新获得一种控制感，告诉患者"这种情况是惊恐发作，我知道它很可怕，但它会过去的，你会慢慢感觉好些的，很多人都有过惊恐发作的经历，这是对压力的一种反应"。然后，治疗师会和病人讨论他们自身的具体情况。即使他可能感觉无法承受也丝毫不奇怪。这种情况可以用"耗竭"这个词来界定，这不是一个带侮辱性的标签，而是表明康复是有可能的。

患有广泛性焦虑症的患者很容易将焦虑与一个具体的事物或情景相联系，比如开车、上班、打电话、人群、高度、密闭空间、吃东西等。这样的特定恐怖症实际上是一种防御机制，患者通过将惊恐限定在特定的情境上而使得它更容易承受一些。但恐怖症一旦形成，就非常难克服；使患者直面他所恐惧的情境实际上是最好的。抗焦虑药（少量镇静剂）在这个时候能起到很大的作用，因为它能使患者立即平静下来，而抗抑郁药和心理治疗则可以帮助患者获得对压力的控制感。通过学习放松方法，如呼吸控制或冥想技术，也可以使患者得到很大的帮助，应激激素会对反复练习放松有所反应。康复不会一夜之间发生，患者会难受一段时间，但长期看来，最好不要让患者一直被恐惧和抑郁笼罩，并期许他尽可能地履行自己的正常职责。由于没有得到快速有效的治疗而造成终生伤害的事例，我遇到太多次了。

产后抑郁症

很多女性在生了孩子以后会出现严重的抑郁症。虽然"产后忧郁"是比较常见的，但它要温和、短暂很多。产后抑郁症是一种发生在15%

的母亲身上的严重的怀孕并发症。[25] 产后抑郁症包含所有重性抑郁症的症状，包括失眠、食欲减退、内疚、自责、强迫性思维，但问题通常集中在婴儿和母亲身份上，让人感觉自己是一个坏母亲，不能够照顾好孩子；让人感觉自己犯下了可怕的、不可饶恕的错误，对于情况好转感到无望。如果这种可怕的抑郁症一直持续而没有得到治疗，那女性的精神状态可能真的会对她与孩子之间的关系造成影响。最糟糕的情况是，产后抑郁症转化为产后精神病，母亲可能产生幻觉，如认为"她的孩子是魔鬼之子，必须毁掉才行"。

幸运的是，情况很少变得那么糟糕。但做一个母亲本应该是一段快乐的时光，如果不是，就应该想办法解决。如果你觉得你可能患上了产后抑郁症，那就尽快找一位好的心理治疗师吧。注意，我强调是"好的"，新妈妈比其他任何群体都更容易受到那些好意的专业人士的伤害，这种情况我见过很多次。可能是因为妈妈们特别敏感和脆弱，专家们又觉得需要马上解决问题；因此他们急于给出建议，而这使得妈妈们更加自责。

看上去，产后抑郁症也是压力在一类易感者身上的反应。在这个情况中，压力既包括与生孩子有关的激素的突然变化（对此我们仍然无法完全理解），也包括突然而来的额外的劳动、缺乏睡眠以及新妈妈们感受到的限制和不自由；易感性则受到之前的抑郁经历、婚姻问题、缺乏社会支持等的影响。同样，我们也都认识这样"突然"就患上产后抑郁症的妈妈。在很多案例中，抑郁在怀孕期间就出现了，因为同样的一些原因——激素的变化和压力。怀孕也常常把婚姻里一直存在的问题暴露得更明显，有些丈夫会对怀孕有消极的反应，而亲戚朋友可能会嫉妒或漠不关心。

不幸的是，在孕期和哺乳期间使用抗抑郁药这个问题是很复杂的。越来越多的证据表明：婴儿的天生缺陷，主要是心血管方面的问题，与在怀孕的早期和晚期服用5-羟色胺选择性重摄取抑制剂有关，但这种风险相对很小——母亲服用这类药物后，婴儿的患病率是 2%；母亲没有服用该类药物的话，婴儿的患病率是 1%。[26] 当然，就像有关 5-羟色胺选择性重摄取抑制剂的研究发现的一样，其他的风险可能会在后来显现。心境稳定剂对于胎儿也是存在风险的。因此，对于一个抑郁的孕妇来说，问题真的很难解决。停止服用 5-羟色胺选择性重摄取抑制剂很困难，也会增加其他抑郁症发作的风险；但又不得不考虑到它对孩子的影响，请参考我在第十三章中对于抗抑郁药的好处和坏处的讨论。我们要在母亲的抑郁症的严重程度和可能对孩子造成的所有影响、防止增加先天缺陷的风险之间寻找平衡。

季节性情感障碍

这也是一个有争议性的诊断，是指那些因光照或季节而规律性地变得抑郁的人。DSM 的编制者很确定地说，有一些人会出现季节性的抑郁，通常是冬天发作，春天恢复，而这和缺乏锻炼及社交的机会或是刺激剥夺无关，却似乎与阳光的缺乏有关。在抑郁阶段，患者感觉伤感，焦虑，易怒，回避社交，无精打采，睡得太多，体重增加，爱吃碳水化合物。出现此问题的女性人数是男性人数的四倍，且其中有一半的女性也会有经期情绪问题。如果患者在冬季搬到离赤道更近的地方去，症状常会得到改善。光疗，即有规律地使用大功率日光灯，最初被认为是有效的，但后来的研究并未发现它有什么益处。[27] 但静静地坐在光线好的地方看书或冥想对任何人来说都是有好处的。

我一直很怀疑这是不是一类独特的病症，并认为新英格兰地区的每一个抑郁症患者在冬季都感觉更糟糕。直到我遇到诺厄，他有一种完全不同的季节性双相障碍模式。8 月份，他开始为即将开始的课程焦虑（他在纽约的一个贵族私立小学当老师）。到 11 月份时，他会处于一种重性抑郁症的状态，他认为自己的工作做得很糟，而且每个人都看得出来；他难以入睡，不想吃饭，陷入强迫性的消极思维之中；他看上去像是另外一个人——紧张、不适、不安，连表达自己都很困难；但实际上，他的学生给他的是正面的反馈。而到 1 月 12 日左右（我们对此追踪了数年），他会开始好转。到了 3 月份，他处于一种轻度躁狂的状态，精力旺盛、自信、外向、想法很多，学生们会聚集到他的课堂听乐子，但他们给他的评价实际上要比秋天时的低。处于轻度躁狂状态时，他难以集中精神，有时会做出一些让他后来很后悔的决定。夏初对他来说是一年中最好的时光。

第四章　阐释抑郁症

自这本书的第一版面世以来，关于抑郁症的消息变得既更令人不安又更使人充满希望。一条真正让人恐惧的消息是：抑郁症会造成脑损伤！患抑郁症的时间过长，大脑就会丧失恢复能力；因而，即便有好的事情发生，它们对大脑也不能产生影响。我们失去了分泌多巴胺的能力，而多巴胺是快乐系统里首要的神经递质；那些与巧克力、性和跑步者的好情绪相关的快乐激素——内啡肽——的受体位点也衰退了。各种情绪信息的中央处理器——海马——会随着每一次的重性抑郁症的发作而缩小，有些研究数据显示它的体积会缩减 20%。[1] 这可能就解释了抑郁症患者为什么会在集中注意力及记忆上存在困难，因为海马在将短时记忆转换为长时记忆上起着非常重要的作用。我们现在知道，这里也是大脑细胞形成的地方，而大脑细胞形成的过程似乎与学习有关。服用抗抑郁药有助于海马重新获得产生新细胞的能力，至少在实验室的动物身上是如此。近期的一个研究表示：认知行为疗法也会导致海马的增大。[2] 但从总体上看，反复的抑郁发作会导致大脑的萎缩。[3] 当悲伤或压力事件发生在一个康复了的病人身上时，抑郁还是很容易引起其大脑活动的具体变化的。[4] 我们从其他研究中得知：面对压力或丧失时，抑郁的人比其他人更容易感觉自责、无助和意识错乱。[5]

准备好接收能让你重燃希望的消息了吗？越来越多的研究表明：通过集中注意力和练习，我们可以改变和修复我们的大脑。科学家们开始关注反复练习能影响大脑的事实：在伦敦出租车司机的大脑中，与导航和定位相关的区域增大了[6]；在小提琴手和吉他手的大脑中，与手指运动相对应的区域增大了[7]。有一项研究我特别喜欢——教大学生杂技：让大学生在三个月里每天练习杂技，三个月过去后，研究者使用先进的影像技术发现，参与者的大脑中与手眼协同相关的灰质增长了；在接下来的三个月里不允许大学生们玩杂技，这种增长也就消失了。[8]在心理学史上，研究者们第一次思考"是否能通过一些方式使自己感觉更好"，而不只是"恢复"。有关冥想的研究表明，有规律的练习确实能重塑大脑，冥想练习可以增强前额叶皮质的活跃性，而前额叶皮质被很多科学家看作自我意识产生的地方。冥想也能帮助形成新的大脑回路，作为贯穿大脑中智慧、自控部分的"高速通道"，而不是连接恐惧中心和立即寻求安抚的行为的"低速通道"。[9]

"可塑"（可变的）大脑的概念解决了长期存在的关于"抑郁症成因是童年经历的创伤还是神经化学物质不平衡"的争论。我们现在认为，压力经历会造成神经化学物质的不平衡，而这种不平衡会发展成为一种慢性疾病。但不管之前的原因是什么，重要的是患者现在要康复。抑郁症，像陌生环境恐怖症一样，会变得自动化。一旦开始，它就会持续下去，甚至在最初的诱因被消除以后仍然持续。患者可能很理智，但症状有其自身的发展历程。对于陌生环境恐怖症，可通过提供药物治疗和教授患者放松技巧使焦虑得到消除，但患者仍然不愿意离开房间；你需要推着、拉着让他走出房间，而他在户外也并没有出现那些症状；经过多次练习，障碍就会被"治愈"。对于抑郁症，你可以通过药物来减轻患者的痛苦和折磨，但患者仍然觉得缺乏自信，异常害羞，难以决断，自我形象歪曲，思维反刍和拖延，酗酒，被无爱的婚姻或没有出路的工作困住。病人必须解决这类问题，像本书中建议的那样，通过心理治疗，系统学习一系列技巧，获得完全的康复。

自身导致的疾病

在《抑郁症的积极治疗》（*Active Treatment of Depression*；Norton，2001）这本书中，应用我们现在的知识，我提出了一个抑郁症发作的模型。在此，我简单描述一下这个模型以及其中的要素，然后谈谈它对于患者及其朋友、家人的意义。

此模型以及很多看待抑郁症的其他方式背后暗含的基本假设是：抑郁症是当前的压力作用于一个易感个体的结果。巨大的压力把个体推向抑郁症的恶性循环的边缘（一个看不见的悬崖），这个恶性循环的组成元素有抑郁性思维、自我破坏性行为、内疚和羞愧、神经化学的变化、歧视和耻辱……以及所有使这个循环持续的因素。这些因素会互为因果并互相强化：抑郁性思维导致更强烈的内疚和羞愧，因而导致自我破坏性行为，而自我破坏性行为又会引发更强的内疚和羞愧——它可以循环不止，不断恶化，除非采取一定的措施。患者深陷其中，在没有得到帮助的情况下，是难以脱身的。

有一些因素似乎会引起个人对抑郁症的易感性。

- **遗传素质**。有一些遗传因素会导致抑郁症。同卵双胞胎中的一个患上抑郁症，他们的兄弟姐妹患上抑郁症的概率为三分之二。[10] 一项研究显示：在抑郁症患者的家庭里，其成员的大脑皮质薄了很多，研究者们认为，这可能就解释了抑郁症的遗传易感性。[11]
- **早期与父母的关系存在问题**。早期的童年经历会影响大脑的发育，从而导致成年时期的一些障碍，我们每天都会得知这样的信息。如果主要的抚养者和孩子在情绪上不同步（很可能是由于抚养者自身有抑郁问题），那么孩子可能永远不会形成一种健康的自尊感，一种值得被爱的感觉；或者是不能信任他人或不能控制自己的冲动。[12]

- **人际交往技能趋弱**。害羞和社交恐怖症与抑郁症有很高的相关性。在社交场合中感觉尴尬或不自在会使你逃避它，使你更趋于活在自己的思维里；而在这里，你的那些负面思维会吞噬你。

- **缺乏社会支持**。我的很多病人不仅被他们自身的抑郁症所孤立；也被环境所孤立——生活中只有孩子，只从事很少或没有社会接触的工作，离婚，与家庭疏远，居住在荒无人烟之地……有些人结了婚，但陷在一种无爱的婚姻关系里同样是孤独与有害的；在危机中无人可依赖会带来孤独和不安全感。

- **不稳定的自尊**。抑郁症的一个显著特征就是：拒绝对患者有很强的伤害性，会破坏他的自我形象，而好的事情只会引起短暂而微弱的愉快情绪。我喜欢"汽车润滑油系统"这个比喻——润滑油可以通过减小摩擦来润滑引擎，帮助引擎平稳、高效地运作；润滑油是每隔一段时间就需要更换的，因为它会存积灰尘；但大多数时间，这个系统是不太需要维护的。然而，当出现泄漏时，如油底壳破裂或气缸垫脏污，润滑油就会流失或烧完，我们就需要不断地注入润滑油。能够抵抗抑郁症的人具备一个类似的好的、精密的"润滑油系统"，只需要获得他人偶尔的帮助，就能好好地生活，不会因为丧失或遭拒绝而受到很大的冲击。而很多抑郁症患者则大多有一个"裂了缝的油底壳"（一个漏油的润滑油系统），需要或多或少的不间断的爱或成功来维持运作，然而他们的行为可能会妨碍自己获得这些东西。

- **悲观思维**。有切实的证据表明：抑郁症患者会以不同于其他人的消极的自我批评的方式思考问题。我将在第八章对此进行详细论述。

- **童年及青少年时期的丧失或其他创伤经历**。失去父亲或母亲给孩子带来的压力是极大的，他能够依赖的世界从此消失了。一些孩子会拒绝别人的安慰，因为他们认为自己应该勇敢，或是他们害怕那般强烈的情感；还有大量的孩子感觉愧疚和自责。其他童年创伤也繁杂得惊人。一项研究对 17 000 名欧裔中产阶级的成年人做了调查，有 22% 的人说自己曾遭遇过童年时期的性侵犯。[13]超过四分之一的人说他们的父母喝酒无节制或滥用药物，这些都反映了孩子被忽视的问题。那些有这类童年经历的人更可能在成年时出现抑郁症、自杀意图、物质滥用、焦虑等问题，以及其他健康问题，如卒中或心血管疾病。在我这么多年的诊疗经历中，我发现大多数患严重抑郁症的人都跟我说过小时候被虐待或被忽视的经历；也并非都是殴打或乱伦之类的可怕故事，虽然这类事也相当普遍。更多时候，它是一种情感上的虐待——父母中的一方或双方不断地伤害孩子，如：当孩子表达的需要或愿望给父母造成困扰或不便时，父母就严厉或狠心地批评、埋怨、在情感上打击孩子；只是因为心情不好（或是喝醉了）就对孩子大喊大叫；因为孩子惹他们不高兴就不理或不爱孩子。

- **童年时期与兄弟姐妹之间的问题与成年期的抑郁症也有关系。**[14]我的很多抑郁症病人感觉有某个兄弟姐妹是受偏爱的；或有一个兄弟姐妹排斥或欺负他，甚至是对他施以身体上的虐待或性虐待。

压力

以下是一些可能致使易感个体堕入抑郁症深渊的急性压力：

- **疾病**。一些疾病，如偏头痛、代谢综合征和心脏病，似乎比疼痛、压力和残疾能更好地预测抑郁症，这表明疾病本身与抑郁症存在身体上的关联。但由于害怕长期的后果、缺乏精力、注意力集中困难，以及为了用更好的药物治疗而产生的新的压力，任何一种重大疾病都可能撬动抑郁循环。
- **失败**。我们处在一个竞争激烈的社会中，人们的社会地位是由财富而非贡献或受人爱戴的程度来决定的。在这样的情况下，失去工作或职位可能是毁灭性的。我们大多数人都会依靠工作来使自己感觉有能力、有用；即便明白失业是由全球经济危机这个大的时代背景导致的，也不会使你感觉好过。

- **重要关系的丧失**。哀伤与抑郁的感觉差不多，也确实能够导致抑郁，除非我们能够走出哀伤。关系的丧失也意味着一个重要的爱、认可和安慰之源消失了。

- **角色地位的丧失**。我们会失去自己的地位，例如，当我们不再是家庭的支柱、运动员明星、性感的人或妈妈时。其中的一些改变是不可避免的，但有一些人将他们不稳固的自尊建立在一个特殊的角色上。角色一旦有所变化，就会成为一个重大的打击。

- **其他对于自尊的打击**。这些可能是高度个性化的，诸如因受伤而再也不能跑步，或因为年龄大了而记忆力衰退。

- **社会压力**。如遇上严重的经济动荡或受到恐怖主义的威胁等，都可能导致抑郁症。

恶性循环

作为抑郁症的一部分，以下状况会彼此维系，相互强化。

- **过度关注自我**。被要求在镜子或摄像机前从事某些活动的人常有自尊丧失的体验，对自己的表现有不切实际的标准，出现更多的自责，总感觉哪里做得不足。[15]抑郁症患者也常这样关注自身；你的内部有一个严厉的批评者（见第九章），他告诉你无论出了什么差错都是你的责任。

- **抑郁性思维**。所有的研究都表明：在思维方式上，抑郁的人与其他人存在一些显著的差异，我将在第八章对此做详细论述。

- **自我伤害或自我妨碍行为**。这是抑郁症的一个显著特征。药物和酒精滥用、拖延、混乱、害羞、优柔寡断、嗜睡、被动等行为模式在整个抑郁症的恶性循环中共同作用，它们为抑郁性思维和内疚、自责提供"弹药"，它们告诉你，你不受自己控制了，它们会造成长期影响，因为你难以从学校、培训项目或其他机会中获得帮助；它们将那些成熟的、能够正常生活的人赶走，将那些同样不能好好生活的人吸引过来。缺乏锻炼和自理能力会对身体造成长期的损害，我将在第七章对此进行详细的阐述。

- **内疚、自责和降低的自尊**。不管你怎样去爱别人或自我牺牲，也不管别人怎样爱你、不责备你，那种普遍存在的内疚感、能力不足感、无价值感或不值得被爱的感觉是不会消除的。

- **害怕情绪失去控制**。这是患者们一直都在说的问题，虽然在专业文献中，它并没有得到什么关注。害怕疯掉，害怕"精神崩溃"，害怕穿着白大褂的人来带你去医院……感觉自己身上正发生某些糟糕的、莫名的、永久的改变。这种惧怕常是自杀的一个关键动因，而这类恐惧的感觉也确实会引起自我感受的长期改变——你可能再也感受不到那种你曾经依赖的单纯的自信了。

- **生活的大部分方面运作不良**。抑郁症会降低思维效率，使我们在集中注意力、做决定、记忆、吸纳新信息上出现困难。这会导致一些持续性的后果，有时被称作"附带损害"。在抑郁的状态中，你可能会做出一些毁掉前途的决定——辍学、吸毒或毁掉一段感情；社交技能出现的损害可能让你失去爱你的人。抑郁的孩子在学习上存在着困难，可能面临产生持久性影响的教育问题，他们也会出现社交问题——成为被欺负的对象，交友陷入困境；而对自尊造成的伤害也许会持续一生。"抑郁的人感觉恶劣，这已经够糟的了，更糟的是抑郁会毁掉他们的一生。"[16] 一些认知缺陷甚至在成功的治疗后仍然存在，从而需要专门的康复训练计划。[17]

- **稳定的、运作不良的人际关系的形成**。你赶走了那些对你有所期待的人、挑战你的人，剩下的可能就是那些支持你抑郁的人了。最糟的情况是，你会进入一个角色，在这个角色中，别人期待你是自我牺牲的、努力工作的，并且不抱怨，照顾其他人，并心甘情愿地接受最少的回报。当你开始恢复时，你才发现你周围的人都在利用你的抑郁。一位母亲，有四个孩子，她从来不愿意显露出抑郁的感觉，却在某天试图在车库用煤气自杀，而当从医院回到家后，她很快就发觉她的丈夫和孩子都期盼她回到原来那个家庭主妇的角色，为全家人忙忙碌碌、做饭、打扫。当她试着做一份临时工作时，他们不断地说她给他们所有人都造成了不便，而当她试图谈论自己的感受时，却没有人理会她。

- **病人角色的设定**。"病人角色"是一个社会学概念，表示因为你生病了，你就暂时不用承担起你的那份责任了。如果抑郁症持续的时间足够长，你和你周围的人将不再期待你像一个成人一样行事或为自己负责，这个家庭会给它一个特别的称谓——神经崩溃、脆弱、病弱。我不知道是否有比怜悯更坏的东西，但一些长期抑郁的人会将它当成他们获得的最好的东西。

- **生理症状**。很多病人会出现长期的生理症状或疼痛情况，但很难确认那是何种病症（见第十章）。由抑郁导致的持续多年的压力、嗜睡或失眠确实会对大脑、内分泌及免疫系统造成损害；抑郁症确实缩短了寿命，增加了其他病症的患病风险。与普通人相比，抑郁症患者看牙医的次数更频繁，做手术更多，进急诊室更频繁。[18]

- **神经化学的改变**。我们已经讲过抑郁症对大脑的影响。在这个恶性循环中，这些变化非常重要，可能是睡眠问题、感觉糟糕、低自尊及消极思维模式的原因。

- **躯体变化**。一些生理问题常作为抑郁症的一部分而伴随抑郁症出现——这也是它们成为部分诊断依据的原因。睡眠紊乱是最主要的，研究显示：与其他人相比，抑郁的人有着不同的快速眼动模式。不能拥有良好的睡眠是特别难受的，还有食欲障碍（双相的）、性欲降低或相关问题，所有这些症状增加了病人的失控感——一些事情发生在他身上，但他不知道到底是什么。

- **歧视和偏见**。抑郁症患者因患上抑郁症而羞愧，而改变大众看法的大部分努力都徒劳无功，因此，患者的羞愧在社会中得到了证实。抑郁症不仅仅是由生物化学、遗传、错误思维或自我破坏性行为造成的，也是由社会对待患者的方式造成的。有时，我需要向患者指出他们什么时候被歧视了——例如，因"精神疾病"而被收取更高的医疗自付费，或当牛做马，或被排斥在社会事件之外。当患者觉得自己遇到了歧视和偏见而治疗师不承认时，我们实际是在告诉患者，这些歧视和偏见仅仅是他们自己想象的。

我并不是第一个指出抑郁症具有内在循环性的人。很多持不同观点的观察者会嘲讽抑郁症，认为患者的行为常常在无意中造成了负面后果，使情况变得更糟。[19] 一旦我们踏入抑郁循环的大门，那扇门就在我们身后砰的一声关上了。我们不可能仅仅依靠意愿就回到健康的状态，因为我们陷入了一个不断循环的自动化进程中，这种恶性循环创造了各种条件维持自身的运转。我们追寻爱的方式将他人赶跑，我们追求成功的方式导致了我们的失败。我们实际上是在制造失望、排斥、低自尊和那些导致我们绝望的经历，这些抑郁的"技巧"成了大脑里默认的神经回路；而且由于我们只能从抑郁的角度去看问题，所以难以看到出路。

创伤、压力和抑郁症

在我的模型中，有一点是我很喜欢的，它有助于解释当前抑郁症的流行。像所有流行病一样，它也是不断加速的——但不是因为患者能感染两个、三个或更多的人，而是越来越多的人变得易感，主要是由于他们的童年经历没能使他们建立起一个有韧性的自我，却要面临一个更有压力和困难的成人世界。我来解释一下：

在精神病学领域，只关注精神的弗洛伊德的理论占据了主导地位近一个世纪以后，越南战争提醒每个人还有大脑这个物质结构是需要关注的。士兵们带着各种症状回来：噩梦和回忆栩栩如生，以致他相信自己又回到了战争中；回避任何与那段经历相关的事情；危险的暴力行为；过度警觉；分离……后来我们将之称为创伤后应激障碍。我们现在知道这些症状至少有一部分是由于压倒性的情绪创伤对大脑的影响导致的。当人们处于使人突然对他的生活或亲近的人产生恐惧的创伤时，大脑就会分泌皮质醇（一种应激激素，属于斗争或逃跑反应的一部分）。在正常情况下，当压力消失时，应激激素也会停止分泌；但当我们持续地经历恐惧和回忆时，过多的皮质醇就会损害海马。海马是短时记忆系统的一部分，储存着有关两周内发生的事件的记忆，直到它们被编织进我们的人生故事之中。海马中存在很多皮质醇就表明我们对那些强烈情绪事件有特别生动的记忆，就像我们很确切地记得"9·11"事件那天我们身在何处一样。但过多的皮质醇会使海马出现障碍，从而影响短时记忆进程，使它们可能会被放入长时记忆中。因此，创伤后应激障碍患者是在再经历而不是再回忆创伤性事件。这就如同回忆和做梦的区别：当我回忆某事的时候，我很清楚我是身在当下、回顾过去；但当我做梦时，那个"我"就回到梦中了。因此，患上创伤后应激障碍，就相当于在清醒的时候做噩梦，难怪你会过度警觉，难怪你要带着军刀入睡，也难怪你的妻子怕你。

并非只有战争经历会使你患上创伤后应激障碍，任何让你对生活产生恐惧或害怕的情况都可能致使你患上创伤后应激障碍。这种经历持续的时间越长，出现创伤后应激障碍反应的概率就越大。目前，美国的创伤后应激障碍的发病率大概是男性 5%，女性 10%。女性更高的发病率是因为强奸和虐待带来的受害经历和无助感，从而造成了创伤后应激障碍与正常压力反应之间的差异。显然，这是一个连续体，有很多"轻微的"创伤后应激障碍并不符合该疾病所有的诊断标准，但会导致痛苦的生活。强奸、虐待、争斗、受害和无助都会轻易地导致创伤反应，这将带领我们进入下一个主题——长期压力和复杂的创伤后应激障碍。

精神病学家茱蒂斯·赫尔门（Judith Herman）的经典书籍《创伤与康复》（*Trauma and Recovery*）使临床医生看到：长期遭受虐待和处于极权控制之中的后果——她称之为"复杂的创伤后应激障碍"——在很多方面是比简单的创伤后应激障碍更糟的。[20] 她指出，被虐待的妻子和孩子的经历与战俘的经历并没有太大差异，都有习得性无助、绝望、持续的恐惧、伴随身体虐待或性虐待而产生的脑损伤。在统计了我所知的所有的家庭暴力和儿童虐待数据之后，我保守地估计，30% 左右的美国人患有复杂的创伤后应激障碍。正如我说过的，我的大部分病人，甚至是来自"良好家庭"的病人，都向我讲述过他们被虐待或忽视的经历，并非都是遭到了殴打或性虐待，还有情感上的虐待——严厉或残酷地对待孩子，对孩子管得太多，期待孩子完美，冲孩子喊叫、咒骂，侮辱并伤害孩子的尊严，只为显示谁才是"老大"而迫使孩子循规蹈矩，或为了残忍的"乐趣"而吓唬或羞辱孩子，而在第二天又可能表现得若无其事，或情绪激动地寻求原谅，将自己所有的个人问题推到孩子身上。然而，当我说这类童年经历都算得上是虐待的时候，大多数父母很震惊。患者知道那些做法是不对的，他们也因此而感觉与父母疏远；但抑郁症又使之相信他们自己在某种程度上是有过错的，而不是认为他们的父母是虐待孩子的人。想想第一章中的罗伯特："如果你被人像垃圾一样对待，时间长了，你会感觉自己就是垃圾。"

实际上，著名的神经病学专家艾伦·肖尔（Allan Schore）[21] 的大量著作让我们认识到了童年经历、儿童大脑发育与成人精神健康之间的关系。肖尔能够说明和解释敏感的心理治疗师独立发现的很多现象，如很多患有边缘性人格障碍的成人在童年时遭受过虐待，或早期的亲子依恋关系出现过严重的破坏；很多有成瘾问题的成人小时候有着冷漠或有情绪问题的看护者；很多患有自身免疫障碍的成人小时候遭受过性虐待。由于这些都是逸事类的资料，负责任的治疗师不会妄言虐待儿童会"导致"边缘性人格或自身免疫障碍，也不会妄言父母的排斥与子女的物质滥用有关。肖尔运用他对各领域的渊博知识，为这些因果联系提供了强有力的支持。他的主要观点是：**童年经历——不仅是创伤和忽视，还有抚养者与孩子之间不良的关系——会导致大脑结构遭到损坏**。这种大脑的损坏反过来又会造成一些影响，如导致感知和控制情绪能力的降低，自我概念的不稳固，免疫系统的损伤，难以建立人际关系，专注、集中注意的能力及学习能力降低，自我控制能力的损害。[22]

当我陈述这些结论时，很多人都很怀疑：你的意思是童年发生的事情会导致延续至成年的脑损伤，而这会影响我们的健康、思维能力和我们的人际关系？或许我不应该使用"脑损伤"这个字眼，因为它太具煽动性，但我希望引起人们的关注。我们思考、感觉和回忆的每件事都存在于大脑结构的某个地方，我们的大脑体现了我们的经历。如果你的童年全都是糟糕的经历，它会在你的大脑里留下伤痕；如果没有留下伤痕，那当这段经历被指出时，我们也许能轻易地停止自我破坏性行为。但事实是，我们不得不寻找治疗旧伤痕的方式，或用新的大脑回路来取代这些旧伤痕。

抑郁有什么好处？

很多科学家认为，抑郁存在的首要原因在于它是一种适应性反应，它具有生存价值。接受训练的狗知道自己不可能逃出牢笼后，它们就会停止尝试，即使那个出口非常明显[23]；哭声长时间得不到应答，婴儿就会停止哭喊，变得没有活力，以保存能量。如果抑郁使我们从难以逾越的障碍前撤退，或在我们为了获取某样东西而耗费巨大的心力时阻止我们盲目地努力，变得抑郁就可能具有适应性。[24]

还没机会有这样的适应性反应就患上严重抑郁症的人，我还从来没见到过。长时间遭受打击后，你会开始意识到最好还是低下头做人。不幸的是，我们中的大多数人都会责备自己，而不是冷静地看看我们被养育的方式、当今社会的生活压力以及我们的大脑和身体遭受的损害。我们必须原谅自己不能完成那些不可能完成的事情，这样我们才能停止自责的循环，并提醒自己：我们可以改变自己的大脑。但那需要我们付出巨大的努力，需要学会去追寻事物的本来面目。我们要改变自身的坏习惯和看待世界的方式。

第二部分　学习新技巧

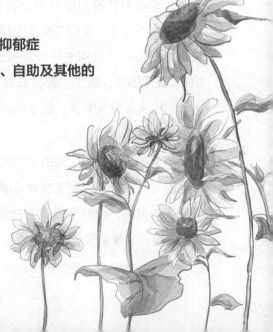

第五章　抑郁症的世界

有人把重性抑郁症与心脏病进行类比，这还是颇为贴切的。心脏病是由一系列复杂的因素"导致"的，包括遗传倾向性、情绪因素（例如我们如何应对压力），以及饮食、运动等习惯。你不会因为感染而患上心脏病，心脏病是随着时间推移逐渐萌生的，就如同血小板在动脉聚集一样，一旦你跨过了血压和胆固醇水平的隐形阈限，你就会患上心脏病，而它会伴随你的余生。日前你还是正常的，如今你就已成了心脏病患者；虽然感觉没什么不同，但你必须要改变你的生活。抑郁症可能也属于类似的阈限疾病——遗传和生物化学因素可能决定了我们每个人可以承受的不同的压力水平，压力一旦达到那个程度，就会把我们推向抑郁症的边缘。童年创伤、压力和丧失则追赶着我们，使我们更靠近那个边缘。

一些压力将我们推入第一次真正的抑郁。一旦跨过那条线，我们就再也回不去了，我们"有"了抑郁症。我们可以从一次次发作中恢复过来，我们可以改变生活方式来预防或调节以后的发作，但我们依然"有"着抑郁症。除了少部分非常幸运的、在最初就得到了有效治疗的人，对于大部分人来说，轻度的心境恶劣还是会一直存在，除非我们接受严格的康复训练。

不幸的是，我们所知的治疗和预防心脏病的方法要比治疗及预防抑郁症的方法多得多。改变饮食习惯、运动习惯和压力水平可以降低你患心脏病的风险，但好像没有人知道如何降低患抑郁症的风险。实际上，有很多精神病学家曾表示"无论怎样，你都降低不了患抑郁症的风险"。[1]

很多药物和外科手术可以有效地消除心脏病的影响，使你能够接近正常，并降低再次发作的风险。虽然有一些药物和疗法可治疗抑郁症，但只有很少一部分药物和疗法能够有效地降低以后发作的风险，只有少部分幸运的人能够恢复正常。

由于没有人看上去是真正了解抑郁症的，因此每个人都感觉有权利发表看法。你没办法知道你的治疗师的意见是否比你妻子、精神健康机构或你随机注册的某个自助网站的建议更好。但事实是，有经验的、视野开阔的治疗师知道很多如何帮助人们从抑郁症中康复过来的方法。治疗师的"实践智慧"几乎没有渗透到公众中去，倒不是因为里面包含着什么商业秘密，而是因为它们大都和一些理论观点相关，正是这些理论观点自身妨碍着知识和经验的交流。当具体到我们该如何做时，有效的治疗师之间有很多共同点；我们却因自己对此的解释而被加以无望的区分。

在此，我想简单地叙述一下好的心理治疗是如何帮助人们从抑郁症中康复的。目的并非推销心理治疗，而是将它作为一个康复模式来解释，人们可以学着停止自我攻击，虽然这些行为看上去是对绝望的内心世界的唯一反应。

有效的心理治疗的一个根本要素就是信任。患者对治疗师是开放而诚实的，反过来，治疗师也要保证他的专业知识只用来提供帮助，绝不会伤害患者，这就如同一份隐性的合约。对于很多成年人来说，治疗关系是唯一能使他们卸下防备的人际关系。抑郁症患者几乎总是充满内疚和羞愧，他们没有达到自己的标准，他们感觉自己是失败者，感觉自己让自己所爱的人失望了。当治疗师听到这些秘密而不厌恶或斥责病人道德沦丧时，治愈就发生了。虽然病人并不完美，但将他们看作有价值的个体，对病人克服普遍的内疚和羞愧是至关重要的。

另一个关键要素是情感投入和支持。出于羞愧或对排斥的恐惧，病人通常不会与亲近的人交流内心深处的痛苦和恐惧，他们借酒"填充"

情感，他们抑制自己的情感，假装它们不存在。如果将它们表露出来，他通常会得到周围人的各种建议，而他真正需要的是理解。其他人之所以会快速地给出建议，是因为他们像这个患者一样，害怕面对那种需求和痛苦，他们希望尽快地结束这种状态。好的治疗师在这种情况下是不提建议的。她会做出表率，表明这种情感并不可怕；事实上，她会刺探它，更深入地探究它；她会让患者知道抑郁症是一个过程，有着自身的轨迹，应该充满希望，因为抑郁症是会结束的，但那些情感本身是重要的。有时候，咨询师所能做的只是握住患者的手，一起等待可怕的风暴的来临。通常，在患者的生活中，没有人能够这样做。

一旦信任和支持的关系比较稳固了，心理治疗的治愈效果就会开始产生，个体在很多方面都会随着治疗而改变。我将它们归纳为七个主要方面：

情绪　抑郁症患者常常用一些无效的或自我攻击的方式来处理情绪。一些人，像罗伯特，好像对所有的情绪都感到恐惧，并给人一种冷漠、理智和逃避与人接触的感觉。他有所好转并认识到这个问题后，便喜欢以此开玩笑，说自己在"情感上受到挑战"。相反，其他人因为感觉自己已经濒临抑郁的边缘，以至于害怕会当众忍不住哭泣。愤怒的情绪对于很多抑郁症患者来说特别成问题，我们觉得自己永远都不应该生气，因此我们压抑它，直至不能承受，然后爆发；而身边的人当然不能理解我们为什么会突然发怒，因为他们并不知道之前的种种细节。抑郁的人会因为感觉失去控制而更加抑郁。在治疗中，患者必须学着认识这些模式，并懂得亲密关系并非洪水猛兽，愤怒也不会葬送你的人际关系。这常常在治疗师与患者之间的关系中得以完成。在这种关系中，患者第一次安心地体验到了信任和愤怒，而不担心会被抛弃或伤害。

行为　患者常常需要改变那些导致抑郁生活的行为模式。大多数抑郁症患者都是完美主义者，如果我们不能把工作做到完美，我们的整个自尊就岌岌可危。这常导致拖延，因而工作从来没有真正开始过；虽然彻底的失败是避免了，但患者明白他令自己失望了。我们的完美主义使我们想要彻底改变自己——我们想一下瘦 14 公斤，每天跑 8 公里，戒掉烟酒，彻底重整我们的工作，有时间就去做放松和冥想……看上去有这么多应该做的事，但我们从未开始行动；或者突然有一天我们精力迸发，开始尝试每一件事，但没有一件可以真正完成的，之后我们就会再次确信尝试是没有任何意义的。我们必须明白：达到较小的、切合实际的目标要比建立空中楼阁更有满足感。

思维过程 我们必须改变思维方式。著名的法律学家杰罗姆·弗兰克（Jerome Frank）描述过我们独特的"假想世界"，我们特有的信念体系向我们解释了生活是如何运作的。[2] 我们从父母那里继承了一些观念，并在成长的过程中发展出另外一些观念，到成年和老年时也在不断增加或改变我们关于生活的观念。抑郁症患者往往有一些类似的假设，但这些假设是自我延续的、不正确的——我们认为自己对发生在自己身上的不好的事情负有责任，而好事则是有偶然性的；我们是悲观主义者，认为如果听之任之，事情常会变糟，而不会朝着最好的方向发展；我们认为自己必须随时掌控一切，若非如此，灾难就会发生。这类思维习惯大都是无意识的，它们必须被指出来，被挑战，被改变，这样康复才能开始。

压力 在新版中，我增加了一章专门探讨压力，因为我们对于心理压力对身体和精神的影响的了解越来越多。21 世纪的生活条件使我们经常处于斗争或逃跑的反应中，分泌大量的应激激素——肾上腺素和皮质醇，这些在紧急情况中很有用，但时间长了就会对身体、大脑、精神产生毁坏作用，出现包括抑郁症在内的各种症状。我知道的唯一能够应对这种压力的方法就是学着变得更警觉。经证实，警觉（清醒、明白地面对当下）是从压力、焦虑和抑郁中恢复过来的非常有效的方法，它同样具有预防的价值。警觉表示对于自身的经历非常清醒，但能稍稍从自身经历中分离；带着更大的客观性和接受度，学着像疼爱着你的父母一样照看自己。有意识的冥想对于很多情绪及身体问题都很有效。一项振奋人心的新研究表明：冥想训练确实能够修复一些由抑郁症所致的大脑损伤。

人际关系　对于抑郁症患者来说，处理好与他人之间的关系一直是困难的。我们带着巨大的内心伤痛前行，希望有人能够治愈我们。但同时，我们也因有这样的感受而羞愧，因此我们将它隐藏，不让任何人知道。对于他人的感受和看法，我们过于在意，但我们又害怕让他们知道我们在意，因此，我们几乎总是失望。总是担心被排斥，我们可能会先排斥别人以作为防御手段。在人际关系的界限上，我们没有什么概念，因此，我们常以为其他人知道我们的感受，我们也知道他们的感受，然而事实常常并非如此，而我们不能够从经验中获得教训并停止做这类假设。我们需要学习人际交流的具体技巧，以建立起人际关系的界限，并停止局促不安。

身体　抑郁的人对于自己身体发出的信号常常不敏感。我们常常工作过度，然后因疲劳而衰竭，却没有意识到这种循环是非常有害的。诸如吃饭这样的简单的事情都会变成负担，因此吃不好，可能会导致体重增加、营养不良或两者兼有；我们忘记了该如何睡觉；也不做运动；为调整我们的精神和身体而染上酒瘾或药瘾。

自我　抑郁的人缺乏提供自尊的内部资源，以帮助自己度过难挨的时光。我们指望以他人来代替那些资源；但我们知道这样的愿望是不公平、不现实的，且因此充满羞愧和内疚。我们极度渴望被爱，却又感觉自己不值得被爱。我们不能决定自己的原则和价值，也不能通过合理地安排事情的轻重缓急来掌控生活，因为我们对自己的判断缺乏信心。当我们实现了一个有意义的目标时，我们也不会感觉很好，因为对我们来说，所有的目标都是一样的：烧焦了晚饭的感觉可能抵消我们从大学毕业的骄傲感。我们需要学会分清事情的轻重，相信自己的决定，为自己的成就而骄傲。

接下来的章节主要从以上这些方面讲述抑郁症是如何在生活的各个

领域影响我们的机能的，而机能的改变又是如何强化抑郁症的。通过退一步去看我们自己，以及我们是如何患上抑郁症的，或许能够发现解决办法。读者若能够改变自己看问题的视角，就已经算是从本书中获益良多了。但大多数抑郁症患者则需要更多的信息——他们需要关于改变的具体建议；他们需要具体的方法、技巧或代替自我攻击行为的习惯，因此，我在书中对这些方面也做了介绍。记住：大脑自身会因我们的所思所为而改变。我们可以"改装"我们的大脑，这样一来，抑郁行为就不会再是我们面临新情境时的第一个自动反应了。"改装"在最初是很困难的，但变化是逐步发生的，健康的行为、思维和情感会随着获得了动力而变得越来越自然。

　　抑郁的读者可能看了本书的第二部分就觉得承受不了了，并断言："天啊，我需要对自己进行重新改造，我不可能完成这些事，最好还是接着回去睡觉好了。"而我想说的是：放松，放轻松，你并不需要一次性做完所有的事情；你可以从任意一个地方开始，任意章节、任意建议可能都足以使你走进学习健康行为的自我强化循环。但是，你确实需要开始行动了。

第六章　情绪

亚历克斯是一个特别内向的人。他是独生子，父母已经去世了。从大学起，他就开始一个人生活。他从事着一份大多数人都会感觉枯燥的工作。虽然他并不会表现出害羞或不自然（他有令人愉快的笑容，当别人和他讲话时，他也能很畅快地交谈），但是他似乎在抗拒大多数的人际接触。

他告诉他的治疗师，他非常的寂寞和沮丧，他羡慕那些拥有亲密朋友的人。虽然并没有什么性经验，但他认定自己是同性恋，他唯一的发泄方式就是去同性恋酒吧。在那里，他总能找到某个人作为自己想象中的爱人。这类恋情在亚历克斯心里会持续数月，他会将想象中的爱人在酒吧里的每一个眼神或动作理解为对他的秘密暗示，以此来证实他们的爱。在这段时间里，他整个人处于轻快愉悦的状态中；常常忘记他已预约的治疗；而当他真的来了以后，又很难想到可以谈的事情。然而，不可避免的，想象中的爱人会做出某些姿势被亚历克斯理解为背叛，然后他的幻想破灭了，他被拽入抑郁的深渊，就像有一个真正的爱人无情而轻率地抛弃了他一样。

他的治疗师最终说服他试着服用盐酸氟西汀，它的效果非常显著，几周过后，亚历克斯第一次可以谈论他自己的生活了。他意识到他是在用这些想象的恋情欺骗自己。同样，他也看到他的事业没有什么前途，他和他的治疗师开始兴奋地谋划起如何结识真实的人，他们考虑过让他继续回学校念书，或在工作中寻求更多的责任。亚历克斯看上去就如同变了一个人，治疗师也非常振奋。

接着，亚历克斯有几个月中断了治疗。他再次打电话过来，是因为他被一个新的爱人抛弃了。治疗师意识到这是另一场想象中的恋情，她的心沉到谷底。她问亚历克斯是否还在继续服用盐酸氟西汀，他回答："哦，那个，那个不好，服用了以后我感觉都不是自己了，这才是我。"

当这位治疗师和我讨论到亚历克斯的案例时，我们发现，在心理治疗中，可以找到很多对亚历克斯又回到原有状态的原因的解释，所有的解释都围绕着一点——恐惧，亚历克斯只是害怕那种不能控制的感觉。当这种恋情只发生在他的想象中时，剧情由他书写，所有的事情，包括最终的抛弃，都是他思想的产物。但当他与一个真正的人接触时，他就不能够控制了。感受真实的情感会将他置于危险之境，如果有人真正爱上他怎么办？被爱是刺激的，而亚历克斯会尽全力地回避极端的情绪。

为了学习克服和预防抑郁症的新技巧，我们必须从情绪着手。*抑郁症患者的恐惧情绪*。我们在接下来的章节中探究了自我打击的习惯——关于我们如何思考、行动、交流和看待自身，这些是我们用来帮助自己摆脱某种感觉的基本方法。若认识到情绪并不可怕，将解放我们的思想，改变我们的习惯。

大多数人，不管抑郁与否，对于情感都有些恐惧。在精神动力学治疗中有一个重要的观点——"焦虑"（害怕心碎，害怕被我们的情绪消耗殆尽）是大多数人类情境中隐含的问题。一个重要的事实是：没有什么是真正可怕的；是我们的恐惧本身，以及我们形成的控制它或回避它的习惯，导致了我们的大部分痛苦；如果我们停止逃离，直面这些恶魔，我们就会发现它们根本不是什么威胁。

抑郁的人对于情感阻断是很有天分的。他们可以向自己和整个世界假装他们没有感受到那些正常的人类情绪，他们很善于使用压抑、隔离和合理化等防御方式，他们将自我否定和自我牺牲提高到自我都消失了的程度。

弗洛伊德的一个最重大的，也是最不为人所理解的贡献就是无意识罪恶感的概念。每一个孩子都会在某些时候对父母感到愤怒和沮丧，即使是最好的、非常疼爱孩子的父母。他们可能会幻想着逃离，或者幻想自己不是他们的孩子，有一天他"真正的"父母会过来接他走；他可能会很愤怒，产生谋杀父母的幻想，但又因为他爱他们，依赖他们，而去试图阻断这类幻想。情感因这样的压抑而在意识中驱散，但孩子仍然感觉到罪恶。

这种压抑我们的情感而且仍然因为这些情感而感到罪恶或愧疚的过程，是我们人类心理过程中最残忍的一面：我们不允许自己去想象那种欲望，沉溺于那种幻想，品味诱惑或报复的快感；但我们仍然会因它而感觉罪恶。

我曾有一个病人，在他妻子到疾病晚期时，他申请了离婚。这段婚姻是可怕的，他的妻子是一个暴虐的悍妇，而疾病使她变本加厉。但我的病人却做不到在这个时候离开他妻子，他从来没有表露出希望妻子去死的愿望，即使我告诉他在这种情况下，有这种想法也是正常的，他仍然感觉特别内疚。在妻子生病期间，他精心地照料、服侍，做了很大的牺牲；即便这样，也消除不了他的内疚。另一个病人（莎朗，第十六章会详细描述这个病例）是一位年轻的女性，曾遭受她哥哥的性虐待，她不能允许自己有正常的性欲望，常把男性当成性侵犯者，又因自己再次被他人诱惑而感到罪恶、肮脏、羞耻。*我们因自己并未意识到的情感和欲望而感到罪恶——它指导着我们的生活，但我们总是忘记。*

这是抑郁症患者常常充满内疚和自责的一个主要原因。对于大多数人来说，在一天之中，高兴、难过、失望、快乐、渴望和愤怒会交替出现多次，抑郁的人不同，他们会感觉有一种灰色的中性物质转变成隐性构造进入情绪。尽管我们没有意识到情绪，我们仍然因它而感到内疚。当温顺、抑郁的妻子受到暴虐的丈夫的欺凌时，即使在意识上没有感到愤怒，她也会因为自己的怒气而产生罪恶感，甚至不需要她真正体验到这种愤怒，而这又加重了她的抑郁症。这是抑郁症的一个重要的秘密，抑郁的人对于他并没有意识到的情感、欲望和冲动充满罪恶感。**如果你无论如何都会感觉罪恶，你最好知道自己因为什么而感觉罪恶，这样你就可以做些什么来应对了**。克服罪恶感的第一步就是认识到导致罪恶感的情感是什么。

学会感受

怎样才能重新获得感受情绪的能力呢？首先，我们必须明白情绪是我们从婴儿时期开始就有的内在的、本能的反应。当婴儿感觉到温暖、舒适、安全时，她会体验到一种我们称之为满足或幸福的情绪；当有什么她喜欢的事情出现时，如一只小狗，她会体验到快乐或高兴的情绪；当什么东西吓到了她，她会感觉到害怕；一个人待着的时间太长，她会开始感到难过。体验情绪是人类神经系统固有的能力。如果有人踩了你的脚，你会感到疼痛；如果有人在你的心理上踩了一脚，如对你粗鲁或不公平，你可能会感到生气、戒备、愤怒。如果你没有感受到这类情绪，那是因为你运用心理能量将它们隔离于意识之外，然而，这些心理能量本可以用在其他的方面。

这些情绪对我们来说是固有的，其他一些高等动物，如狗、猫、马、猴子也天生具备这类情绪——这是我们感觉与它们情感相通的原因。达尔文指出：婴儿在能说话之前就能表现情绪，这种能力对于物种具有重要的生存价值。婴儿看上去很害怕，我们就自然地想要安抚她；她因为饿了而哭，我们会去喂她；她高兴地咯咯笑，我们会去逗她（这样就给了她通过交流而学习的机会）。情绪的功能就在于让人注意引发情绪的情境，如果婴儿不能够表现出这些情感就会死亡，因为我们不知道如何去照料她。

情绪能给生活提供至关重要的信息，给我们提供关于自己价值的信号——我们通过情绪来感觉什么是对的，什么是错的；什么是好的，什么是坏的。当我们面临道德选择时，我们应该特别留意自己的感觉，因为如果我们思虑过多，防御机制就会发生作用，我们会找借口做容易的而非对的事。我们的直觉常常是诚实而客观的，我们应该特别注意自己接触陌生的人和情境时的第一反应，负面印象通常是从杏仁核中发出的信号，它是大脑中的危险感觉中心，提示我们应该保持警觉；我们应该仔细、警觉地审视这样的印象，有时它是在提醒我们此人对我们有所企图，但他掩饰了他的企图，如果你没有仔细留意，你可能会忘掉你的第一印象，任由自己被操纵。正面的第一印象也很重要，它们可能只是会让你感觉到你能从与此人的相处中获得乐趣；而这可能成为一个自我实现的预言，真的给你的生活带来很多乐趣，也不是一件坏事。

情绪本身是完全没有价值的，它们只是一种反射，就如同饿的时候分泌唾液，摸到烫的东西就会将手缩回。具备重要的社会价值和个人价值的是我们表达情绪的方式。我们具备一些控制情绪表达的能力，但如果我们试图控制对情绪的感受，就会陷入麻烦。如果一个男人生气了打老婆，他不但会受到社会谴责，也在心理上种下了恶果；但如果他告诉老婆他为什么生气并试着解决问题，或通过体育运动、投入工作来发泄，那么这些行为就应受到社会赞许，也于心理有益。关键在于，虽然我们控制了自己的情绪表达，但我们也形成了这样一种观念，即我们不应该感受这样的情绪——这是不可能的。

通过大量练习，抑郁的人学习了如何不去体验情绪，并逐渐擅长于此。女性特别擅长不感受愤怒，而男性擅长不体验悲伤。所有人都不再去感受快乐或幸福，因为当你失去感受痛苦的能力时，你也同时失去了感受积极情绪的能力，就这样麻木地度过一生。

防御的功能

因为过度使用某些心理防御机制（否认、隔离、压抑以及其他防御方式）来使情感处于意识之外，所以我们能够停止感受自己的情感。防御帮助我们不去意识到内心深处的自我冲突。我们不断地在我们想要什么、我们应该要什么以及现实允许我们要什么三者之间寻找平衡。当外在现实难以承受时（如爱人死亡），我们可能就会否认或暂时忘记所发生的事情。当我们的欲望是冲突的，如对某个人产生性欲，而我们的意识告诉我们不应该对此人产生性欲，我们可能会将这个欲望转移到另外一个人身上去；或将它转变为恨，使之合理化；或其他任意一种可能性。防御就像艺术，是创造性的产物，思想无意识地创造出了原本不存在的东西。

防御机制本身对于人类存在是很有价值的。它们常是应对他人或困难情境的创造性的、适应性的策略；但抑郁症患者过度地利用防御以回避情感，这样就有丧失所有感受能力的风险。

所有的防御方式都会在一定程度上歪曲现实，但有一些歪曲现实的程度更严重。一些所谓的不成熟的防御，如否认和投射，可能彻底颠覆现实。处于**否认防御**中时，我真的不明白酗酒怎么会伤害到其他人，虽然对于那些客观的观察者来说，这种伤害是显而易见的。人们对于酗酒者之所以如此愤怒，是因为他们很难相信酗酒者看待事物的方式是如此不同——酗酒者生活在由酒精掌控的不同的现实里。处于**投射防御**中时，我会把自身的情绪归结于他人。像很多丈夫一样，如果我们带着不满和怒气下班回家，就会把愤怒投射在妻子或孩子身上，并将他们中性的评论理解为敌意的、挑衅的，很快我们就能开始如愿地与人争吵了。其他的被称为成熟的防御，只是稍稍歪曲了现实。例如，幽默，通过转变人的视角而发挥作用——在幽默的帮助下，那些看上去非常重大的、沮丧的事情变成了荒唐的、无关紧要的事。与不成熟的防御方式相比，成熟的防御方式让我们对正在发生的事情保持更为准确的看法。不幸的是，抑郁的人会过多地运用不成熟的防御方式。[1]

防御会随着时间而歪曲我们的性格。除了试图不去感受痛苦，你还可能变成一个不能与人共情、没有同情心的人；一个回避所有情绪情境的人；一个落寞的、孤傲的人。或者你过多地运用合理化的防御方式，你会忘掉真诚对待自己和他人的价值。只说漂亮话，人们就会不再信任你。

因为抑郁症不让我们感受自己的情感，我们反而极易产生情绪转变。一分钟前我们还感觉非常好；一分钟后，在没有任何预兆的情况下，我们就开始感到抑郁——伤心、沮丧、没精打采。抑郁的人最喜欢用的一个词就是"突然"——它突然就来了，"我又感到如此糟糕"。我们如此填充自己的情感，以致再多一点点就足以产生悲伤、后悔以及罪恶感的情感波动。

抑郁的人要学会的一个基本原则是：情绪转变并非突然出现的，情绪转变总是由没有被感受到的情感导致的。此类情感通常由一个人际关系事件引发，虽然有时只是对一个回忆、对我们读到或从电视里听到的东西的反应。有一些事情让我们生气，使我们感到受伤害、难过或害怕，甚至是高兴，但这事情本身没有进入我们的意识中去。那份情感似乎与现实没有关系，我们不知道我们到底怎么了，因此会感觉自己无用、失控、沮丧，进而再次抑郁。

抑郁症患者一定要监视自己的情绪以探寻深层的情感。因为情绪转变总是由某种情感导致的，人们可以使用情绪笔记来帮助分析事件与情绪变化之间的关系。在记录中，你只需要描述你的情绪变化以及伴随情绪变化的内、外部事件，以期开始发现其中的联系。它有助于你变得更善于观察、更客观。

请每天回顾你的情绪笔记，最好是在每一天的同一个时间，抽出几分钟的空闲，并专注于其中。要仔细观察你开始注意到了什么模式。经过几周的练习，你应该开始看出你的情绪转变与外部事件及内部心理过程之间的关系。一旦你发现情绪转变是由发生在你身上的事件导致的，你就可以不再认为它们是"突然"出现的。

　　这是一个重要且有帮助的方法。如果你能正确而规律地使用它，你就可以开始了解你自己的防御系统。一开始的感觉可能并不好。你可能会发现自己更加担心了，感觉有点急躁。你开始对烦扰你的事情更有意识了，而这种意识正是抑郁的人力图避免的。要记住：这种逃避使你牺牲了真实的自我，使你变得抑郁。你可能会从你使用情绪笔记的方式中发现你的防御模式：你可能会忘了使用防御（压抑渴望变好与害怕改变之间的冲突）；你可能因为它提示了一些你不愿听到的东西而生气（将对自己的愤怒投射到一个外部客体上）；你可能会认为它无聊、浪费时间（隔离你的情感，合理化你的感受）。然而，你要努力地去坚持，如果是一周，你一定会学到一些有价值的东西；如果是一个月，你会学到很多，你会开始变得更善于观察和接纳。

　　抑郁的人常常觉得没来由地感觉抑郁（或愤怒、害怕），因而感到疯狂或失控。但如果我们仔细探究这些困扰，深入地了解我们的防御机制，我们通常会发现产生这些感受都是有充分理由的，认识到它是我们着手应对的第一步。

情绪笔记

时间	情绪转变	外部事件（人物、事情、地点、不寻常的环境）	内部事件（思维、幻想、记忆）

　　说明：当你发现自己的情绪发生了转变，记下那种变化（如从中性状态到悲伤）、外部环境（你在做什么，在哪儿，和谁），和内部环境（你在思考、幻想或回忆什么）。

尝试以这种方式改变自己是一项艰巨的工作，如果能够自我解嘲或许颇有帮助。我是那种会购买让生活变得更有规律的自助读物，然后到处乱放的人。当我在诊所工作时，我经常将关于非营利管理者的会计学（不是我喜欢的主题）的书弄丢，导致我最终买了三本。总有一个跟着我们的小精灵会抗拒改变，特别是别人建议的对我们有益的改变。我现在的策略是欣赏小精灵在我身上耍的小诡计，并努力以智取胜。因此，如果你发现自己弄丢了《走出抑郁》这本书，或你发现生活总是因要完成这个情绪笔记而被打乱，告诉自己，你的小精灵开始作怪了；你可以对它的小把戏付之一笑，看看自己能不能比它更聪明。

愤怒

对于大多数抑郁的人来说，愤怒都是一个特别令人烦恼的问题。我们常有一种与世界疏远的感觉。我们站在窗前，仰着脖子，看着窗外这个真实的世界，泛起苦涩、痛苦或怨恨的感觉。同时，我们可能会认为有这样的感觉完全是自己的错。毕竟，我们希望自己能够融入生活。因此，我们的生活中有很多的愤怒，有意识的或无意识的；我们能认识到这种情绪，却认为自己没有资格去愤怒。愤怒和自责在恶性循环中自我加剧，因此，我们几乎不可能确定自己在某一具体场合中感觉到愤怒是合理的。我们常对自己进行事后批判；但到最后，除了惹别人生气，一事无成，就如同哈姆雷特一样。[2] 我们用来应对愤怒的防御方式，如被动攻击，只会惹他人生气，而我们还自鸣得意地鄙视那些不能"控制"自己的人。在另一些情况中，罪恶感会促使我们自我牺牲——一味地接受别人的虐待，就像我们活该如此；最终我们会被逼得走投无路，而爆发一场怒火，释放所有的怒气。如果我们经常这样做，我们就会被冠以难相处的坏名声而遭到排斥；如果我们很少这样做，我们也会被说成是一个狂躁的、不稳定的，随时可能爆发脾气的人。

要记住：愤怒，就像其他情绪一样，本身并无好坏之分，只是对被"踩"的一种内在反应。愤怒可以有很多有价值的用途。它是我们寻求正义的燃料，使我们想要看到正义战胜邪恶。可怕之处在于：它好像会逃离我们的控制，但我认为这基本上是对愤怒的一种误解，因为很少有人真的完全失去控制。一个殴打妻子的人经常这样说："没办法，她让我发怒，接着我就不知道自己在做什么了，很抱歉我伤害了她，但我不能控制自己。"但是（通常），他并没有真正失去控制，他没有一直把妻子打死，他没有勒死她、枪杀她或刺死她；他只是一直打她，直到他感觉自己赢了这场争吵为止。这其中还是存在一些判断力的，他能够决定在越过那条隐形的界线之前停止。愤怒通常不会完全控制我们，但发泄它的过程如此刺激，让人感觉如此痛快，以至于让我们沉溺于这场争斗，直至对方被羞辱为止。"我太生气了，失去了控制"只是一个借口，我们可以控制，但仍然做了那些可耻的事。

很多患抑郁症的父母，因为自己冲孩子发火而深感愧疚，大部分儿童虐待事件都是由父母的抑郁症所致。孩子晓得父母什么时候发生了抑郁，而这让他们感到害怕，因为他们不知道父母还有没有能力照顾他们。当孩子感到害怕的时候，他们会本能地要求父母给予自己更多的关注，因此会更难带，他们开始探寻，看看自己是否安全。由于孩子不听话，妈妈会变得更加抑郁，但她认为不应该对孩子发火；爸爸会时而退缩，时而暴怒，这是一种很具破坏力的组合。同样的动力学原理也适用于对老年人的虐待。处于这种状态中的看护者需要真正的帮助，将心理治疗、药物治疗以及具体的、可操作的家庭支持和（关于抚养孩子和赡养老人的）指导技巧结合起来会带来改变。

我们不可能摆脱愤怒，但我们可以驯服它，与它相处，使它安全，甚至利用它达到建设性的目的。像第十章中描述的那样，练习自信地交流，有助于确保愤怒得到建设性地表达，不伤害那些于我们很重要的人。当我们掌握了自信的技巧，我们会发现自己不像以前那样有那么多委屈和孤单的感觉时，我们也没有那么多值得生气的事情了。

威廉·特库姆塞·谢尔曼将军，被现代人看作烧毁美国亚特兰大和南方大部分地区的愤怒之手。他是一个性格抑郁的人，在美国内战早期有过重性抑郁症爆发，在后来被作为一个经典案例加以讨论。他曾出现过一次崩溃，使自己和联邦军队蒙羞；但几个月内，一些事情彻底地治好了他的抑郁症。

像很多抑郁症患者一样，谢尔曼早期经历过丧失之痛，年轻时，他总感觉像是一个需要证明什么的不合群之人。谢尔曼9岁时，父亲就去世了，留下贫困潦倒的孤儿寡母，家庭破裂，孩子们被送到亲戚朋友家。谢尔曼被托马斯·尤因收留，他是一位很强势的政治家，却能平等地对待谢尔曼——谢尔曼总是觉得亏欠他。被送到西点军校后，谢尔曼发现了自己的使命，他以班级第三名的成绩毕业，并开始了成功的早期军旅生涯。可他娶了尤因的女儿埃伦为妻，使自己进一步陷入恋母情结的斗争中以证明自己。从他们的信件中可以看出，谢尔曼不断寻求别人对他所认为的他内在缺失的东西的尊重。

美国南北战争爆发时，谢尔曼已经因为生意上的变故而患上抑郁症了。然而，能力和品格上的声誉为他赢得了田纳西州一个很高的职位，虽然他明确地表示希望承担更小一点的角色，去辅佐别人。几个月以后，他寝食难安，总是假想一些并不存在的间谍和敌军，毫无来由地要求增援，没有人能够理解。报纸对此大肆宣扬，并给他贴上懦夫的标签。

他回到家中妻子的身边，她不仅给予他情感上的支持，还利用她的家庭背景直接找到林肯总统。林肯知道谢尔曼，或许还有些同病相怜的理解。她回来告诉丈夫："他说他想让你知道……他对你抱有最慷慨宽容的心"，还有"以你的能力，你很快会获得晋升"。[3]

在逐渐回到工作岗位的过程中，谢尔曼与尤利西斯·S.格兰特建立了友谊，后者给了谢尔曼力量，这段友谊持续了一辈子。谢尔曼后来说："我狂躁时；他支持着我，他喝醉了，我陪着他。现在我们总是相互支持。"[4] 沉默寡言的格兰特与容易激动的谢尔曼形成了一个奇怪的组合，但他们彼此都从这种关系中获益很多。然后，在夏伊洛，谢尔曼的生活和性格发生了永久的改变。在战争的第一次行动中，谢尔曼的军队突然遭到射击，他的副官在马上被射杀，谢尔曼也受伤了。那一天，他不断地受伤，有三匹马在他的胯下被杀死。他大为震惊，他将在两天的战斗中幸存下来的兵力派往前线，并召集他的部队，显示了巨大的个人勇气。究竟是因为他在心理上做好了遭遇危机的准备，还是因为他太过震惊，以至于没有时间焦虑？不管怎样，他向他自己还有军队证明了一些东西。

好像从那时开始，他不再回看过去。如果说在过去他将自己的生活变成地狱，那后来他用余生把地狱送给了别人。弗洛伊德把抑郁看作对于自我的愤怒，谢尔曼养成了将这一愤怒用到敌人身上的能力。作为战后时期的军队将军，他继续利用这般怒火，赢得所有人的尊重和崇拜。1891 年，在他的葬礼上，他最著名的敌人乔·约翰斯顿来给他送葬，并由于在纽约二月的天气里脱帽以示敬意而患上了严重的肺炎。他说："如果我是他，而他站在我们这里，他也不会戴着帽子的。"[5]

快乐和骄傲

快感缺失是一个专业术语，指抑郁的人没有体验快乐的能力。达到重性抑郁症的程度时，没有什么能触动到我们，即便是非常有趣的活动，即便是最熟悉的安慰，我们的情感被冻结了。大脑中似乎出现了妨碍我们感觉良好的生理变化。

抑郁的人身上还存在一个问题。这个问题虽不及快感缺失严重，但更为普遍——到现在尚未有一个临床意义上的定义，即逐步退缩到隔绝状态，以及逐渐麻木。罗伯逊·戴维斯（Robertson Davies）称这种状态为倦怠。它与懒惰相似，但不仅仅是懒；它是一种逐步向世界封闭自己的状态。[6] 抑郁症使我们丧失了对事物的兴致和乐趣，我们活动的范围也变得有限。我们不再尝试，我们回避刺激，我们追求稳妥，并使自己远离所有可能动摇我们的东西，包括所爱的人。它是浸入婚姻的腐蚀剂，使人更容易发生婚外情；它是工作中的强硬态度，导致斤斤计较、被动攻击的作风；它是对孩子的逃避，使他们疑惑我们为什么这么烦恼地生活着。

骄傲是当我们完成某事时应该产生的一种情绪，但是像快乐一样，抑郁的人很少感觉到骄傲。我们内在的完美主义是一部分原因，我们很少觉得自己所做的事情达到了自己的标准。我们将在第八章看到：和不抑郁的人相比，抑郁的人评估自己的表现时总是很苛刻，而不抑郁的人倾向于高估自己的表现。因此，抑郁的人是悲观的而非乐观的，是更难过的，但有时也是更智慧的。[7] 即便如此，有些时候，我们确实完成了很有价值的事情，我们允许自己为此感觉良好吗？概率较小，时间也较短。骄傲，就像快乐一样，是一种被我们压抑的情感。

我们不允许自己体验这些愉悦情感的一个原因就是，我们希望每时每刻都控制好自己。任何强烈的情感都是不稳定的，我们担心自己在良好的感觉中不断膨胀，直至像气球一样爆掉，或者轻飘飘地飞到高空再也无处可寻。另一个原因是我们害怕受惩罚，我们习惯性地认为坏事会不可避免地跟着好事而来，所以我们最好不要让自己感觉太好。感觉麻木或不痛不痒总比担心跟随着好感觉而来的巨大失望要好。最重要的或许是，对于那些抑郁的人来说，快乐或骄傲这样的情感会激发对于过去失望的痛苦回忆。我们会想起永远不满意的父亲，毫不关心自己的母亲；我们内心里的那个逝去的小孩，一直为那些不完整的关系难过的小孩，总是在欢庆的时刻苏醒，成为宴会上的幽灵，难怪我们倾向于保持麻木。

抑郁的人以为其他人大部分时间都是开心的，只有自己不是这样，我们肯定是哪里出了问题。然而事实上，我们有足够的理由相信，正常的人类心理状态是微微有些焦虑的。[8]大多数的人，如果要求他们什么都不想，或者是被放到一个外在刺激很少的环境中，都会开始焦虑。

对于抑郁的人来说，最重要的启发就是：开心，并不是一种由于我们自身存在问题而感觉不到的状态，而是我们必须去培养的一种状态。[9]确实，当好的事情发生时，其他人能比我们更自动地体验到快乐，但快乐在本质上是流动的。我们需要练习感受愉悦，当感觉到快乐时，我们需要向其他人表达我们的情绪；当感到骄傲时，我们应该让自己保持这种情绪，我们会发现自己并没有像气球一样破掉或飘走，相反，我们可以相信，心理的正常焦虑最终会毫不费力地把我们拉回来。我们会有不得不面对的痛苦情绪，当好的事情发生时，那些旧的伤痛也会被刺激到。但每次这样做的时候，我们就离消除伤痛更近了一步——我们变得更加坚强，而那些旧伤痛的威力在变小；因为随着新的、补偿性的感受的增加，它们也会相应地减少。

我担心药物或简单的治疗带来的抑郁症状的缓解只能帮助病人重新获得抑郁刚开始前的功能水平。有证据表明，抗抑郁药发生作用的方式就是使病人对所有的情绪都不那么敏感了。情感缺失的倦怠状态使生活变得空洞；而且，这状态似乎越来越多。要从抑郁症中康复，光是控制愤怒、内疚和羞愧还不够，我们还必须学会感觉良好。我们可能想要稳妥、想要回避或控制所有的情绪，但我们做不到，我们自身和我们的人际关系变成了容易破碎的、痛苦的、脆弱的壳子。我们可能不再感觉抑郁，但那只是因为我们变得空洞。学习去感受可能在短期内是不舒服的，但长期坚持，它会丰富我们的生活并给生活赋予更多意义。

学会表达

感受情绪与表达情绪存在根本的不同。抑郁的人努力地不去感受情绪，这个过程是在无意识中进行的——我们没有意识到我们在否认或抑制情绪，我们也常常无意识地表达情绪；但我们应该更加小心，把所有的情绪都表达出来是不健康、不友好、不安全且不明智的。我们应该感受它们，然后认真地决定怎么去表达。选择不去表达不一定会使我们抑郁，但试图不去感受则会。

情绪表达具备重要的社会功能，它比单独的文字能更好地让别人了解我们的意思。当我们哀伤地喊叫、哭泣时，我们会引发同情；当我们生气时，嗓音提高，鼻孔张大，肺部充满空气使我们看上去更大（就像狗或猫可以使自己的毛发竖立起来一样），惹我们生气的对象就可能被吓到；我们打哈欠，别人也会打哈欠；我们笑，别人也会笑。情绪表达有助于我们感觉与他人相联；感觉自己是社会、是集体的一部分。

表达也有助于我们去感受我们的情绪。去问问那些有表演经历的人，他们会说自己演绎悲伤时，会感受到悲伤；演绎快乐时，会感受到快乐。对于那些经验丰富的演员来说，这些假的情绪变化不会持续，但在日常生活中，"装样子"常会帮助我们感受到假装表达的情绪。团体和家庭治疗中的角色扮演就是这样发挥作用的。让病人说出长久以来隐藏在心里的话可以打开情感宣泄的大门。想想这个过程带来的慰藉，我们就会吃惊地发现：人们出于习惯和害怕而非理智的选择所隐藏的情绪表达竟如此之多。

如果你有配偶或可以信任的爱人，那将有助于你学会合理地表达情绪。你和你的搭档可以做个约定，交替地进行以下练习：

练习1：学习表达

❖ 在一个安静的、半小时内不会被打扰的地方舒服地坐下。

❖ 自由地、无顾忌地说出你在想什么，不必在意其中的含义，让自己神游。你所说的可以是当天发生的事情、一个困扰你的问题、一段回忆或一个幻想。当你讲出来时，注意你身体的感觉，你是否感觉悲伤、沮丧、生气或高兴？试着将这些感觉转化为语言。或者你是否感觉不舒服、尴尬、难为情？试着找出让你产生此感受的东西，并将它们"放下"。

❖ 你的搭档带着同情心，全神贯注地聆听。对方只能做那些能够引出更多情绪的评论，不能带入个人的看法，不能要求进一步的说明，不能表示批评或试图转换话题。对方应这样说："那一定让你非常生气"，或"你看上去挺高兴的，但我不太确定其中的原因"。换句话说，搭档只能针对交流中的情绪进行评价。

经过一些练习之后，你可能会开始意识到自己实际上感受到的情绪要比你想象中感受到的多很多，这正是我们想要的效果。抑郁的人在表达情绪上倾向于完全控制。想想你和所爱的人在一起时是怎样的，在其他场合，你是否也能够变得更会表达呢？

我认识一位女患者，当她抑郁时，她就会丧失辨别色彩的能力，所有的东西都变成灰色或褐色的。情绪就是生活中的色彩，没有情绪，生活就变得单调、乏味、灰暗。从体验情绪和表达情绪的能力中获得力量是从抑郁中恢复的第一步。情感自我是自我中的一部分，被抑郁的人丢弃了大半。重新建立与情感自我之间的联结可能要花很多时间，却是值得的。我们不幸地拥有了一些想法：我们应该做情绪的主人；情绪是我们动物本性的一部分，我们应该不遗余力地控制它。相反地，我们似乎更应该试着与我们的动物本能和谐共处；让这一部分自我与理智的、精神的自我在爱与尊重中共存。

第七章 行为

改变我们的行为是缓解抑郁症的关键。如果我们不行动起来，对生活做一些改变，我们就不可能学到任何新的技巧，我们的大脑也不会发生改变。当然，我们也需要改变我们的思维和感觉习惯，但那并不能达到更好的效果。

抑郁症患者通常工作非常努力却没有什么成就。我们的行为方式中常带有一种疯狂、被动和强迫的味道：有时，我们攻击自己的模式是显而易见的；有时又是很隐蔽的。不管怎样，我们取得的进步似乎从来达不到我们的标准，我们好像害怕停止、倒退或评估自己的处境；害怕去看自己是否还在往正确的方向行进。为了康复，我们必须改变这些习惯，这可能会吓到那些把他们的抑郁经历当作外在之物的人；那些因为自己勤奋、有毅力而自豪的人；那些不愿质疑令他们为之骄傲的行为习惯的人。我并不是要求你不要努力工作，我只是请你确认你的努力是朝着你想到达的方向行进的。在这一章中，你将学会评估拖延及其他自我破坏性行为给建设性的活动带来了多大的妨碍；学会形成更强的意志力，以使自己不再成为坏习惯的奴隶；学会放松和享乐。

克服拖延

大多数抑郁的人做事很难有效率。工作（这里指的是我们布置给自己的所有"任务"，从付费的劳动到抚养孩子、做家务、读一本好书、培育花园）对于抑郁的人来说是劳累而讨厌的。它将我们榨干，只留下和以前一样糟糕的感觉，身体疲惫，情感耗竭，而非自豪、精力充沛。有一些抑郁症患者一直工作努力，但得到的回报很少。对于这么多抑郁症患者来说，确实存在一个"鸡生蛋或蛋生鸡"的问题——究竟是抑郁症致使我们工作困难，还是由于我们什么都做不好才会抑郁？在许多"鸡生蛋"这样的问题上面，我们采取了错误的二分法，事实上，糟糕的工作习惯与抑郁症之间是彼此强化的。

抑郁症患者大多是严重的拖延者，拖延是指将本"应该"现在做的事情推迟，"应该"是针对外部任务（比如一些青少年应付作业）或内部任务（比如种植花草）而言的。当任务来自外部时，我们很容易看出拖延行为所表达的反抗；当任务来自内部时，我们很难立刻发现拖延所要达到的目的，但它可能达到很多目的。[1]

拖延者对完成工作存在很大的误解。他们以为真正有效率的人总是处于积极的、精力充沛的精神状态；可以马上进入工作状态，快速地处理好工作，并在任务完成后才从任务中解脱出来。相反地，动力是随着行动产生的，而不是行动跟随动力而来。当我们真正面对眼前的任务时，它常常并没有我们想象的那么难受，我们会开始为自己的进步而感觉良好，*迈出一步，动力就会随之而来*。伴随这种对于动力的误解，还有一种错误的观点，就是认为事情应该是容易的。抑郁症患者以为工作技能娴熟的人总会感觉很自信，很容易达到自己的目标；因为他们自己没有这样的感觉，所以他们认为自己永远不可能成功。但同样地，很多真正成功的人认为一路上会出现艰难的时期，会有挫折、沮丧；因为有心理准备，所以当出现问题时，他们不会在原地打转，不会望而却步，不会陷入自责。如果我们一直等到完全准备好、充满动力的时候才开始做事；那我们的时间很多都会耗费在等待上。

拖延也有助于保护抑郁的人岌岌可危的自尊。我们可以对自己说"如果……，我们将会做得更好"。通宵达旦赶学期论文的大学生就是很好的例子，因为从来都没有时间去好好写，他也就避免了暴露自己的水平。这使得他可以继续感觉自己很出色，拥有独特的天分。拖延也是由抑郁症患者的完美主义导致的，完美主义是一个很严重的问题，有研究显示：越倾向于完美主义，抑郁症患者康复的可能性就越小。[2] 在一项工作的每一个环节上都努力追求完美，我们必定会失望、沮丧。

抑郁症认知疗法的创始人阿伦·贝克（Aaron Beck）做过一个精彩的、令人难忘的描绘。他接待过一个有重性抑郁症的病人，那时这个病人正在给厨房贴壁纸。他们的对话是这样进行的。

治疗师：在给厨房贴壁纸这件事上，你为什么认为自己没有做得很好呢？

病　人：因为花没有对齐。

治疗师：你实际上已经完成了这项工作？

病　人：是的。

治疗师：是你的厨房？

病　人：不是，我帮一个邻居做的。

治疗师：大部分工作是他做的吗？

病　人：不，实际上几乎都是我做的，他以前没有做过这种活儿。

治疗师：还发生了其他不好的事吗？你把糨糊洒得到处都是？弄坏了很多壁纸？搞得乱糟糟的？

病　人：不，没有，唯一的问题就是花没对齐。

治疗师：相差多少？

病　人（用手比出 3 毫米的距离）：大概这么多。

治疗师：每一张壁纸都差这么多？

病　人：不……两三张吧。

治疗师：总共有多少张？

病　人：大概 20 或 25 张。

治疗师：其他人注意到了吗？

病　人：没有，实际上，我的邻居认为贴得很棒。

治疗师：如果站远一点，看着整面墙，你会看出这点缺陷吗？

病　人：哦，不太能。[3]

当你的标准这么高时，你怎么可能从所做的事情中获得快乐？

大卫·伯恩斯（David Burns）的《好心情手册》（*The Feeling Good Handbook*）[4] 中有一个五步战胜拖延的方法。

1. **损益分析**。找一个你正在拖延着的任务，列出继续拖延的好处，接着列出开始做的好处，实事求是地写。你在某些任务上拖延可能是因为对于完成它们没有很大的兴趣，但你没有意识到。列出好处和坏处后，用 100 分在两者间分配赋值。如果好处的分值高于坏处的分值，那么做一个类似的表，列举今天就开始做的好处和坏处；如果今天就开始做的好处大于坏处，那么接着做下一步。

2. **做一个计划**。写下你打算今天开始做的时间。现在列出你能想到的可能阻碍你开始的任何问题和障碍。接着，针对这些问题和障碍，确定克服的办法。现在你没有任何借口了。

3. **把工作变得简单**。设定现实的目标，不要期待完美的结果，不要想着一连工作 5 小时。预先决定你在合理的时间内能够完成的程度，决定先从哪一步开始。如果你想要粉刷房子，那么去商店买油漆可能就是你第一天最大的进步了。

4. **积极地思维**。确认任何与这项任务相关的负面思维和感觉，例如："粉刷房子太无聊了"，或"这房子一年不刷也没什么"，或"我应该等到更有心情的时候再开始"。现在，针对每一个负面思维，想出代替它的积极的、切合实际的想法；让你感觉更有效率、更有动力的想法，例如："我可以边粉刷，边听音乐"，或"等粉刷好了，我肯定会很骄傲的"，或"我会因为开始动手而感觉不错的"。

5. **给自己奖励**。完成第一天的目标时，回顾自己的进步。让自己慢慢体会那种完成了任务、向战胜拖延的目标前进了一步的良好感觉，给自己一个奖励———一个冰激凌甜筒、看看书、泡个舒服的澡……视第一天目标完成的情况而定。

如果你觉得这个方法对于你来说太复杂，那么还有一个爱尔兰人的方法。当遇到爬不过去的高墙时，爱尔兰人先把帽子扔过去，这样他就必须找到一个翻过去的办法。如果我要刷墙，我就赶紧拿来油漆，先刷上一片；在这个过程中把家弄乱，这样，我就不得不尽快地完成它了。

还有一个简单有用的方法，心理学家称之为连锁作用———件事必须在完成另一件事的基础上进行。你可以借助连锁作用完成很多事情。当我想在电脑上玩《古墓丽影》游戏时，我就把它当作浏览完过期杂志后的奖赏。在我看杂志时，我发现有一个杂志必须重新订阅了；此时，在玩游戏前，我也必须先做这件事；而在重新订阅的时候，我想起还有一堆没付的账单在等着我，可能我没办法一次把所有的账单都付了，但我可以花 20 分钟整理它们，并向自己承诺明天把它们还清。现在我可以去玩电脑游戏了，不用因为有很多事情没做而有太大压力；也会觉得这样打发时间更值得。随着你慢慢习惯这个练习，你就可以把锁链连接得更长而不会感觉有负担。

自我毁灭性行为

抑郁的人都有自我毁灭的特点，这是老生常谈。毕竟，自杀是抑郁症最极端的结果，对于那些程度较轻的人，我们会说，"他总是搬起石头砸自己的脚"，或"她是自己最大的敌人。"我们美化艺术家们（如已故诗人狄兰·托马斯、美国已故摇滚歌手科特·柯本）的自我破坏倾向，但这其实是一个相当复杂的难题；对于它，我们也仅有一些模糊的了解而已。

自我毁灭到底意味着什么？它有两种具体的含义，一个是做出明显危险或显然会产生不良后果的行为；另一个是做一些事与愿违的、反过来伤害自己的行为——这行为本身可能并不危险或有害，但具有无法预料到的负面影响；虽然每个人都可能做出这样的事，可对于抑郁症患者来说，这已成为一种模式；因此，我们设想可能存在一个无意识的过程在起作用并妨碍我们。

说到这里，我们需要对两种重要的防御机制进行介绍——*发泄和被动攻击*。记住：防御是将不被接受的情绪、冲动和愿望赶出意识之外的方法。它们是人身上的一部分，如同是人类就会有手指甲一样。它们让我们所有人的生活更好过一点，只不过某些防御方式比其他的防御方式更具适应性。

*发泄*是指将愿望或冲动直接表达出来，而不带相应的情绪或想法；它几乎总是自我毁灭性的，因为它不受我们大脑中较智慧的部分控制。它是青少年的典型防御方式，未成年人违法犯罪常被说成"发泄"——孩子通过诸如搞破坏、药物滥用或暴力等行为来表达他对虐待自己的父母和不可信赖的权威人物的愤怒，而无视该行为可能造成的影响。在我相对顺从的青少年时期，我们那群男孩子最喜欢的活动之一就是"修草坪"——深夜开着父母的车到邻居家的草坪上碾压别人家的草、灌木丛和小树，这大大破坏了社区整洁的形象。我们所有人都认为它好笑、刺激，当时我们都没有觉得那是一种敌意。这种敌意现在看来很明显。

治疗师常说发泄与反社会攻击行为不同，因为发泄者在无意识中是希望被抓住的。在第十七章中，你会认识贾森，他两次不小心地将藏起来的大麻掉到母亲的脚边。贾森在寻求限制，他希望母亲通过要求他停止这样的行为来表达她的爱。像迈克尔·杰克逊和猫王这样的人最终丧命可能是因为名声很大，朋友和追随者都不愿意对他们说不。他们的明星或天才光环使得朋友对他们的一切都不能拒绝，而没有人看出这里面存在的危险。

被动攻击是一个难以解释的概念，虽然我们所有人都经历过。它涉及使他人感受到那种我们自己不能直接表达的破坏性能量。在心理治疗中，当治疗师准备去度假时，患者以自杀来威胁，这就属于被动攻击——她没有感觉到她对抛下自己的治疗师的愤怒，但会让治疗师对她生气。在日常生活中，处于弱势地位的人可能会用被动攻击行为来保持一定的控制。一些青少年不愿意做家务，父母经常警告也无济于事，最终惹得父母大吼大叫，他们却从批评中获得某种满足；在办公室里，一个人坚持每件事都完全按照规定来做，他没有表现出控制其他人的欲望，但别人都能感受到他的控制。被动攻击也是原型内疚的诱导物，哈佛大学心理学家乔治·韦兰特（George Vaillant）指出，做出巨大自我牺牲的人"像这样把最大的好处分给别人，使得接受者最终感觉被惩罚"。[5]

这样看来，拖延也是一种被动攻击，抑郁的人聪明地用它来使自己感觉痛苦。在此，代表被憎恨的权威的不是抛弃病人的治疗师，不是专横的父母；而是对抑郁的人说"你确实应该（洗碗、刷墙、找一份好工作……）"的那部分自我。设定标准和道德的那部分自我与感觉有权获得最大好处的那部分自我进行斗争，抑郁症患者不了解这些，他采取拖延的方式。不去洗碗，相反，他跑到商店去买抹布，在那里他被罐头展柜吸引了，并决定是时候做些咸菜了；第二天，他有了更多脏盘子，很多黄瓜，仍没有咸菜，因为中间他感觉沮丧，坐下来看《奥普拉脱口秀》了。他暂时分心了，但他对于自己不好的看法和他认为自己达不到目标的想法都得到了强化。当然，他可能通过看一期新的《奥普拉脱口秀》使自己的注意力从这种感觉中转移。

寻找表达愤怒的更直接、更健康的方式，形成自主性，承认自己需要亲密关系，是瓦解自我破坏性行为模式的重要策略。在临床实践中，很多病人完全没有意识到自己的自我破坏性行为；还有很多病人因为自身的行为让自己陷入麻烦而来寻求帮助，却完全没有意识到自己患了抑郁症。将这些关系建立起来并不是一项容易的治疗工作。

两种相反类型的抑郁症

抑郁症的自我破坏性可以有多种形式。我治疗过的很多抑郁症患者都把自己逼迫得太厉害，无效率地工作，总是被恐惧驱使，以致行为大都是缺乏考虑的、防御的——忘记了怎么去游泳，挣扎着，沉溺了。然而，也有另外一种类型的抑郁症，通俗点讲就是起不来床，患者也因此责备自己，感觉更内疚，越来越觉得尝试是没用的。

起不来床的抑郁症

很多抑郁症患者受到嗜睡的拖累，他们感觉缺乏精力和希望。对于一些人来说，这像是一场生存危机——**为什么困扰？有什么区别？** 第一章中所讲的罗伯特就是这样，他对很多事情都没什么感觉，也看不到努力好转的机会。而另一些人，则只是没有精力，他们觉得做那些最简单的事——起床、刷牙、打电话——都是不可能的和无意义的。抑郁症会使你的整个身体受到损害，任意一个动作都是折磨人的。安德鲁·所罗门（Andrew Solomon）在《午间恶魔》（*The Noonday Demon*）一书中，对他这样度过的几个月做了让人心惊的描述。[6] 日子过得缓慢，起床去卫生间都使他筋疲力尽。他一个人住，如果不是父亲搬过来帮助他，他可能都饿死了。

大多数有嗜睡抑郁症的人没有达到这种极端程度，但他们觉得每一项活动都异常艰巨，就好像手上和腿上被绑了 30 公斤的重物一样。一天过去了，他们要崩溃了，除了睡觉，他们没有精力做任何事，整个身体都痛，睡觉也不能恢复精力。早晨起来，他们感觉像昨天一样疲倦，想想又要度过的一天，几乎要哭起来了。实际上，他们的睡眠常是不安稳的，所以他们从来都不能精力充沛地起床，很少真正地睡着。处于这种状态时，你的情况控制了你的思想，你不停地反刍，担心自己有什么问题；对自己生气，感觉内疚。当然，这又使情况变得更糟。

有时候，他们没有意识到自己患了抑郁症，他们认为自己感受到的绝望和内疚是由无助导致的自然反应。他们去找医生，被诊断为慢性疲劳综合征、纤维肌痛或慢性莱姆病，乃至其他疾病。但是，像抑郁症一样，这些病没有可靠的疗法，他们也常服用抗抑郁药、兴奋剂或 Ω-3 胶囊，但并非总有帮助。病人的这种状态可能会使家人、朋友疏远他，使他丢掉工作和学业。病人最终都会好转，但要"小步慢跑"。定下闹钟，起床，吃点早餐，看看报纸。接着，如果你愿意，你可以继续去睡觉。这样坚持一周，下周试着做得更多一点，耐心是至关重要的。记住：这是一种真正的疾病，而不仅仅是对于自己糟糕状态的感觉。

如果生活中有一个既是护士又是啦啦队队长的人，在情况最糟糕的时候帮助抑郁症的人，在情况好转一点时催着或哄着他们做一些身体锻炼，那么处于这种难以起床的抑郁症中的人会获益很多。锻炼最终会变得更容易一些，但与此同时仍然保持练习可以帮助缩短病情发作的时长，减少危害。同时，这个敦促的人也应该知道什么时候退回去，为他们端上热汤即可，这是一个很难把握的角色，但并不需要做到完美，爱、善意和良好的沟通在其中会起很大作用。

不停忙碌的抑郁症

一些抑郁症患者没有体验那种控制力巨大的嗜睡状态；相反，他们让自己不停地忙碌，但无所成就。这是我最熟悉的一类抑郁症，有些人分不清轻重缓急。对他们而言，每件事都是紧急事件，他们很容易因为紧张而分泌肾上腺素，总是拖延，又总是赶时间。他们承担太多，因为他们害怕一旦停下来或慢下来，空虚感就会乘虚而入；他们似乎从来都没有时间享受，或休一天假、好好地吃一顿饭，但他们又因此而生自己的气；他们使爱着他们的人特别沮丧，虽然他们总是很善意，也很努力，但他们从来不能停下来倾听。

不停忙碌的抑郁症患者通常是看护者、殉道者或两者都是。在工作中或家庭里，他们可能比其他人都努力，但很少直接要求别人认可。他们会给自己特别的限制，已到迟暮之年，还在为完全依赖他们的已经成年了的孩子做饭、洗衣服、打扫卫生、买东西；在工作中，他们可能是老板的得力助手，拿着低薪，一天工作 14 小时，从来不请假，并认为是应该的。在这些案例中，努力工作本身成了抑郁的技巧——你需要投入那么多注意力，以至于很少考虑自己，从不考虑自己的需要和感受。如果逼这类人休假（通常是因为他们把自己搞得筋疲力尽），他们会发现自己对生活没有什么兴趣，没有人际交往，没有目标。过量的活动帮助他们暂时忘记从童年起开始形成的低自尊。他们前来咨询，常常是因为感觉别人欺骗了他们，让他们生气和失望；或是因为有一段时间被迫闲散下来而第一次开始感觉自己抑郁了。

意志力

活动过量的抑郁症患者害怕改变，而活力不足的抑郁症患者不相信他们能够改变。在这两种情况中，更多的自我控制，简而言之即为意志力，对于康复至关重要。

记得那些学习杂技表演的大学生吗？他们在三个月里每天练习，并让科学家观察其大脑某区域里灰质的增长。在本书的上一版里，我回顾的所有研究都表明意志力不是天生的性格特质，而是一种像杂技表演、打网球、打字一样的可以通过学习获得的技能。每次训练意志力，都令下一次运用变得更容易，因为你大脑中削弱自制力的回路被破坏了。但如果你想把它刻入大脑的神经回路，那你必须在一段时间内天天练习。这里有一些方法可以使练习变得简单，这些方法在得到允许的情况下，引自《最终获得快乐》(*Happy at Last*)。[7]

- **回避引诱和分心物**。如果你是一个酗酒者，那么远离酒吧；如果你吃得太多，那么不要去购买食品；如果你需要去商店，那么先列好清单，快速地进去，快速地出来；如果你看电视的时间太长，那么不要坐在你最喜欢的那张椅子上，把它（或电视）搬到另一个房间去；如果你试着在电脑前工作，那么关闭你的网页浏览器和邮箱。（有时候，我会达到需要拔掉无线路由器的程度，若需上网，我就必须先起身去另一个房间把它插上。）

- **回避纵容者**。有些人会使你更容易做出自我破坏性行为，如陪你一起抽烟、喝酒的人，为你找借口的人，跟他们解释你在克服坏习惯的时候需要和他们保持距离。如果你的伴侣鼓励你懒惰或让你吃太多，对方就是一个纵容者——试着向对方解释，寻求其帮助。

- **它常比你预期的要难**。想想那些学习杂技的学生都花了三个月的时间。如果我们兴奋地准备节食，告诉自己第一周就可以减轻2公斤，而当没有达到目标时，我们就该放弃吗？当然不是，你应当做好长期作战的准备。

- **并没有你担心的那么糟**。没有人因为节食而饿死，大多数人并没有真正感觉到非常不舒服，戒掉坏习惯也是如此。可能会有一段时间不好过，但这不会持续下去，而且你很快会因为坚持规律的生活而产生一些好的感觉——骄傲、自尊。

- **准备好了再尝试**。半途而废或放弃会损害你的自信和意志力；除非经过了深思熟虑，做好了解决问题的准备，否则就不要轻易再尝试。

- **寻求帮助**。通过寻求身边的人的帮助，做一个公开的承诺，这承诺本身也有助于你守信。例如，当你在场时，他们就回避有关食物或派对的话题；他们可能特别关注在你进步时给你认可，在你不好过时给你同情。或者你可以加入一个专门的团体，匿名戒酒者互助会和体重监管协会都很有效果，而且团队支持能帮助你获得更大的动力。

- **控制刺激物**。例如，如果坐下来工作对你来说存在困难，那么尝试这样做——只在你的桌子前工作，在你的桌子前只从事工作。当你发现自己注意力不集中、焦虑或不知道接下来应该做什么时，离开桌子，让自己短暂休息一下；把你的苦恼带到别的地方去；不在桌子旁边，就不要尝试着去工作。最终，桌子（电脑、厨房、画架）会变成一个不那么让人痛苦的刺激物，因为它只和生产性的活动相联系。

- **奖励自己**。你在做一件即将改变你的生活的事情，你需要给予自己认可。当你感觉自己克服了问题时，可以给自己一个特别的礼物或做一次旅行；每天或每周，你可以为自己安排一次小小的放纵来作为进步的奖赏。

- **小步前进**。很不幸的是，对于真正的治疗师来说，利奥·马文（Leo Marvin）医生的说法是对的——在你会跑之前，你必须学会走。意志力训练是艰难的，一点点地衡量你的成功，有时你可能会灰心，甚至倒退，但一定要为自己度过的每一个好日子而赞赏自己。

- **不要执迷，分散注意力**。我们的大脑构造决定了我们不可能强迫自己不去想某事，特别是烦心的事或诱惑。你不可能通过愿望来使一个自我破坏性冲动消失，但可以利用它想想别的事。列一个有关好记忆的清单，这样当你需要时，你就可以用了；或者列一个有趣活动的清单来作为分心物——和朋友交谈，散步，喝茶，将音乐开到很大并独自跳舞。

- **不要因为一个错误而动摇你的决心**。小心别失误，但如果真的有，不要过分打击自己。如果有一次没有遵守节食计划，很多人就马上下结论说自己已经丧失了成功的机会，这只是对放弃的合理化。相反，要记住：你在尝试一件非常困难的事情，如果你不能做到完美，并不意味着你就没有希望；而且，它也不是你放弃的借口。记住，如果你中间停顿了一周，之前的练习在你的大脑里产生的效果并不会消失，你可以从你停顿的地方开始接着做。

- **品味好的结果**。注意你从重压中解脱出来的感觉。你可能感觉更自由、更有力量、更自豪；你可能会看上去更好，有更多的时间，可以做更多的事情。带着专注和愉悦，让自己全身心地品味这些感受。

意志力的增加对于抑郁症来说是很好的。我们大都认为自己是脆弱的，缺乏良好品质，是生活的牺牲品。如果你已经与抑郁症抗争了很长时间，你大概会明白在一段时间里表现出意志力并不能完全改变你对自己的扭曲了的看法，但意志力会开始削弱它。同样重要的还有停止自我破坏性行为（如吸烟、过量饮食）的能力，或更加擅长那些对我们有益的事情（如表达我们的情绪）。当恶性循环中有越来越多的构成要素被我们成功解决的时，我们最终会感觉痊愈了。

抑郁症、酒精和药物

如果你存在酒精或药物滥用问题，就把它作为你使用意志力这个新技能的第一战场吧。

因为妻子决定和他分手，肖恩被逼疯了。回想起来，我们当时应该明白肖恩患上了"激越性抑郁症"，病人的主诉更多的是焦虑症状而非抑郁症状，却有严重的抑郁且难以平复。

肖恩是一个蓝领工人，他为自己是一个好父亲而骄傲，但他知道，自己并不是一个好丈夫。他工作很努力，给家里提供了不错的生活条件，但下班后他喜欢去酒吧喝酒。有的时候，他会喝得很多，回来以后他的妻子就会冲他大吼大叫。他不止一次地打她，他也为此感觉愧疚；但一直没有停止，直到一切都太晚了；最终，她带着孩子搬了出去。肖恩清醒过来并加入了匿名戒酒者互助会，他求她再给他一次机会，但她不予考虑。

肖恩的治疗师不知道该怎么办，对于肖恩来说，唯一重要的事情就是使他的妻子回心转意，但那不在他的控制范围内。当治疗师试图和肖恩谈论即便离婚真的发生了，他也可以是一个好父亲时，他不愿意听。每一次咨询他都参加，却没有得到一点缓解或安慰：他在办公室里走来走去；出汗，喊叫；沮丧地哭泣。

一天晚上，肖恩被警察带走了，因为他把车停在公园，在车里睡着了，身边放着一把装了子弹的来复枪。他告诉他们自己原打算见一个想要买枪的人，却睡着了。警察没收了他的枪并叫来了和他住在一起的姐姐，他告诉她同样的理由，然后去上班了。

在上班的路上，肖恩在一家卖枪支的商店前停了下来，他告诉店员他要看一把猎枪。店员转身时，肖恩装上子弹并向自己的头部开了枪。失去了妻子，或没机会消除他给妻子造成的痛苦，肖恩活不下去。

肖恩应该住进精神病医院或解决物质滥用问题的机构，那里可以防止他的冲动行为。如果药物对他有作用，即便作为一个门诊病人，他也会更安全，但他不愿意接受这些选择。停止喝酒以后，他变得那么抑郁，使我们可以相信：他因开始喝酒而抑郁，又用喝酒来应对抑郁。

抑郁症与物质滥用（特别是和酒精滥用）之间有明显的关系。一些抑郁症患者开始酗酒是因为喝酒可以使他们的痛苦得到短暂的麻痹；一些酗酒的人发现，清醒的时候比喝酒的时候更加抑郁。一些人变得抑郁是因为难以承受清理残局的负担。

酒或许是最有效的药物，它能立即带来欣快的感觉，带来自信，减少抑制，所有这些对于一个抑郁症患者来说都是美好的感觉。不幸的是，这些效果都是短暂的，而之后的效果则会强化抑郁。欣快的感觉过去后，酒就会带来抑郁的情绪，人就会感觉虚弱、内疚和羞愧，而且常因为喝醉后的决定或行为使自己陷入更大的麻烦。

酒精和流行的镇静剂（如地西泮、阿普唑仑）以及一般的麻醉剂属于同一类药物，它是一种"镇静催眠药"。这类药物对中枢神经系统有抑制作用，使思维减慢，影响平衡、协调和肌肉控制；喝得太多会使我们陷入无意识，干扰自主神经系统功能，比如呼吸。酒如此受欢迎就是因为它的效果是阶段性产生的。最初的效果就是降低大脑的抑制功能，赶走我们的焦虑，它让我们感觉更聪明、有趣、有能力，它允许我们做平时不敢做的事。

但最初的这些效果是短暂的，几小时过去后，酒精的镇静效果就会消失，我们感觉瞌睡、迷糊、困倦、易怒，我们失去自主控制、协调和平衡感。经常喝酒会对酒产生耐受性——需要更大的量才能产生想要的效果。这样就会慢慢形成对酒的依赖；我们需要它，渴望它，没有它我们感觉不自在；最终，我们的身体会习惯于酒精，一旦停止喝酒就会不舒服，出现戒断症状，如焦虑、失眠、颤抖和幻觉。

至于酗酒就没什么好讲的了。喝酒最终变成了生活，变成自我的一部分。恢复健康的酗酒者会说"是酒在喝我啊"，生活中最重要的目标变成了喝酒和为喝酒做准备——上班是为了挣钱买酒喝，休息日的活动围绕着喝酒进行；对亲友的评价依赖于他们支不支持我们喝酒。这也是匿名戒酒者互助会成功的原因——它提供一种新的生活。"恢复健康的酗酒者"这个概念表明了一种身份，它代替了过去建立在酒精上的身份。

对于很多抑郁的人来说，酒如果不是一个真正的问题，也是一种经常性的诱惑。酒在一段时间里成了可以信赖的朋友，它是现成的，效果也是可以预测和信赖的。当遇到麻烦不能使自己平静下来时，或发生抑郁想要振作起来时，我们就会借助酒精。美国当代小说家威廉·斯泰伦坦率地承认自己的第一次重性抑郁症发作就是由被强迫着突然戒酒导致的：

> 对于我的理解力而言，酒是无价的高级伙伴，同时，它也是一个我每天都去寻求援助的朋友。我现在明白，饮酒是平复我长久以来隐藏在精神牢笼中的焦虑和恐惧的方法……（但突然）我发现，极少量的酒，即便是一口，都会让我感觉恶心、绝望、不舒服、头晕，有一种坠落的感觉，最终是彻底的厌恶。就像一个一直在给我安慰的朋友突然主动地抛弃了我，那感觉就像是被打了一枪——我是在半空，感觉干涸，失去了方向。[8]

酒常常没有斯泰伦描述的那么忠诚。一夜畅饮后，在凌晨两三点钟醒来，这时候酒精的作用开始消退，人进入一种非常焦虑和困惑的状态，这种情况是很常见的。你开始止不住地想明天要面对的难题，或你过去搞砸的事情，再也难以入睡。有名的酒徒、美国作家 F. 斯科特·菲茨杰拉德（F. Scott Fitzgerald）在描述他的崩溃时写道："灵魂的黑夜总是在凌晨三点。"[9]这些夜间"战斗"让你在第二天疲惫不堪，基本不能正常工作。

如果你抑郁，并且喝酒，它就会成为一个问题。最初的去抑制作用让人感觉太好了，对于那些感觉焦虑和不安全的人来说很不可思议。多数抑郁症患者要不就一点酒都不喝，要不就不断为之挣扎。与酒的斗争变成抑郁症的另一个表现。我们陷入苦恼，决心改变，克制了一段时间；然而苦恼又重新出现，我们便由此确信自己是无望的失败者。

如果你存在这样的情况，我有一个简单、直接的建议——戒掉酒，治疗你的抑郁症。考虑加入一个康复项目，保险公司会付很大一部分费用；几周不给自己喝酒的机会将为生活带来很大的改变；寻找当地的匿名戒酒者互助会，你会找到非常好的支持体系。以前，对于抑郁症患者来说，参加匿名戒酒者互助会是很难的，因为这些组织当时无法容忍这样的情绪或他们需要服用的药物，但越来越多的协会组织在这些问题上更具开放性。无论如何，你必须戒酒；你必须面对从这一刻开始改变自己的事实；你必须改掉使循环无限延续下去的抑郁的情绪习惯。行动起来，你才能得到好转。

对于任何可能滥用的药物，无论你是从医生那里开到的，还是从街头买来的，都是同样的。一些抑郁的人能够克制自己偶尔用较温和的药物来使自己放松，但那只是少数情况，药物带来的欣快感和刺激感诱惑人们不断使用更多药物。清醒的生活对于抑郁症患者来说是更为有益的，你需要形成自我克制的自豪感，形成自我感觉良好的能力。这可能需要时间，但是很值得。

学会放松

大多数抑郁症患者都不是活跃的人物，但这不完全是我们的错，我们也想放松一点，但我们不知道该怎么放松。通常，我们不是疯狂地从事各种活动以困住心里的猛兽；就是陷入抑郁性的昏睡状态，被自己的"事"弄得疲惫不堪。我们必须拉着自己，教自己如何放松，我们需要做一点意志努力，学会慢下来，放松，享受一点生活的乐趣。

我们将在第十五章中看到，大多数人工作时比空闲时更快乐，所以，学会怎样更好地利用空闲时间可以使每一个人获益，特别是抑郁症患者。在没有效率时，抑郁症患者的内疚感会增强；缺乏外界刺激时，他们就会进入一种令自己憎恨的嗜睡状态。在不工作时，我们应该注意寻找为生活增添快乐和满足的方法。

　　一个方法是使休闲更像工作：在空闲时间抓住更多的机会参加需要投入其中的活动或生产性活动。我们可以参加一些活动或培养一些爱好，在当中可以让我们掌握技能或增加知识。例如，一个高尔夫球手不断提升他的球技；一个厨师总是尝试做新的东西给家人享用；打理你的家、花园或集邮册总是会让你感觉更好；对于合唱队的成员来说，作为歌者，歌唱技巧提高的自豪感让他们获益，而对一个用技巧给别人带来快乐的团队的归属感也让他们受益。这就涉及另一个方法——让空闲时间更有意义，比如加入当地的救援队，志愿参加慈善活动或政治活动，或每天做一点小事使他人的生活更美好。当然，大多数这类活动，如多人共同参与的任务或游戏（比如唱歌或跳舞）都让人与他人有更多的接触。很多研究表明，多数人觉得休闲活动是获得长期满足感的最大来源。[10]

　　同时，如果能享受什么都不做，那也很好——在周末的时候休息，读读报，看看电视，散散步，而不用听到内心的批判，不会被负面思想淹没。想做到这样，你需要离抑郁的泥潭很远才行，所以，如果你能够做到，那就把它当作康复的一个里程碑吧。我相信，有规律的正念训练有助于形成这样的能力，因为你会很少感觉厌烦。正念让我们看到表层之下的很多东西，让我们知道还有很多新的东西等待我们去观察或学习。所以，我们或许应该考虑学习更多的被动活动技能——看书、游戏、锻炼想象力、躺在吊床里，单纯地放松。这些活动似乎和这个世界不合拍，所以我们需要一些帮助和练习，既不用为之感觉内疚，也不用觉得我们必须做一些有用的事。这些事情是有用的，但这里的"有用"并非我们通常讲的"有用"。它们可以带来健康、活跃的思维以及接触内在自我的机会。在"用真正重要的东西来奖赏自己"的观念下，它们给我们带来了更多安逸、更多乐趣、更多自在、更多舒适。

　　当然，如果我们愿意花时间，我们还可以采用一些更为传统的放松方式。如果我们能将注意力放在散步本身，那么在身体得到锻炼的同时，也可阻止自己执迷于负面思维。需要集中注意的运动，如游泳、打高尔夫、打网球，都可以达到同样的效果（你当然不会希望自己陷于激烈的思想斗争中，而是希望自己关注身体的运动以及它与自然力量的相互作用）。亲密的交谈以及性活动，可以使我们从自身脱离出来；读一本好书、泡一个热水澡、打理花园也有如是功效。

我想特别谈谈音乐。我不会演奏任何乐器，但我很早就知道音乐对于一个人的心灵的作用。在我青少年时期最黑暗的日子里，我会一直把思绪塞进老式唱机里，跟着俄国作曲家鲍罗丁的波罗维茨舞曲或施特劳斯的华尔兹，然后是披头士乐队和滚石乐队、鲍勃·迪伦和琼·贝兹的音乐，清空大脑而神游。音乐越过意识过程，直接进入大脑中处理情绪和情感的相应区域。它可以有效地使我们走出抑郁，但要达到这个目的，仅仅把它当成背景音乐是不行的，你必须停止手上的事情，关注音乐，大声放。即使是悲伤的音乐也能使抑郁的情绪停止，毕竟，抑郁不是伤感，它是情感的缺失；有时，大哭一场也有疗愈的作用。

当然，还有宠物。宠物不一定会消除你的抑郁，它们可以和我们一起懒，即使我们忽视它们，它们仍然会爱我们；它们很有帮助。如果我们独自一个人住，它们可以和我们玩，陪伴我们；最重要的是，给我们无条件的爱。身边有一个看到你总是很高兴的动物，对于消除坏心情很有帮助。如果我们愿意琢磨其他物种对于世界的体验，我们的思想会变得更开阔，更少地执迷于自己的消极观念。抑郁症患者有时害怕对一只宠物承担责任，但你总得从哪儿开始承担一些责任。

消遣意味着对自我的再造。消遣活动的作用就是阻止我们的不良行为，让我们去看、去听。在冥想或其他放松形式中暂时失去自我意识，恢复意识后我们可以有一个不同的视角。我们可能整天都在碰壁，但退后几步，我们可能会发现墙壁上还有一扇门；发狂时，我们是无法发现这扇门的。我们需要给自己时间来治疗情感的伤痛。这样做时，我们可能会暂时被那些一直试图隐藏于无意识之中的情感、想法和场景吓到；而此时，正是开始明白我们的情感并不可怕的时候。

第八章 思维

40年来的不断测试证明，抑郁症患者特有的思维方式使得他们一直深陷问题之中而不能找到新的解决方法。我们对于自己和世界的认识存在独特的偏见；我们持有支持抑郁情绪的特有的错误逻辑，和从未经过现实验证的错误的假设与信念。这种思维模式变成了根深蒂固的自动思维。要想意识到这一点，我们需要治疗，或在优秀的自助书籍的帮助下进行认真的自我反省。之后，通过思维练习，用更合逻辑或更健康的思维方式取而代之。

扭曲的认知和糟糕的逻辑

在关于抑郁症如何影响思维进程及思维方式如何影响抑郁症方面，阿伦·贝克和他的同事及其继任者们是主要的研究者。他们开创的认知行为疗法目前仍然是治疗抑郁症的重要方法。[1]这种方法易于传授，可以编成手册，也可以用于有意义的研究。它是第一种通过实证研究证实对治疗抑郁症有效的心理疗法。

该理论认为，抑郁症的康复要从识别强化抑郁症的思维方式开始，并教导病人意识到并挑战那些思维方式。这似乎和抗抑郁药的效果差不多，但事实上它的长期效果肯定更好。贝克和他的研究团队提出了"抑郁的认知三要素"——许多抑郁症患者都有的三种扭曲的思维方式。这不是理论，而是事实；抑郁症患者与常人在以下方面有着稳定而显著的不同。

1. **自我**。抑郁症患者苛责自己；他们认为自己有缺陷，不够完美，有一种被剥夺感。他们认为自己由于自身的缺陷理应不幸福；由于自身的不足也无法获得幸福。他们倾向于贬低和指责自己，而且缺乏希望；因为他们认为自己缺少达成目标所需的关键的品格特质。

2. **现实**。对于与日常世界中的人、事件、无生命之物的关系的解释，抑郁症患者异于常人。现实对他的要求被他认为是不可能达到的，他自己在与现实的互动中只感到挫败和丧失。而一个局外人会在他的失败中看到些许成功，在被拒绝中看到些许认可。

3. **对未来的期望**。抑郁症患者对于未来存有消极的期望。他认为自己不能从当前的苦难中得到解脱，当考虑尝试一些改变时，他预想到的是失败。

与这种扭曲的认知相互作用的是我们犯各种逻辑错误和判断错误的方式。贝克对此进行了观察和分类，并列出了一个很长的清单，[2] 主要有以下几类。

- **过度概括**。或称以偏概全的倾向。仅仅在一次考试中表现欠佳并不意味着你总会这样，而抑郁症患者却恰是这么想的。

- **选择性提取**。这指的是仅仅关注从整个环境中截取的一段细节而忽略了其他证据，并基于这一小部分细节下结论。例如，我在一次演讲后感到抑郁了，那么我很可能只记得当时出现了尴尬的停顿、没有回答好提问之类的情景，而忘了演讲的绝大部分都进行得很顺利。除非我能观察自己，否则我很可能只基于这一小部分负面的细节就对整个经历进行评价。

- **过度责任化**。抑郁症患者倾向于认为他们对于发生的不好的事情负有责任，而好事发生则缘于他人、运气或其他不能控制的因素。当汽车在结冰的路上打滑时，抑郁症患者会想，"今天我不该开车"，而不是"路面结冰了"。

- **自我参照**。抑郁症会导致一种消极的自我意识，一种放大自己的倾向，甚至认为自己是关注的焦点。参加校园戏剧表演的抑郁症儿童会觉得所有眼睛都在盯着她看，她犯的任何错误都会被全镇的人谈论。你还会认为，出现任何差错时，人们都会指责你。

- **灾难化**。众所周知，抑郁症患者会将坏消息极端化："在今天上班的路上，我的车胎瘪了，我必须更换新的轮胎。它们将会全部坏掉，那样我就没法开车上班了。我将不得不辞职。我永远也找不到新工作。我会挨饿的。"

- **非此即彼的思维**。这指的是认为一切非好即坏、非黑即白的倾向。抑郁症患者将他们自己归为坏的一类，把他们羡慕的人归为好的一类。他忽视了他所羡慕的人身上的缺点，也看不到自己身上的优点。他也这样看待和他类似的人，认为他们也应该被归为坏的一类——因为如果他们蠢到和自己一样，肯定也是愚昧无知的。于是就有了喜剧明星格鲁乔的那句名言"我不会加入一家拥有我这样会员的俱乐部"。

- **情绪化推理**。意思是认为自己所感受到的一切都是真实的。你会用直觉而不是大脑来做判断。"刚才珍妮看我的怪异眼神把我吓坏了，她一定是想要捉弄我。"

显而易见，这些认知上的错误是自我实现式的预言。如果你预期自己在考试中表现很糟糕，你表现出色的概率就降低了。这种消极的预期可能会使你放弃准备，令你更加焦虑，很难集中精力和保持良好的记忆力。那个参加校园戏剧表演的小女孩很可能表现欠佳，因为她的"超级"自我意识会影响她的发挥。总是预期最糟糕的事情发生让你永远不会进行真正的尝试。非此即彼的思维方式会让你永远无法像评价他人那样评价你自己。

贝克还认为，抑郁症患者有许多抑郁性设想——一些使我们变得抑郁的错误信念。

- 无论做什么事情，只有成功我才能快乐。
- 不管什么时候，只有被所有人都接受我才能快乐。
- 如果我犯了一个错误，就意味着我没有竞争力。
- 没有你，我活不下去。
- 如果有人和我意见不一致，那说明他不喜欢我。
- 我作为一个人的价值，取决于别人怎么看我。

还有许多错误信念，明显不合逻辑，应该被驱逐出意识。只有当我们退后一步，用一种较为客观的眼光看待自己的行为时，我们才能看清这类设想的真面目。我们不是通过逻辑和经验得到了这样的信念的，而是通过制造种种设想达成的，这些设想顺应了我们的内疚感、自责以及无休止的自我苛责。这类信念无处不在，对我们的生活产生了潜移默化的影响。我们不可能总是被所有人接纳；有些人想从我们这里得到一些东西，但这会伤害我们的自尊，违背我们的基本原则。而其他人又想要从我们身上得到完全不同的东西，我们必须二选一，或是冒险把两个都舍弃。如果我们觉得没有其他人就活不下去，就意味着我们要殚精竭虑地避免惹他们生气，那我们自己的价值何在？如果我们认为和我们意见不一致的人不喜欢我们，我们很可能就会歪曲自己的原则和价值观来取悦他人，而忽略对自己的感受了。

自动化的负性思维支持了这种抑郁性的设想——在压力下，这种下意识的反应成了默认的思维模式。一个病人注意到，有一天当她开始听别人对她的称赞时，其他想法是如何立刻闯进她的大脑中的："哦，不是这样的，他们不了解真实的你，他们不知道你是多么可怜，不知道你是个多么失败的人。"当人们意识到这些想法长时间潜伏在背后作祟，当人们第一次开始觉察到这些声音有些异样时，就可以算是取得了一个微小的进步了。许多人一旦意识到这种思维模式在他们身上是如何"捣乱"的，他们就会体验到某种冷酷的欢乐。自动化的负性思维（automatic negative thoughts）就像它的首字母缩略词 ANTS（蚂蚁）一样，不知从哪里冒出来，悄悄地爬过来，破坏你的野餐。[3]病人可以通过给自己下一些简单的命令来对抗这些思维：**不要去那里，别去听那些声音，过会儿再担心那件事，那不是我的问题。**你可以设想，这就像你用鞋底清除蚂蚁一样。要做到这一点，进行一些思维训练（见第九章）将会很有帮助。

乔·卡巴金（Jon Kabat-Zinn）[4]和其他学者认为，我们形成了一种习惯，总是注意自己如何不断地对事情做出评判。在一个安静的地方坐15 分钟，不要试图控制你的思绪，当它们冒出来的时候只是被动地留意就行了。注意我们是如何评价它们的——这是好的，那是坏的；这个让人愉快，那个让人担心。这种评判是一种在压力下产生的习惯。我们并不是在客观地评判事物，而是基于过去的经验、刻板印象及表面的印象，这种评判可能并不正确——却成了自我实现的预言。如果你总是一脸冷酷的表情，人们就不愿接近你，而这就会强化你的信念——人都是不友好的。然而你只要试着多一些微笑，你就会从别人脸上看到另一番表情。抑郁症患者通常把事物看作消极的、痛苦的、困难的或恐怖的，这是我们需要抛弃的偏见和思维倾向。因为我们的大部分注意都指向自我，同时我们也会消极地看待自我：无助的、懦弱的、依赖他人的、无能的，搞砸了任何事情都是我的错。但我们不必总是不停地做评判；我们可以看到所有的评判都源于压力，源于我们需要将每个新的体验快速分类，以便开始准备下一个。然而，我们可以学着将每一个新体验都视作独一无二的。这样做，我们就可能会意识到那种无助感源自我们做评判的习惯。

认知疗法包含在治疗师的指导下改变错误的思维习惯的一套系统方法里（但也需要病人的积极配合）。贝克基本回避了那个"先有鸡还是先有蛋"的问题——是错误的思维导致了我们称之为抑郁的这种关于现实和自我的体验，还是抑郁或其他什么造成了这种错误的思维方式？从实证角度来讲，这个问题无须回答。如果改变思维方式能够缓解抑郁症状——通常效果很好——谁还在乎谁先谁后呢？

悲观主义和乐观主义

如今，马丁·塞利格曼（Martin Seligman）因开创积极心理学领域和他的著作《真正的幸福》（*Authentic Happiness*）及相关网站而闻名于世。不过，在此之前很长一段时间，他就已因对"习得性无助"模式的抑郁进行了独创性的研究而享誉心理学界。塞利格曼的研究是将狗置于轻微电击的情境下，使得一些狗能逃离电击，而另一些不能。当被置于新的情境中时，那些曾逃离电击的狗能继续逃离，而大部分曾无法逃离电击的狗甚至不再尝试逃离。即使只要跳过一个小障碍物就能进入安全地带，那些狗也只是趴在那里呜咽——它们似乎形成了对掌控命运无能为力的观念。

这些实验看上去很残酷，但塞利格曼自有他的目的。他总是对于这样的问题着迷：什么使得一些人面对让人崩溃的压力能很快重新振作起来。13岁那年，他眼看着平日看上去强壮可靠的父亲因卒中而瘫痪，从此变得沮丧无力。大学时期的他，胸怀改变世界的抱负，发现社会上的无助感无处不在。他决心尝试解释这一现象。他的实验始于斯金纳（B. F. Skinner）和他的追随者们倡导的简单行为主义流行的末期。行为主义对美国心理学的发展产生了巨大的影响，但最终走进了死胡同。行为主义认为人只是通过重复被奖赏的行为来学习的，而那些被惩罚的行为出现的频率因此就少了。行为主义者认为，狗是不能够形成像无助感这样的认知或期待的，人类的认知只不过是一系列奖惩机制产生的人造物。习得性无助根本不可能用行为主义来解释。

习得性无助与抑郁症很像。它能解释许多自我挫败的行为模式——受丈夫虐待的妻子，饮食、吸烟、酗酒问题，城市中年轻人的消极预期。这些人已经习得了一种观念，那就是无论做什么都无法逃离或改变。然而，在塞利格曼的研究中没太引起注意但同样重要的一个发现是，一些狗从未变得习得性无助。在随后对人进行的实验中，在可控和不可控的条件下对被试施加各种厌恶刺激，其中一些被试从不放弃努力。无论是狗还是人，约三分之一的研究对象不会变得习得性无助。是什么造成了这样的差异？如何解释这种面对不断的失败却永不言弃的决心呢？

尽管塞利格曼是一名认知行为心理学家，但他对于抑郁状态下所形成的认知习惯的观点与贝克不同。[5]塞利格曼关注解释风格这个概念——我们认识世界时所持有的不同的思维方式。他注意到那些轻言放弃的人有某种共同的解释风格。他们倾向于将坏的事情看作永久性的，而好的事情只是暂时的；而拥有乐观解释风格的人则正好相反。因此，当一个抑郁的人遇到了坏事时，他会想："这下我全完了。"而一个乐观的人则会想："我能挺过去。"而当好事发生时，抑郁的人会想："我只是运气好而已"，而不会去想"这是我应得的"。

除了永久性，解释风格的另一个维度是普遍性。普遍性是指一件事对于我们的余生有多么大的影响，它在多大程度上是一种可预测的模式而不只是一个特例。悲观者更多地将坏事情视为普遍性的而不是特殊性的。他们会认为"没有一个机修工是诚实的"，而不是"那个机修工不诚实"。乐观者则将坏事情视为有特殊性的而不是普遍性的："我今天感觉不舒服"，而不是"我总是生病"。当然，对于好事情的发生，两者的看法也相反。悲观者认为好事的发生是特殊性的，是因为运气好："今天数学考试我运气好"，而不是"我数学好"。

解释风格的第三个方面是个体化。当坏事发生时，我们或苛责自己，或责怪他人。*当好事发生时，我们可以认为自己处在对的时间和对的位置，或者认为我们与之发生有关。当坏事发生时，倾向于苛责自己的人会持有较低的自尊："我很蠢""我什么事都做不好"。持有健康自尊水平的人不太可能接受这种指责："你的错误和我一样多""在这次讨论中，我不同意你的指责"。乐观者倾向于认为他们能使好事发生，而悲观者只是觉得自己运气好而已。在抑郁状态下，永久性、普遍性和个体化的极端表达就是"不管在哪，事情总是会变糟，都是我的错"。而较为客观和乐观的思路是："事情有时会变糟，但并不总是这样，而且原因很多"。

据我所知，塞利格曼是唯一一位给"希望"下操作定义的人。他认为希望包含了一种能给消极事件找到暂时的、特殊的（非普遍性的）解释的能力。当面对挫折时，怀有希望的人将这视为特殊情况："我没得到那份工作，面试官似乎不怎么喜欢我，而且我也没有准备好，下次我会做好的"。当对于消极事件的解释更具持久性和普遍性的时候，没人能再抱有希望："我没得到那份工作，所有的面试都不顺利，我总是很紧张，尽出洋相，我永远不能得到我想要的工作"。抑郁几乎可以被定义为抛弃了希望。抑郁的时候，我们觉得希望离我们而去，但这种作用是相互的。我们的思维方式变得太过偏颇，我们的世界观太过狭隘，以至于看不到希望，仅仅因为它不符合我们的范式。

---

* 当然，总是不断地、不现实地责怪他人而不是自己毫无裨益。我们总想不切实际地更客观地把这个世界看清楚。但我们所有人都有一种将它概括成一种可预测模式的倾向。

识别并挑战信念

认知流派治疗师想利用实证科学的优势帮助我们。他们让我们研究自身——客观地观察自己，从观察中获得结论，通过更广泛的经历来验证这些结论的有效性。他们提出的方法有些许不同，但都可以归纳为以下几个方面。

- 识别压力情境。
- 审视我们在压力下产生的想法和行为。
- 评判我们应对压力时持有什么样的信念。
- 学会挑战那些信念。
- 寻找应对压力的其他方式。
- 检验那些方式的效果。如果有效，就将它们整合到我们的信念体系和行为模式中；如果没效，则应进一步改善。

需要着重强调的一点是，要想意识到我们自我破坏式的信念，只能通过治疗或一些较为客观的观察方法，而自省的方式恐怕不行；这就像你试图看你的后脑勺一样。下面的表格用于记录这些观察。抑郁倾向的信念将会妨碍我们真切地观察自己，因此做记录是很有必要的。为了恢复健康，这是抑郁症患者在认知疗法中必须做的，他们要开始发展出新的优势和技能来取代以往那些强化抑郁症的方式。

如果你觉得这很像是一种心情日志，那也不要感到意外。它们都是用于帮助你识别应对外部事件所特有的模式的——心情日志用来识别情感反应的模式，而每天对不良思维的记录则用于识别思维模式。功能失调的感受和思维方式是我们自身的心理防御机制在运作的表现。它帮助我们隔离一些不愉快的事实——你不能总是如你所愿，我的孩子太让我生气了，我迷上了我朋友的妻子，我不能让每个人都高兴。诚实、规律地使用这些工具的确并不容易。如果防御机制不能在残酷的现实面前保护我们，那么它们还有什么用呢？但我们须牢记，现实虽然残酷，却是真实的；而我们自己制造的试图逃避现实的抑郁状态不仅残酷，而且毫无必要。

功能失调思维日常记录 [6]

日期	情境	感情	自动化思维	理性反应	结果
	描述： 1. 导致不愉快情绪的实际事件	1. 详细描述悲伤、焦虑、愤怒、混合情绪、冲突情绪等	1. 写下体验到某种感情之前的自动化思维	1. 写下对自动化思维的理性反应	1. 再评价对自动化思维的相信程度（1—100）
	2. 导致不愉快情绪的想法、白日梦或回忆	2. 评价感情的强度（1—100）	2. 评价对自动化思维的相信程度（1—100）	2. 评价对理性反应的相信程度（1—100）	2. 具体描述并评价随后的感受（1—100）
1月1日	1. 2.	1. 2.	1. 2.	1. 2.	1. 2.
1月2日	1. 2.	1. 2.	1. 2.	1. 2.	1. 2.

说明：当你体验到某种不愉快的感受时，记下引起这种感受的情境。然后记下与这种感受相关的自动化思维。记录你对这种思维的相信程度：1= 完全不信，100= 完全相信。评价感受程度：1= 微弱，100= 最强。

作为针对抑郁症的一种标准治疗方式，认知疗法受到广泛认可，以至于有些人认为抑郁症就是思维进程出现了障碍所表现出来的一种症状。这就存在一定的风险了，这会使得抑郁症患者更倾向于相信他们需要更多的控制。如果抑郁症持续发展，抑郁症患者很可能认为自己在进行认知治疗时没做好，而这又强化了他自我苛责和不满的感受。抑郁症患者需要摆脱头脑中的束缚而倾听内心的声音。如果你正在进行认知治疗，你必须明白，抑郁症是非常复杂的，改变错误的思维进程只是治疗抑郁症的众多方式中的一种。改变思维进程涉及你生活的其他方面：你如何处理你的感受，你如何与所爱的人交流，你对自己的感受如何。

抑郁现实主义

现在，如果患有抑郁症的读者被自己错误的思维方式搞得有点筋疲力尽的话，那么请振作起来吧：因为在某些方面，抑郁的人比不抑郁的人能更加客观地看待现实。例如，抑郁的人能比"正常人"更加准确地评价自己。当进行完一次当众即兴演讲后，被问及自己的表现时，抑郁的人比不抑郁的人更加客观；不抑郁的人对自己的评价要高于旁观者，并不是由于抑郁的人本身比较客观，而是他们持有一种消极的偏见，使得对自己的评价低于平均分。但不抑郁的人的偏见使他们对自己的评价大大超过了平均分，其中的误差比抑郁的人大得多。

另一个例子来自实验室：给予大学生被试一个控制器，让他们操控一个视频游戏。他们不知道事实上控制器根本不管用，视频游戏是自己随机自动进行的。抑郁越严重的被试能越快地发现这一点，并告知主试控制器坏了；而非抑郁症被试还在兴高采烈地按着控制器按钮。他们产生了控制的幻觉，[7]而抑郁症患者则坚持被称为"抑郁现实主义"的原则。好像大部分所谓的正常人是透过玫瑰色眼镜来看世界的——某种令人感到安慰的幻觉使他们免受挫折和绝望——而抑郁症患者却无须这种幻觉，这样虽徒增了悲伤却更智慧。

但是复杂的是：尽管抑郁症患者比非抑郁症患者能更加准确地评价自己，其中仍存在强烈的消极偏见。而且，抑郁症患者极大地高估了他人的表现。还记得即兴演讲吗？抑郁症患者对他人表现的打分大大超过了一般人。当涉及在社交活动中被接受的程度时，也出现了同样的模式。[8] 即使他人不喜欢自己，非抑郁症患者也认为他人喜欢自己；而即使他人确实喜欢自己，抑郁症患者也认为他人不喜欢自己。在对自己进行评价时，抑郁症患者比非抑郁症患者稍微准确一些，但他们对他人的评价不怎么准确。[9]

心理学家朱莉·诺勒姆（Julie Norem）在一本令人深思的名为《消极思考的积极力量》（*The Positive Power of Negative Thinking*）[10] 的书中提出了她称之为"防御性悲观"的概念。防御性悲观者期待最坏的事情发生并为此做准备，但当事情好转时，他们也会感到意外的惊喜。她认为，如果你是这样思考问题的，那你想变为一个乐观主义者的努力将是徒劳的；还不如控制你的悲观想法，防止进一步变得抑郁和愤世嫉俗。此外，总是做最坏的打算能帮助你远离失望。防御性悲观者做事的时候总是非常努力地让自己做好准备，而乐观者则毫无顾虑地认为他们能从容应对。在某些情况下，乐观主义是一种自我实现的预言；自信、乐观的人更讨人喜欢，他们得益于"光环效应"，使得他人高估了他们的表现。然而在完成较为客观的任务时，做足自己功课的防御性悲观者远胜于没有准备的乐观者。保持一点悲观也会有其他好处；例如，防御性悲观者都是优秀的律师和外科医生，因为这两种职业要求你必须思维缜密，要准备好应付一切可能出现的错误。

任何经历过严重抑郁情绪的人都太过理智了，以至于他们没法像其他人那样发展出一种积极的幻想，通过积极的思考和乐观的预期来帮助自己渡过难关。抑郁症患者所能希望的"恢复到最佳状况"就是变成一个防御性悲观者。但我必须指出的是，悲观现实主义和防御性悲观的优点并不适合于每一个重性抑郁症患者。如果你处于重性抑郁症中，要想好转必须彻底改变你扭曲的思维方式、无助的感觉和消极的想法。之后，在你通往康复的路上，了解乐观主义者和抑郁现实主义者的认知扭曲将会使你变得更加客观。

第九章　压力与抑郁症

练习2：列出你的问题

❖ 拿出一张纸，在上面列出所有你认为自己有问题的事，包括你最不喜欢自己的方面和令你感到尴尬或羞愧的方面。一些坏习惯，像抠鼻子、对着狗吼叫以及实实在在伤害他人的事。性格上的弱点，如时常焦虑或任人欺凌。一些让你想起来感到畏缩或沮丧的事情，如社交中的笨拙表现，接不到一个高飞球，丘疹，所有和你身体有关的问题。甚至是一些别人指责你，但你不确定是不是自己的过错而老是纠结的事情：前女友埋怨你的自私，认为你没有努力工作的同事。花10分钟，好好想想那些你想要解决的问题。在完成之前，请不要阅读下一段，我们不想提前揭晓答案。

❖ 完成了吗？现在想想你在这些问题上纠结多少年了？你是否和其他人一样，自青春期或成年初期，当你第一次在社会性层面上意识到你与他人不同时，就开始纠结于此了。有些人可能从孩提时就开始了。总之，已经很久了。

❖ 你能否退一步，只是聆听这个告诉自己所有坏事情的声音？它让你想起某人了吗？它听上去像不像你的某个家人、影视作品中的某个人物或你自己制造的一个怪物？

❖ 你曾经尝试过多少种方法去改变你不喜欢的关于你自身的东西？痛下决心、治疗、自助书籍、忏悔、发誓、加入团队或使用药物。你多长时间尝试一次改变？这种想要再试一次的想法是否难以忍受？抑或你仍愿与之对抗？

❖ 在这所有的努力中，你成功过几回？显然成功的次数不多，不然你就不会还能列出那么多事情了。你可能已经尝试过你知道的所有方法。你是否愿意去这样想一下，也许你并不知道如何改变这些事，也许头脑中的惯性思维并不是正确的解决之道。

❖ 如果我建议你停止对抗会怎么样？如果对抗事实上让事情变得更糟或至少没有效果会怎么样？

内心的批评声

若你像大部分人一样做完上面的练习，当你考虑自己有哪些问题时，刚开始会很慢，但旋即就会进入状态。你自身的某一部分真的会痛骂你自己。这就是来自内心的批评声，是造成抑郁症的主要原因。这是一种不断评判你、发现你内心欲望的声音。这是一种在事情出错时批评自己的声音。它不忘记也不原谅。*你怎么了？振作起来！你怎么还没去工作？你将永远一事无成！*如果你留心注意就会发现，当你有压力时，这种声音就会经常冒出来。这是一种恐惧的声音，试图为一个复杂困惑的情境寻找一个简单的解释，并很快选择了惯常的怀疑方式。

你自身的另一部分试图抵抗这种内部声音的进攻，我称之为胆小的防御者。但它没有用，因为它采用的是永远不会起作用的一贯的思维方式：同样陈旧的防御机制（如否认、合理化、分裂），转移注意力的方法（如酒精与药物、疯狂购物及暴饮暴食）。这些方法试图让我们逃避或忘却内部的批评声，但事与愿违，因为在我们逃避或忘却时，更强化了内部的批评声。那个批评声似乎总是不会上当：*你只是在自欺欺人，自以为是；你只是在欺骗你自己；想骗我可没那么容易！*

痛苦就这样持续着。自我苛责让我们饱受痛苦；随后，我们试图隐藏或逃避良心的做法使我们更加痛苦。这样下去是不行的。治疗是通过打破常规发生作用的。治疗不是屏蔽内部的批评声，也不是增强防御者的力量；相反，它是帮助人们从这种纠结中解脱。当人们被自己搞得精疲力竭时，我觉得他们对自己太过苛刻了。当他们处于防御模式时，我帮助他们去面对他们所恐惧的东西。

我的一位好朋友用"富有同情的好奇心"来描述治疗师对于病人所应该持有的理想态度。在治疗之初，相比于病人自己，我们对于病人及其问题更加同情、宽容、理解。我们以一种冷静、无畏的方式保有好奇之心，我们想要弄清楚事情是如何变糟的；而且我们认为，通过勇敢地面对现实，我们将帮助病人从痛苦中得到解脱。

内心的批评声与胆小的防御者之间的战斗很像反复无常的父母对待他们孩子的方式。当防御者占上风时，我们放纵娇惯自己；让自己摆脱道德的束缚；给自己许下明知不能遵守的承诺。然而内部的批评声就像生气的父母一样仍旧守在那里，等待我们的防御者犯错——就像它常常做的一样——准备责备我们，而且总是能挑出我们的错误。那些以这种方式被养大的孩子们，最终会变得恐惧并留下心理创伤，缺乏自尊且自我憎恨。我们应该用带有耐心、温和、爱、宽厚、仁慈、关怀的同情来取代上述做法。应该放弃评判，代之以同情、面对现实的意愿和全部的感受，没有恐惧，充满信心。

好奇心意味着从炙热的情感中稍稍超脱出来一些，是一种想要客观了解我们为什么有那样的感受和行为的渴望——特别是当它们困扰我们，让我们有自我挫败感的时候。**那会儿我为什么生气？是什么让我今天如此忧郁？** 我们看着自己，不是为了折磨自己，不是为了强化内部的批评声，不是迫切地想要迅速康复；而是带着同情、认真的态度，相信这一切都有合理的答案。无论我们的行为多么荒谬，感觉多么古怪，总是有原因的；而了解其中的真相能帮助我们释放自己。我们比往常思考得更深刻一些，更客观一些，我们不是给自己一个轻微的处罚，许下一个下次要做得更好的空洞承诺。*为什么？我在烦恼什么？为什么我害怕去思考？*我们应该明白自己的感受只是人类的正常情感；它不会摧毁我们或让我们疯狂，它可能只是在拍拍我们的肩膀，要告诉我们一些重要的事情。

当我们徘徊于内心批评声和胆小的防御者之间时，是谁在掌控我们？是谁在管理我们的生活，为我们做决定？我们脑子里就仿佛出现了类似电影《三个臭皮匠》里的人物：摩尔，这个野蛮的虐待狂折磨着我们；而拉里则徒劳地发出同情的辩解；科里，在这里象征着本我，充满了欲望和内驱力，所有麻烦最初都是由他引起的。没有人们掌控我们的生活，我们的生活像空中偏离了航线的飞机一样，正猛然下坠；永远到达不了目的地而且随时有损毁的危险。我们需要一个理智、冷静、足智多谋的领航员来帮我们清除这些人物。而且我们要靠自己才能找到这位领航员。而这恰恰需要运用正念的技术。

正如我之前所讲的，我们由于担心，由于不知如何处理压力而开始指责自己。但是每个人的生活中都会有压力。疾病、丧失、财务问题、工作问题，这些都将是我们必须去应对的。然而在我回顾长久以来在心理健康中心接到的新案例时，给我留下深刻印象的是：坏运气对于人们的心理问题产生了重要影响。我经常在想，如果我遭受了同样的经历，我能否像我的病人那样处理得当呢？当今，在我们的生活中，压力无处不在，霉运经常成为引爆点。当代社会如此不符合我们的身体和心理构造，使我们处于无休无止的压力之中，使我们的身体里时常充溢着应激激素，并不断把我们推到看不见的抑郁和焦虑的悬崖边上。如今，应该做出能够极大减少压力的种种生活上的改变了——更换职业，设定目标，解决当务之急，丰富活跃你的人际关系。这对每个人都很难，对于抑郁症患者来说更是如此。

糟糕的是，抑郁和压力会影响我们记忆力、专注力、做决定的能力。例如，相比于非抑郁症患者，抑郁症患者对于随机信息的记忆更加困难。当给予他们新材料时，抑郁症患者更难将它与他们已知的信息联系起来——信息并没有以有助于学习或记忆的方式被组织起来。抑郁症患者遭受的这种认知缺陷在需要进行复杂运算或独立思考的任务时表现得更明显。[1] 其他研究已经揭示了这种神经机制导致了抑郁症患者对于简单任务中的错误过度敏感。[2] 抑郁症让我们遭受感情痛苦，使我们做出自我挫败的行为，让他人离我们而去，且远不止于此。由于我们的思维受到了损害，当我们试图努力采取新的方式进行恢复时，从一开始便受到了阻碍。我们在记忆和吸纳信息方面出了问题，我们被一些琐碎的错误搞得心烦意乱。认知疗法也许可以治愈这些损伤，它将我们的注意力集中于思维进程，让我们遵循逻辑准则；但通过正念的练习，可以直接治愈抑郁症和压力造成的大脑损伤。

正念

正念这个概念当然不是我原创的；事实上，我和我的病人仍在学习使用它的原理和技巧。让我简单介绍一下相关背景吧：大约 25 年前，卡巴金和一些同事开始研究冥想对于身心的影响。他们最终研发出了一套为期八周的压力缓解和放松方案，现在一般称为基于正念的压力缓解法（Mindfulness-Based Stress Reduction, MBSR）。由于他们在美国马萨诸塞大学医学院工作，所以他们必须把研究设计得符合苛刻的学术标准。这就是为什么当他们展现出冥想能够显著地改善多种病症时，如重性抑郁症、慢性疼痛、焦虑和惊恐、贪食症、银屑病、纤维肌痛、混合型神经症、癌症病人的情绪和压力症状以及普通人身上的压力、焦虑和抑郁症状时，真的引起了人们的关注。[3] 随后的研究显示，如果“正常人”练习基于正念的压力缓解法，则能体验到与积极心境有关的大脑的种种改变，免疫系统也得到了加强。[4] 在这里我想说的是，如果一种药物也有这样的疗效，那拥有这种药物专利的公司将很快成为世界上最有钱的公司，我们每晚将至少 3 次看到他们用电视商业广告来宣传这种药物的好处。但是因为正念看上去是如此简单，同时又要求自律，所以不会出现那样的热潮。然而它正在以自己的方式悄悄地变得流行起来。一项新的治疗抑郁症的心理疗法，称为基于正念的认知疗法，在这方面有着巨大的潜力。我将在第十四章对它做进一步阐述。

已有研究显示，正念冥想练习会影响大脑如何处理情感，特别是对于大脑前额叶皮质，许多科学家认为我们的自我意识实际产生于此。冥想练习增加了前额区域的活动，使得大脑加工积极情绪而控制消极情绪，这一效果甚至在没有冥想时也会持续。大脑的这一区域包含一组神经元，它们用于控制恐惧中心——杏仁核——发出的恐惧和愤怒的信息。似乎我们练习得越多，越容易得到好的效果；我们学习控制烦恼的情绪就像学骑自行车一样；经过一段时间，我们无须经过大脑思考就可掌控这一方法了。

有些研究发现，每天进行数十小时冥想的僧人是世界上最幸福的人。美国威斯康星大学神经科学家理查德·戴维森（Richard Davidson）一直在从事大脑前额皮质左右额叶相关活动的研究。他发现，在他所测试的全球范围内的人群中，右额叶的活动更多地与不愉快或消极的情绪有关，而左额叶的活动更多地与快乐和热情有关。左额叶持续频繁活动的人通常持有较少的消极情绪，并且能从消极情绪中很快恢复。当理查德·戴维森教授对一位僧人进行测试时发现，受测者左右额叶活动表现出的差异最大。[5] 在其他僧人身上也出现了这一结果。我们并非要完全脱离俗世，每天进行十几小时的冥想；我们只是想通过有规律的冥想练习使得左侧额叶的活动更活跃一些。总之，研究发现，你做的冥想越多，左侧额叶活动就会越活跃，而右侧额叶活动就会减缓。

基于正念的压力缓解法是一种密集而简短的训练项目，然而正念是一种生活方式。卡巴金将正念状态描述为"以一种特殊的方式——有目的、聚焦当下、不做评判——集中注意"。[6]

对我自己而言，正念意味着有意识地尝试以一种新的态度对待你的思维、感觉及每天的体验——"一种开放的、同情的、客观的态度；一种有意识的努力，不受惯有的思维和行为的束缚，欣赏每一种体验的独特之处"。[7]它意味着带着爱而不是幻觉去审视你自己。

如果你对正念还不了解，那就想一下你很熟悉的与之相反的状态——心不在焉——大脑处于一种仓促的、高度警觉的状态，使得我们总是急于将任务清单上的事情完成；在重压之下我们不能聆听、关注或真实地评估新的信息。相反，我们会通过预先的刻板印象快速评估新信息：好的、坏的、无聊的、一个新的紧急情况，或我过会儿再处理（这意味着我将暂时忘掉它，直到凌晨四点钟我被压抑下去的许多担忧弄醒）。正念意味着活在当下，稍稍保持超然状态。它意味着完全吸纳你的思维、感觉及体验而不是将它们一扫而光。

正念也意味着学着去观察你的心灵是如何工作的，怀着一种同情的好奇心来审视自己。同情，就像一位密友，与我们共患难，但同时也能看到我们通常因为太熟悉而忽视的一些思维方式。好奇心告诉我们，我们头脑里没有东西值得担忧，却有许多值得去学习。我们也可以用同样的观点看待世界。练习使得我们更具观察力、更谨慎；在应对情感和冲动时，考虑得更加周到；抱有更多的好奇心，思考表面之下的问题，不急于草率地下结论；对于他人和我们自己更友善、更有耐心、更宽容。正念的一个重点是从思维、担忧、冲动中稍微超脱出来，不急于采取行动；而是期待如果你能后退一步，思考、审视你的内心深处，你将可能做一个更明智的决定。

有规律的冥想练习是达到正念状态的最佳方法，而且已有研究显示，它对于情绪、压力水平及健康有神奇的效果。如果你对此感兴趣或觉得可行，我强烈建议你实实在在地尝试一下，一周进行5天，连续进行两周。如果你能做到这些，你将获益良多——变得更冷静、更客观、思想更开放。但我必须警告那些极度抑郁的人，不应尝试正念冥想，因为他们筋疲力尽、几近崩溃地熬过了一天，或被悲伤淹没而无法从情绪中走出来。对于这类特殊群体来说，冥想更像是一种巨大的负担而且不会立即取得效果，它还可能会使你更加关注你的痛苦。然而，大多数抑郁症患者同样觉得冥想是一种巨大的负担，但我再次强烈建议你尝试一下。如果你能使自己坐下来冥想 5 分钟，那你可能会继续再做 15 分钟，一天做到这些就足够了。记住，你的抑郁症是对压力的一种反应，不是你要责怪的弱点，也不是一种只需通过药物就能治愈的疾病。正念练习是应对压力的最佳方法。

下面是一个被证明很有帮助的冥想的常规程序。

练习3：一种简易的正念冥想方法

❖ 找一处安静的地方，确保你在半小时或更久的时间内不被打扰。关掉手机、电视、音响。如果你养宠物，确保它们不会使你分心。我个人觉得打开风扇很有帮助，既可让人感觉凉爽也能产生些许轻微的噪声。

❖ 试着在一天的同一时间进行简单的冥想，但当你过度劳累或过度紧张或刚刚大吃了一顿时不要冥想。获得持久的健康和快乐的最佳方式是每天给你自己留出 1 小时来专门进行练习和冥想。我特别享受在运动之后冷静下来时进行冥想。

❖ 以一种舒服的姿势坐下。如果你想采用瑜伽的方式坐在地板上，最好拿一个薄枕头垫在下面。将你的双脚蜷缩在膝盖之下，注意不要扭伤了。身子坐直，挺直后背。让你头部的重量直接作用在你的脊柱上。如果你想坐在椅子上，就将你的双脚平放在地上，双手放在膝盖上或身体两侧。同样，身子坐直，挺直后背。姿势很重要，因为它能避免你打瞌睡。

❖ 闭上眼睛，开始慢慢地深呼吸。无须太过用力而使自己紧张，只要感觉舒服即可。在呼吸的同时，最好将注意力集中在一个词或短语上，使它与你的呼吸协调一致，如"吸气……呼气……"。你可以做一些调整以适应你的情绪。当我对抗自己的欲望时，我会默想"波浪……岩石……"。欲望如波浪一般汹涌，但岩石仍岿然不动。其他时候，我会默想"我在这儿，我在家里。"你也可以找到一些对你有意义的短语。

❖ 专注于你的呼吸。当脑海中冒出其他思绪和感觉时，任它而去，再将注意力集中到你的呼吸上。想象这些令你分心的思绪和感觉就像气泡一样，升到了一池静水的表面。气泡上升随即破灭，涟漪泛起而后消失。水池依然平静。再将注意力集中到你的呼吸上。

❖ 不要做评判。不要担心这样做是否正确，只管每天尝试着去做。记住，那些令你分心的思绪和感觉不过是你头脑中正常的噪声而已。要想接触到内心的宁静，需要练习和技巧。每次练习时，我都要花上几分钟清理脑子里冒出的做完冥想后接着干什么的想法。我已习惯于让自己"富有成效"，使自己处于忙碌之中。

❖ 当我准备冥想时，当我焦躁不安时，我常想起某次在工作坊中听到的一位尼姑的观点："如果你面对一个不易安抚的婴儿，你会对他大喊大叫吗？你会生气吗？你会使劲摇他吗？不——你会给他做一个摇篮。"这正是我们要有意识练习的：关心爱护我们自己。这也是冥想对于我们焦躁不安的心灵的作用；它让我们感到安全。

❖ 再将注意力集中到你的呼吸上。

❖ 你将会发现自己经常被侵入的思绪搞得分心——有时候你会想到必须要做的家务，有时是一些让人愉快或伤心的回忆。你还会被一些情绪打扰——主要是急躁和焦虑。记住，这些侵入的思绪和情绪是你大脑制造出来的正常的噪声，因为大脑早已习惯在压力下这样运作了。即使是最熟练的冥想者也会陷入这种困境。有些方法可以帮助你，例如，想象着将这些想法放进一个盒子里或列一个清单，你可以过后再看。或者只简单地告诉自己，"不，谢谢你"。不要让自己为此心烦意乱，因为你的确已经分心了；不要暗示自己现在的做法不对，仅仅将精力集中于你的呼吸就行了。另一个习惯是对自己做评价，你只要在冥想的时候不去管它就行了。

❖ 再将注意力集中到你的呼吸上。

❖ 如果你心不在焉或心烦意乱，就试着培养一种带有同情的好奇心的态度。以一种开放的、理解的、感兴趣的态度来处理你的沮丧之情。"我在想这里将会发生什么？"而不是"我不能做好。"

❖ 当你准备结束的时候，睁开眼睛。再坐上几分钟，同时再体会一下你现在的平静状态。

❖ 如果你要使用闹钟，请选择轻柔的闹铃声，不要弄得太大。在一些指导冥想的音频中，有一部分内容是除了有规律地偶尔播放寺庙的钟声以外，什么声音也没有的。或者你可以把你的手机或电子记事簿设置成定时器，用柔和的声音提醒你。

通常，人们期待冥想能引导他们获得非凡的洞察力，达到更高的意识水平，进入一种近乎完美的快乐状态。但这不是此种冥想的目的所在，这种冥想更像是对于大脑的一种训练。当我在工作坊里进行这一练习时，我通常会问有多少人开始体验到侵入的思绪了。这太无聊了，我的背开始痛了，我在回家的路上必须停下来喝点牛奶，我肯定做错了，冥想不适合我……参加研讨会的人都有这些想法。这是你大脑在做评判的声音，是来自你内心的批评声。这种声音是在压力下产生的，出于我们没有去深深体会就将我们的体验快速简单分类的这种需要。如果你陷入抑郁之中，这种声音通常就会在你身上出现。不要去管这些评判，只留意你的大脑是如何进行评判的。做评判的是你的大脑额叶，"高级"心理中心，它极力地想要进行持续的控制，而你对呼吸的关注却在分解它的力量。正念的一个主要原则就是学会暂时停止做评判，因为评判会导致产生绝对化的、僵化的、愚蠢的想法。但是不要因为评判而批判自己，这本身是一个很难改变的习惯。你只需留意，然后试着任它而去，尝试着从中得到一些快乐——我又来了，就像一个俱乐部的守门人一样；你来了，你又走了；我可怜的大脑额叶一想到要失去控制肯定吓坏了吧。你也许会注意到，第一个念头出现 5 分钟后，另一个与之相矛盾的想法就会冒出来；然而在那时，你会觉得两个想法同样正确、同等紧急。所以这种评判根本不是理性的思维过程，尽管它看上去很像。

有时，当我冥想的时候，我会想起我家后院的小池塘。那里十分宁静，小喷泉，睡莲，青蛙，阳光明媚。当我想着怎样改善我那小池塘时，我知道我不能很好地集中注意力了——**装一个更好的过滤系统，加固边上的石头防止它脱落，更换一些植物**……这就是我们的大脑被训练成的解决问题式的思维模式，甚至到了本来没有问题而非要制造问题的程度。我的池塘本就很不错了，可我原始的头脑总是要力争使它变得更好；我那缺乏安全感的内心也总是试图把一切做得更好；我的消费者心态总是在寻找一些新鲜的东西。有时候，想要保持不变也是很难的一件事。

诚然，学会经由或不经由冥想达到正念的状态并不容易。如果我们成长于一个安全的家庭环境，我们在孩提时会很自然地学会这种技巧；但步入成年后，我们则容易失去这种技巧。重新获得它则需要付出努力。首先，你可能不把它当回事，因为它听上去太简单了，所以你很容易忽视它。而且，患上抑郁症时，生活中的一切会压得你喘不过气来，谁还会准备尝试在一天中给自己增加另外半小时的麻烦呢？记住，匿名戒酒者互助会的名言，"看起来简单，做起来难"。记住，那些每天练杂技的人是花了三个月的时间才重塑了大脑的。所以一两周后，当你觉得自己不善于此时，不要放弃。那是抑郁在劝说你放弃。如果你已经花了两周时间，那么你的大脑已经开始有所改变了；如果你感到气馁或偶尔一天没做，也不会有什么损失。你只需重回正轨就行。

史蒂文·海耶斯（Steven Hayes）是接纳与承诺疗法的创建者，他提出了一个引人注目的观点。[8] 我们了不起的大脑非常善于解决问题；但我们的很多重大问题都无法解决——痛苦、疼痛、损失、失望、拒绝、疾病、恐惧、愤怒、嫉妒，诸如此类，不胜枚举。当我们期待了不起的大脑去解决这些问题时，会使自己的情况变得更糟，因为我们遭受到了挫折。然后，我们觉得自己不够好，开始苛责自己，并质疑自己的能力。

试着来做一个思想实验吧：*假设你感到很伤心，但又尽自己最大努力试着不要令自己有这样的感觉，而是让自己感到快乐。*乍听之下，你就知道这很荒谬；没人能以这样的方式控制自己的情绪。当然，如果你一直在尝试，在一种完全有意识的状态中是有可能成功的。毕竟，这似乎是合理的，拥有如此出色的大脑，我们应该有能力控制像伤心这样简单的事情。但是，这就像"不要去想粉色大象"的命令一样。我们越是压抑一个想法、感觉或画面，它们越是抑制不住地从我们的脑海中冒出来。这的确颇为讽刺。所以你将不断地察觉到你的悲伤情绪，而这将会让你变得更悲伤。你还会觉得自己不够好，能力不足，因为你连摆脱悲伤的心情都做不到。我们不要直接尝试控制自己的感觉，不要去防御、否认、投射、合理化，我们必须采取一些不同的方法。

例如，抑郁症患者会很自然地认为，深入思考自己的问题将会帮助他们找到解决之道。但是当思维变为一种思维反刍时，它只会使你永远处于抑郁之中；所以你会感觉更糟、更僵化、更无助。[9] 我们大多数人偶尔都会有这样的想法：*我怎么了？其他人似乎不像我这样担忧，其他人好像都可以掌控自己的生活。*当然，我们不可能总是看到他人的痛苦。我们试图解决所有只和人性有关的问题，但其实我们无能为力。我们期待自己能够掌控一个不适合我们的世界，一个让我们总处于战斗或逃跑模式下的世界，对此我们无能为力。但是我们觉得自己不能放弃。

这是有关大脑研究的重大发现。事实上，我们无法通过思考解决之道来改变我们自己。当然，我们确实必须通过思考来理解我们的处境，而理解能引出新的观点、新的解决方法——但是解决方法必须付诸行动才行。一旦你被自己的担忧、伤心、悲观主义情绪给封在了罐头里；除非你有一个开罐器，否则甭想出来。而正念练习就是一个开罐器。

超脱

抑郁症患者痛苦的原因部分源于试图控制他们无法控制的事情。的确，一些研究人员认为，过度担忧是抑郁症的显著标志。抑郁症患者反刍他们的问题，没完没了地琢磨同样的事。而我们会为解决问题的每一个可能方法找到一个反驳的论据，然后以不采取任何行动告终。这种反刍的思维风格是抑郁症独有的一个特点。有些人认为，女性更容易这样想问题，男性则更可能采取行动。而这也可以从一个方面解释为什么女性更容易抑郁（也可以解释为什么监狱里关着的多是男性）。[10]

茱莉亚是一位从超脱中受益的患者。她和丈夫都出自家庭功能失调的成长环境；他们自大学时就在一起，已经20年了，他们为自己和两个孩子营造了美好的生活。但美中不足的是她丈夫有酗酒的毛病。从量上讲，他喝得并不多，但有时候他似乎醉得很快，而且醉得很厉害：神志不清，说话含混不清，颠三倒四。茱莉亚有时怀疑他一直在偷偷地喝酒。她经常看到他一晚上喝三回，身体似乎也没什么反应。

这些年来，茱莉亚和她的丈夫就喝酒的问题谈了许多。她丈夫同意自己需要小心酒精，但并不想戒酒。当她的丈夫出差时，或开车回家前与同事喝酒时，茱莉亚都很担心丈夫会出事。茱莉亚清楚自己是一个好反刍的人，从各个角度检查可能出现的各种问题，而有时候这让她更加困惑。但茉莉亚已经意识到对丈夫的监督引起了她丈夫的不满，她丈夫讨厌她监视自己，有时还会挑衅似的故意在家里打开一瓶啤酒（通常都喝不完）。现在，茉莉亚和丈夫达成了协议：如果丈夫喝酒后对自己如实相告，茉莉亚就不责怪他，除非他明显在说谎。我怀疑问题不会就此结束，但至少到现在，这样做有助于维持他们之间从许多方面讲都还不错的关系。

若不是做了正念和超脱的练习，茉莉亚将永远不能做到这一步。她的练习始于她处于青春期前的孩子们。她发现当她拒绝卷入他们之间的争吵时，争吵很快就会平息下来。她为家中哪些是可接受的行为制定了严格的规定，孩子们在很大程度上也都遵守了这些规定。当他们违反规定时，她会沉着坚决地执行惩罚措施。现在，她把这一套也用到了丈夫身上。让她不再苦恼于丈夫的事并不容易，但现在这都在她的掌控范围之内。

超脱是我们极度渴望的，是一种克服头脑中的噪声而看清事物重点的能力。超脱建议我们与具有感染性的情绪保持一定程度的隔离——不要卷入他人的惊恐或愤怒之中，而是对一个情境能引发怎样的情绪做出我们自己的决定。它意味着危机最终会被化解，连惊恐这样的感觉也会消散。对于情境或他人的情绪，我们所能做的十分有限。

超脱有一种如苦行僧般修行的意味，是一种与西方截然不同的东方价值体系；西方是以消费为导向的社会，拜金主义至上。既然我们确切地知道追求物质享受意味着更不快乐，[11] 也许该是我们大家一起努力改变价值观的时候了。超脱有时意味着放弃——这个观念可能会冒犯许多人，但我们确实应该经常想一想。战略性地放弃一个不可能完成的任务不过是明智的做法，而不是耻辱。我们都见识过不久于人世者的智慧，从日常生活的挣扎中抽身，花更多的时间与家人在一起。但其实我们都在走向死亡，只不过我们其中的一些人比其他人走得快一点儿而已。我们必须接受现实，"打好"我们自己手中的牌。

抑郁症似乎有一种沉迷的特质，使我们无法超脱。我们经常不断地担心自己无法掌控的事情，或暗示自己只有一切都在控制之中我们才会幸福。我认识的一位女性有两个同性恋的儿子。她觉得她已经接受了他们是同性恋的事实，但令她感到十分心烦意乱的是他们决定不要孩子。在不久的未来，她也许无法与同龄人在一起聊天了，因为人家都在谈论自己的孙子孙女们。这听上去的确让人难过；但更让人难过的是她看不到出路，她觉得自己的余生必将因此而痛苦万分。

有两个问题有助于达到一种现实可行的超然状态：这个对于明天（或下周、下个月）真的那么重要吗？对此我真正能做些什么呢？如果我处在一个受情绪高度控制的、但结果对我来说并非十分重要的状况下，也许我不必只为获得一些情感上的慰藉而冲动地行动。如果我处在一个重大的困境中，但我的选择十分有限，那么渴望不可能的事情发生只会让我自己痛苦。

学会管理压力实际上是指管理我们在压力情境下所感到的愤怒和焦虑。只有当这些压力产生的情绪副产品处于控制之下时，我们才可能去思索如何创造性地应对棘手的情境。

当我刚成为一名心理治疗师时，有一回，我的一位来访者要用刀子划自己。他叫我给他女朋友打电话，劝她回到他身边。老实讲，从专业角度看，我认为他不能没有他的女朋友。当我拒绝时，他冷冷地抽出一把长刀，从肋骨到心脏比画了一下，然后把刀尖压在胸膛上。"我觉得你还不明白我是认真的。"他说。

那一刻我万分焦虑，不知所措。我知道，如果我打电话给他女朋友，我就会被他操纵，但我又怎能让他刺伤自己呢？我想起了在案例分析课上督导给我们的建议："当你陷入困境时，起身去趟洗手间"。我站起身，离开房间，对他说我必须征求一些建议。我走到下面的大厅里，把这件事告诉了一个同事。随后我们领导走了过来，我跟他也讲了。我的焦虑"传染"给了同事，我们三个商量了大概 10 分钟，最后决定应该给他女朋友打个电话。但当我回去时，我的来访者已经走了。显然，他一定觉得在一个空房间里拿着把刀对着自己有些傻。那天的晚些时候，他又给我打电话，对我撇下他不管大发雷霆，但我松了口气。

我运气不错。在惊慌中，我想起了一位督导的建议，而且效果比我预期的要好。我从这位来访者试图制造的纠结挣扎中"超脱"出来了。我们需要学会从我们内在的纠结中走出来。当我们被自己的情绪缠住，当我们感觉身临现场，在压力之下必须想出一个解决方法，而对此却似乎无能为力时，我们就丧失了思维的能力。我们的身体充满了战斗或逃跑的激素，当然这对于躲避老虎的攻击很有帮助，然而它们无助于——事实上绝对妨碍了——创造性地解决问题。我们想不出新的解决方法；只能出于本能，或是按之前在类似情境中的做法做。无论我们做什么，只不过是之前徒劳无用的老一套。

陷入压力之中时，你只有三种选择：改变、逃避或接受。在特殊情况下，每一个选择都可能是最佳方案，它们在本质上没有好坏之分。西方文化更重视行动——我们佩服那些采取行动改变困境的人——所以你可能会认为改变处境总是最佳选择。逃避听上去有些令人感到羞耻，而接受听上去有些消极被动；但是生活中的很多事情是我们无法改变的，一些事也不值得我们如此费心。智慧指的是你知道什么才是你值得为之奋斗的。当你被一辆 18 轮的大卡车堵在路上时，你不会为了路权而打架，而会避免被碾压。我们总在练习这样的逃避，但从不肯承认这一点。而接受意味着面对现实。例如，当我们面对疾病带给我们的压力时，我们无法逃避；也没人去抗争，尽管有些人把给他们带来坏消息的医生解雇了。重点在于审视你的选择并做出清醒的决定，如果你不能改变无法改变的处境，也不要过多责备自己；不要在企图改变和试图接受之间摇摆不定；好好考虑一下这三种选择：改变、逃避、接受。

我认为，我们需要从不同的角度来了解我们的思维过程，而不是我们理所当然认为的那样。读者对此应该不会感到意外。我们需要一种更正念的思维方式。当我们随着时间的推移而正念地观察自己时，会发现我们的思维在不断地变化。昨天似乎还是件挺大的事儿，今天不知怎的就消失了。我们非常重视的问题已经离我们而去。正念地观察我们自己，你会发现，我们习惯于认为思维是一种心理事件，是在我们的大脑里产生的。我们要断绝这种想法，即认为我们的思维是绝对的真理或将它视为必须立即执行的道德律令。如果我们意识到了自己的思维是如何被其他因素影响的，比如感觉、当天的压力、天气、背景音乐、喝了多少咖啡、服用了多少盐酸舍曲林，我们就不会那么相信这些思维了。这并不表示我们要完全忽视自己的思维，或变得太过于闲散、超脱而对什么都满不在乎；或因为总是能看到一件事的各个方面而难下决心。我们可以不那么依赖我们的思维，但对我们来说，它们仍然至关重要。

我们可以继续以正念的方式锻炼思维。我们可以将我们的想法和感觉放在一起，考虑它们提供的证据，以此做出相应的决定。我们可以意识到压力对于快速做出决定的影响，并且可以培养自己的耐性，等待着，直到我们确定想要的时候再行动。随后，我们就可以仔细观察自己所做决定的效果了。

第十章　人际关系

对抑郁症患者来说，一个莫大的讽刺是，他们渴望与他人建立联系，而抑郁症这种疾病的性质使之变得不可能。大卫·卡普（David Karp）在《谈及悲伤》（*Speaking of Sadness*）一书中写道："抑郁症的最大痛苦源自认识到，在抑郁症发作期间，要建立本可以使人好转的人类之间的感情联系似乎不可能。"[1]

抑郁症患者会变得很难与人相处。我们想要从他人那里得到很多东西，但我们会对自己的需求感到尴尬和困惑，所以我们不能将它们明确地表达出来。我们与他人相处的困难，部分源自我们错误的情感习惯、行为习惯、认知习惯（这些在之前的三章里已经讨论论过了），但是大部分源自我们的"关系习惯"——我们对他人的期待及我们的沟通技巧。抑郁症患者对他人有不切实际的需求的部分原因是我们很少直接诉说需求，而是将它们像秘密一样藏在心里。如果我们敢于冒一定风险成为一个好的沟通者，我们就能够说出对他人的需求。他人可能不会满足我们，但也不太可能像我们认为的那样抛弃我们。相反，我们可以与之交流并建立真正的关系。

对拒绝的敏感性

抑郁症患者对他人的感觉十分敏感，但他们的知觉以一种加重其抑郁症的方式歪曲了。实验室的实验显示，他们对于快乐的面部表情的识别和反应存在困难，但似乎对于悲伤的表情过度敏感。[2] 所以他们对于他人的喜悦并不回之以喜悦，但悲伤能使之产生共鸣。其他人的情绪（除了积极情绪）很容易感染抑郁症患者。他们的雷达出了故障，在"读人"方面存在困难，因为他们对于他人的需求歪曲了他们的知觉。他们过度使用投射（将自己拥有的情绪放到他人身上）及内摄（吸纳他人的情绪并将它们整合成自己的一部分）的防御机制，这就使得人际关系中的感情变得一团糟。

关于抑郁症患者的一个有趣的观察发现，相比于其他人，他们似乎对于拒绝、损失、抛弃的反应更加强烈。好像他们很敏感，能轻易觉察到周围人赞成或反对的微妙暗示。对于轻微的反对意见，他人可能会不屑一顾或要争论一番；而他们却会大吃一惊。我们用**对拒绝的敏感性**[3]这一术语来描述这种情况。

发展出对拒绝的敏感性这一概念的研究人员主要是对精神药物学感兴趣，5-羟色胺选择性重摄取抑制剂的效果似乎支持了他们的观点。抗抑郁药似乎使得人们不那么容易被挫折和拒绝击败。他们仍旧能意识到这些事情，但药物似乎使得他们变得更加客观了。一位病人总是被她丈夫的嘲笑搞得心烦意乱，如今她将此视为丈夫的一种情感表达方式；另一位病人之前一直逃避升职的尝试，现在她开始努力尝试了，因为她明白了即使无法晋升也不是世界末日。在第十二章我们将看到，效果远不止于此；但是许多高度敏感的人需要什么东西来把"音量"调小，至少暂时要这样。

在心理治疗领域，有关这一问题的观点也产生了一些令人兴奋的变化。自我心理学领域主要关注抑郁症患者"自恋受损"——需要他人或外界给予自己过多的安慰，这样才能感到完整、有能力、有活力。主体间疗法聚焦于病人与治疗师的世界的界限，特别关注是什么使得病人感到被拒绝、抑郁或受伤。辩证行为疗法的主旨是"彻底地接受"——进入病人的世界，透过病人的眼睛看问题，而不是试图纠正。家庭疗法关注边界的混乱——极易被他人的所言、所思、所感影响，极易将自己与他人的想法和感觉混淆。拿我自己来说，我母亲的自杀让我对自己产生了严重的怀疑：如果她真的爱我，就应该像一个母亲一样爱她的孩子，那她为什么自杀而把我抛弃？难道这不是表示我一点也不值得爱吗？我应该寻求他人的帮助让自己对自己感觉好一点；但同时出于自我怀疑，我害怕真的与他人建立联系，这会导致我感到孤独与无助。在我现有的关系中，当我向他人表达自己的需求时，我需要特别留意表达得是否清楚。我责怪他人无法使自己开心，我把让每个人快乐看作自己的责任。我是否需要一个精通自体心理学的人对我进行单独治疗，或接受家庭疗法来帮助我理清种种关系的边界？或仅仅是自己的敏感性阈限太低，需要药物的帮助使我不那么敏感？

也许最理想的治疗方法是将三者融合在一起，也许三种方法中的任何一个对我都很有帮助。我认为，出现想要进行整合的新观念和研究丝毫不令人感到意外，即使这会让我们在短期内对一些事情更困惑。科学家们试图从不同的角度研究我们这个时代最重要的心理问题：身份的缺失、空虚或疏离感、绝望感，以及想要重获成为中心或完整感觉的自我挫败性企图。这些问题不只是出现在抑郁症患者身上，虽然我们可能感觉他们身上的这类问题更突出，但问题同样也出现在了我们的整个文化中。科学家很自然地试图从不同的角度来了解谁会来寻求帮助。我们无须解释弗洛伊德的癔症（症状是不可思议的神经层面的瘫痪或变盲）——它几乎从西方文化中消失了，因为造成这些症状的社会环境业已消失。我们需要做的是去了解那些抑郁的人，那些太过在乎他人看法的人，那些感到存在于生活之外的人，那些竭尽全力却从未感到成功的人。

抑郁症既是由不良的人际关系造成的，同时也会引起人际关系的失调。也许我们生来就比他人对拒绝更加敏感；但是我们可以学会控制这种敏感性，并且通过学习如何有效地沟通来改善我们的关系。

元交流

以下这些对话有什么问题吗？

她：音乐会什么时候开始？
他：七点半之前你就得准备好。

她：有多少人来参加宴会？
他：别担心，食物多得是呢。

他：你快做完了吧？
她：你想现在就吃饭吗？

不管提问者对这些回答有什么感受，现在他们有一个选择——依感受而行动或把感受说出来。如果有人这样答复我，我会有一种拿起身边的东西砸过去的冲动，因为我觉得自己被当成孩子了。但我最好还是说出来："我觉得你有些过度保护我了。你以为你知道我想要什么，但是你错了。请直接回答问题就行了。"这就是元交流的一种形式，谈论我们如何谈话。对话的内容就是我们谈论的东西，而其中的方式就是我们如何进行谈话。内容如同歌词，而方式则是旋律。哪一个更直接触及感觉？从感觉的角度看，方式像旋律一样，直接触及大脑的感性部分，而内容却需理性地分析。如果我们感到受人聆听和尊重，如果聆听者注视着我们，点头，提问；我们可以更容易地面对回绝。如果我们感到被人漠视或被人低看一等，如果聆听者连看都不看我们或心不在焉；即便得到了我们想要的东西，我们也可能会颇为不满。我们所有的交流都在这两个层面上展开，歌词和旋律，文本和潜台词，内容和方式。交流本质上是发送者有意识地想令接收者明白所传递的信息。而元交流同样也很重要。它为信息提供了一个框架，这个框架告诉我们如何解释信息的内容。大声地、愤怒地说出我恨你，与笑容满面地在肩膀上"轻"打一拳说出来（在你讲了个蹩脚的笑话后），或用隐含着"别太当真"（你玩扑克赢了一局之后）的口气说出来，效果肯定大相径庭。元交流同样与发送者和接收者的关系有关。元交流的句式是这样的，我关心你，我比你好，我听你的，我有权命令你。在很大程度上，元交流是话语的"旋律"，是语调，是面部表情，是姿势。

下面是我最喜欢列举的文学上的例子，节选自《了不起的盖茨比》（*The Great Gatsby*）：

> "想去城里吗？"黛西迫不及待地问。盖茨比的眼神瞟向她。"噢，"黛西叫道："你看上去太酷了。"
>
> 他们眼神交会，呆呆地望着对方。她努力地瞥向桌子。
>
> "你总是看上去那么酷。"她重复道。
>
> 她告诉他说，她爱他。而汤姆·布坎南（黛西的丈夫）瞧见了。他很震惊。[4]

内容的交流涉及大脑左半球，这一半球运用逻辑并喜欢事实。元交流，无论是言语的还是非言语的，主要涉及大脑右半球，负责情感的一边。当交流表达的信息与元交流表达的信息相互支持、补充时，我们的交流是协调一致的，无论在理性还是感性层面，我们都"明白了"信息所传达的意思。但当信息的内容在说一件事而元交流在说另一件事时，就出现了不协调的交流，我们就可能困惑、焦虑或愤怒。

将对话的焦点从内容转移到过程上是解决交流问题的一个很有效的方法。当我妻子问我想吃面食还是鸡时，我回答说无所谓，我常忽视的一点是其实她想和我一同做决定。如果我以一种"别来烦我"的态度说"吃鸡不错"，我仍是在忽视她，即使我回答了她的问题；她会觉得被忽视（而我会内疚，即使我并没有意识到这一点）。她所能做的就是对我说："不要这样对我不理不睬"，或"把你手上的书放下一会儿不会损失什么"——从内容转移到过程上，让我知道自己无礼了，让我知道她只是需要一些关注。（当然，责任不在她，而在我。我应该考虑得更周到才是。）

坚定而自信地交流

抑郁症患者经常陷入取悦他人的陷阱之中，不顾一切地试图让他人高兴，以此获得他人的关注和爱。而这通常只会把别人吓跑，因为人家知道这根本就是假的。你给人的印象是，为了博得他人的喜爱，你乐意说或做任何事情，没有任何底线和原则。学会如何更加坚定而自信，这教给了抑郁症患者完整而全新的沟通技巧，从而取代这些已成为其第二天性的自我谦虚的、任人利用的习惯。如今你可以选择很多书籍、磁带、课程，来帮助你学会如何变得更加坚定而自信。当人们对我们无礼，威胁我们或想操纵我们时，我们大多数人，特别是抑郁症患者，常以沉默对之，并忍受痛苦，而我们的自尊也会渐渐降低。我们偶尔也会发脾气，让自己变得和惹你生气的那个人一样；但这不会解决争执，我们还会自己惭愧；而坚定且自信的表现则会增强我们的自尊。如果我们自尊自重地对待自己，他人很可能也会这样对待我们。我们所传达的是这样一种信息："我和别人一样优秀"。

坚定而自信意味着你清楚自己的权利，并给予自己和他人同样的尊重。这不表示固执己见、吹毛求疵、控制、自私。实际上，学会仔细聆听是坚定且自信训练的一部分，确保你很了解他人的处境，你很认真地考虑了他人的和你的权利。自信而坚定意味着明确你想要的东西，用清楚的语言表达出来，并维护他人的尊严。

有许多资源可以用来学习变得自信而坚定。[5]艾德蒙·伯恩（Edmund

Bourne）在《焦虑与恐怖症自助手册》（*The Anxiety and Phobia Workbook*）中，简要概述了如何形成坚定而自信的回应。

1. 客观地评估你的权利。目前的情况有什么不对劲儿？你有权利去期待获得与现在不同的对待吗？我们容易忘记自己其实有一些基本的权利，包括改变想法的权利，说"我不知道"的权利，被尊重的权利，可以感受自己的感受的权利。

2. 选一个你打算解决问题的时间。如果你和你爱的人、同事或你经常打交道的人发生了冲突，就定一个双方都方便的时间谈一谈。记住，有些事情是需要马上解决的，不要等到事态进一步恶化。

3. 讲清楚这个问题是如何影响你的。要非常明确地说明他人的行为是如何伤害了你或给你造成了麻烦的。你所要做的就是这些。有时候，人们意识不到他们对你造成的影响。要用平静、客观的语言，尽量避免批评。

4. 用适当的口头的或非口头的语言陈述你的感觉（这需要练习）。这就涉及"自我陈述"了。"你的音响声开得太大时，我没法完成我的工作"（第3步）。"我担心我不能按时完工"（第4步）。他人可以不为你感受的方式负责，但他们有权了解。如果你不说出你的感受，那你是在假设他人知道你的心思。

5. 告诉他人你想要什么。语言要简洁、直接、具体："我想让你帮忙洗碗"而不是"我要你多为我考虑考虑"。着重描述他人的行为，而不涉及其性格品质，避免让他们产生防御心理。

6. 陈述后果。明确地说清他人合作或不合作所产生的后果。不应将它作为一种要挟，而是自然的结果："如果我完成了我的工作，过会儿我们就能出去了"。当你很清楚你的对手是个拒不合作的"老顽固"时，你可以指出他拒绝的后果："如果你不让我完成我的工作，我们就没钱买你想要的东西了"。

很少有抑郁症患者能够做到坚定而自信，而坚定且自信的人也不太可能抑郁。我不认为只靠训练让人坚定而自信就能治愈抑郁症，但学习这些技巧对于提升自尊有很显著的效果。它能教会我们如何表达自己的感受，提醒我们在人际交往中的权利，帮助我们满足自己的需求，解决我们与他人关系的困惑和冲突。最重要的是，如果我们不尊重自己，我们就别奢望有什么自尊。希望我们生来就有自尊只不过是抑郁症患者的奇思妙想；恰恰相反，像其他对抗抑郁症的技巧一样，自尊是必须去习得的。

有歧义的交流

我们希望与我们亲密的人能完全理解我们，这似乎是很自然的事。但这是成年人必须抛弃的想法。婚姻专家的一个观点是，希望配偶读懂你的心思是不公平的，也是愚蠢的。如果你不交流，你就不能责怪你的伴侣不理解你。

变得坚定而自信的许多技巧将有助于防止有歧义的交流发生。一个常见的问题是，当非口头的信息与口头信息相互矛盾时，困惑就产生了。闷声闷气地说"你走吧，别管我了，咱们回头见，我真的不介意"，只能使听者更糊涂；她应该关注内容（离开）还是语气（闷声闷气）？如果你心不在焉地说："如果你方便，帮我捎一些冰激凌来吧"，那么若对方忘了这件事，你就不该生气。一个人带着歉意地表达想要被公平地对待，只会弄巧成拙；他有权被公平对待，根本无须为任何事情道歉。

并不是只有口头的和非口头的交流存在矛盾时才会产生歧义。我们自己的语言就经常自相矛盾：有时我们无法用语言表达我们的感受，有时我们想要求一些相互矛盾的事，有时我们只是不知道我们想要什么。当我们亲近的人不知道怎样才能令我们最高兴时，我们却会对他们生气。无歧义的交流比我们习惯的交流方式更有效。要想表达清晰，我们必须知道我们在想什么，然后具体详细地说出我们的想法，要特别注意我们说话的内容和方式。我们常持有这样的观点：交流，特别是相爱的人之间的交流，应该是毫不费力的；真正亲密的人之间应该是心有灵犀的。这种想法很危险。但是，只要进行练习，认真地、无歧义地交流几乎就可以变成再自然不过的事情。它所带来的好处就是增进亲密的程度，提高关系满意度。

一位抑郁症患者在周末去了一个带点宗教色彩的治疗场所。她把她的经历告诉我，说她并不满意目前的治疗方式。

"所有的治疗师都令我失望。我尊重你，但我更想要一些……精神上的帮助。一位精神导师，一位领袖……一个真正理解我的人，真正知道我想要什么的人，知道我应该做什么的人。肯定有一些开悟了的人，他们想要给予别人指导而不求回报。我也不喜欢治疗中涉及钱。"

我试着想象真的有些人给予别人指导而不求回报。尽管确实有圣人和真正无私的精神领袖存在，但那只不过是凤毛麟角；而且他们也会要求你遵守一定的规定。大部分给予别人指导的人至少期待一件东西：服从。

我告诉她，从某种意义上讲，钱是一种保证。除了向我支付治疗费用外，她不必为我做任何事情。她不必非得喜欢我或尊敬我。她不必非得采纳我的建议或按我的期望行事。当我收了她的治疗费而为她提供一种专业的服务时，交易是开放的、光明正大的。

她换了个话题，开始回顾她和男人的故事。她丈夫比她大，曾经是她的领导。她丈夫显得自信而又博学，她觉得丈夫能教给她一些东西，但她很快就发现丈夫有极端的控制欲。如果她不按丈夫的方式刷碗，他就会大发雷霆。她丈夫告诉她，她只是个孩子，什么都干不了。最终，她鼓起勇气离开了他。

但她还是需要一个导师似的人，一个她觉得能完全理解她的人。她还不愿抛弃她那幼稚的想法：如果一个人足够爱我，那他应该无须交流就能明白我的心思。她不明白即使一个心怀善意的导师也可能伤害她，因为他不习惯奉承和变得强势。也许她还会发现，与自由相比，服从更让人不舒服。

投射和投射性认同

投射和投射性认同是另外两种被抑郁症患者滥用的防御机制，常使得交流中出现更多的问题。投射是指让自己的感受与自己的意识脱离，而将它归咎到别人身上。"你真的想打架，不是吗？"那些非常敏感的人常过度使用投射。他们把对自己的糟糕感受投射到其他人身上，总是把自己视为受害者，到处抱怨。投射性认同是种令人困惑的模式，似乎不可思议，但的确发生了：因为你将愤怒归咎于我，我就真的想要打一架了。它不光是愤怒，还可以是任何情绪；你说我有现在的这种感觉，我就真有这种感觉了。而且你几乎从来不直接"告诉"我。如果你出于一些原因想要我对你发火，那么你可能会小心翼翼，提心吊胆地问问题，表现得畏畏缩缩。我很快就会发火，但我们谁也没有意识到我们是如何变成这样的。投射者和接收者像被困在一个复杂的网里，彼此纠缠在一起，似乎无路可逃。

一位丈夫说好八点半之前回家，但到家时已经九点一刻，他之前也没打电话通知妻子。他们的晚餐泡汤了。他对妻子说的头一句话是："你不会因为我晚回来一会儿就想破坏整个晚上的气氛，是吧？"他正在告诉他妻子，她没权利冲他发火，而她只好忍气吞声。这是"煤气灯效应"的一种形式，一方让另一方质疑自己的心智。煤气灯效应是一种操纵形式，会严重损害接收者的自尊。

像所有防御机制一样，投射和投射性认同试图解决我们的需求、恐惧（或我们的良心）、对他人的期待及现实的残酷之间的冲突。我渴望爱、亲密的关系，但我害怕失去。如果我让别人太接近我，我会受到伤害。我可以把这种恐惧投射出去，认为任何想要接近我的人看上去都爱管闲事，控制欲极强。投射和投射性认同可以将现实歪曲到一种破坏性的、令人不安的程度。因为它们是交流模式的重要成分，因为在人际交往中事情发生得太快以至于我们很容易感到困惑；所以与否认、隔离或压抑相比，这些防御机制更少引起人们反思。控制这些防御机制的最佳方式是与一位值得信任的伴侣一起，对彼此的交流进行认真分析。

任何人，无论是抑郁症患者还是非抑郁症患者，都可能采用投射和投射性认同。而且它们特别容易在亲密关系中被唤起，尽管亲密关系对我们颇有益处，却是令人害怕的——我们害怕陷入其中，无法自拔，被他人支配、控制；或我们所分享的秘密可能不利于我们；或我们最终会因为那些秘密而被抛弃和拒绝。抑郁症患者可能会把对自己的糟糕感受投射到那些关心他们的人身上。一个失业的丈夫认为妻子说的那些话不是对他的安慰；他怀疑自己的价值，但心理防御机制却将它归咎于妻子。被拒绝了几次后，妻子不再试图安慰他，而这一举动又强化了他认为妻子不关心自己的信念。这样的易怒和自我可怜的表现上演了几周后，他妻子真的开始如他一直归咎于她的那样对他抱有种种质疑了——投射性认同发挥作用了。

当我假设你明白我的意思时，同样是一种投射。当我确信我已经很清楚地表达了我的意愿，而你只是倔强地拒绝去领会，因而使得我生气恼怒时，我只会与你交流我执拗的想法。这种非常确切地知道他人想法的非理性的感觉无疑也是一种投射。[6] 它靠的是情绪而不是逻辑。

很显然，我们要做的就是验证我们的假设。（就像有人曾经讲的："当你假设时，你把你自己和我都当成了傻瓜。"）我了解你吗？我把自己想说的向你表达清楚了吗？重复别人所说的话（"我听你说，你对我想在聚会上早点离开很失望"）看上去太简单了，以至于容易变成夸张的描述，却是开始的机会。它对于发展共情是个很好的练习。

除了我们的假设，我们还可以从我们的期望中学到些东西。如果我因为妻子花太多时间哄孩子们上床睡觉而烦闷的话，当我告诉她之后，她会质疑我的问题。时间多久才算是多呢？我究竟想要她干什么呢？她与孩子在一起的时间妨碍我了吗？我也许会发现一个不安的真相，我想让她把我的需求置于孩子之上。也许我得质疑一下这是不是一个公平的假设，与我在其他方面的感觉是否一致。彼此达成妥协是可行的：

孩子们小的时候，我在工作中会一直想着他们。我迫不及待地想回家陪他们玩儿，只是想分享他们简单的快乐。而我妻子却整天和他们待在一起，她也迫切地等我回家，好跟我说说话——通常是谈谈孩子们如何调皮捣蛋让她吃不消，而这却是我最不想听的。

几个月之后，我们明白问题出在哪儿了。只要我一回来，她就开始抱怨，而我就变得不耐烦，对她置之不理。她会很生气，感觉受到了伤害，而我觉得计划中的美好夜晚就这样泡汤了。后来，我们达成了妥协：我们一起陪孩子们玩一会儿，然后在她准备晚餐的时候，我单独陪孩子们玩儿。吃完饭后，我帮着刷碗，她稍微休息一下。这对我们都很好，我在和孩子们相处的时候发现，并不是他们所有的行为都讨人喜欢；而她也得到了休息，不再像我刚回家时那样累了。

当我们感到被人误解时，我们比较容易受到诱惑变得退缩。这是抑郁症患者最擅长的。我们有很多种方法来取悦自己。被找碴、被误解、被孤立的感受是一种习惯性的、让人自在的感觉。从某种角度上说，我们认为这种感觉是对的。它证实了我们不过是在做白日梦；我们是丑小鸭，是在错的地方、错的时间出现的灰姑娘；由于世界上有一些卑鄙的人，所以我们不可能幸福。退缩能让我们自我感觉良好。

困难的是坚持下去，通过交流解决问题。不要想当然地以为全是他人的过错。要感同身受地认真聆听。也许你遗漏了一些重要的东西；也许你至少可以弄明白他为什么不理解你。良好的关系不是想当然就发生的，而是需要努力才能建立的。

我们必须与他人打交道。作为抑郁症患者，我们对他人的需求更多；但我们也许会通过扮演不真实的自己而去避免经历什么或表达这些需求。然而真正的关系——建立在信任、真诚、关怀的基础上——能给予我们机会来治愈、创造一个全新的自我。通过适当地遭受挫折，孩子们逐渐不再幼稚地要求父母无所不能、体贴备至。父母们会犯错误，不会总是关注孩子们，这令孩子们失望；但在理想情况下，这同时会使孩子形成忍受失望和挫折的能力。孩子们学会了自我安慰，学会了即使没有父母的关注也能够暂时感受到安全和爱。孩子们正在创造一个新的自我。

真诚的、关爱的关系让成年人有机会对对方也报以同样的真诚与关爱。抑郁症患者可以通过与另一个人发展亲密的关系来修复受损的自尊。对方并不能借助虚情假意的恭维或沾别人的光来提升自尊；相反，让别人看到你的缺点和全部，并发现你仍然被人爱着，被人接纳，这才能起到修复的作用。

<h1 style="text-align: center;">第十一章　身体</h1>

抑郁症患者必须学会倾听和照顾自己的身体。与感觉分离的我们也倾向于在看待我们自己时与我们的身体分离。但是我们"真实的自我"不只存在于我们的脑子里，它是一个整体，包括身体、心理和精神。忽视身体发出的信息，如疼痛、疲劳及一些心理生理性症状，只能迫使我们接受一些不必要的药物治疗——抑郁症患者过度使用了药物治疗——而这又使得我们更加抑郁，因为药物治疗没有触及问题的实质。

有一次，我们诊所联合承办了一个关于"抑郁症与身体"的专题研讨会，吸引了小镇上的一大群人。我环顾四周，惊奇地发现人群中没有一张熟悉的面孔——他们没有接受心理治疗，但是身体出了状况，他们都想知道抑郁症是否与自己的身体问题有关。他们认为抑郁症和身体状况有关是讲得通的，但（据我所知）没有一个人去和心理治疗师讨论这个问题；而只是一直求助于医生。他们的症状被当作肌肉骨骼痛、经前期综合征、莱姆病等你所知道的疾病，这样的治疗让他们感到不适而且花费也不少。

抑郁症对身体的影响

积极的思维有益于身体健康：对自己抱有积极信念的人更长寿，较少患心脏病，在外科手术中所需麻醉剂量更少。乐观的人比悲观的人伤势恢复得更快。[1] 做一个悲观者会减少你的寿命，而患上抑郁症就更糟了。新研究为我们提供了越来越多的证据，显示抑郁症有损健康。一门全新的科学——心理神经免疫学——在过去 25 年的发展中一直在探索心理、身体和健康间的神秘关系。例如，该领域发现，儿时经历的压力会造成大脑的改变；而这可能会让你在成年后更容易患一些自身免疫疾病（例如，红斑狼疮），更容易遭受慢性疼痛的折磨，更容易患一些尚不知病因的疾病（例如，纤维肌痛），[2]更容易患心脏病、糖尿病、卒中、骨折。[3]事实上，我们尚是婴儿时学着应对压力所经历的一些最初的情感体验似乎塑造了我们的免疫系统。[4]许多研究得出的结论是，最好不要把心理与身体区分开。心理的大部分成分都存在于我们的身体里，存在于心脏、肠道及免疫系统等复杂的神经中枢中，其功能就像一个辅助的大脑一样，在肌肉、骨骼、血液、淋巴中的受体系统中，与我们头部的大脑紧密相连。

例如，抑郁症患者的皮质醇和肾上腺素水平通常较高，这种战斗或逃跑的激素会大量消耗身体和大脑系统的能量。这些化学递质能够很有效地让身体做好应对危险的准备。当我们最初感受到威胁时，身体会迅速释放化学和电信号，从而增加心跳速率，将能量传给肌肉和感受系统，关闭消化和生殖系统，将免疫细胞送往储存处，释放类固醇以助治愈伤口。我们的视觉、听觉和嗅觉增强；我们更加警觉，注意力更加集中；我们的皮肤绷紧，毛发竖起。这是战斗或逃跑的反应，我们身体上的一切都是用于帮助我们更有效地应对危险的。一旦我们感到安全了，系统就会恢复正常。心跳放慢，我们再一次对食物、性、舒适这些在危险出现时不重要的事情产生了兴趣。*但是当我们应对抑郁症及其他与压力有关的疾病（可能只是对当今生活的一种反应）时，我们会不

---

*　美国斯坦福大学神经病学教授罗伯特·萨波斯基（Robert Sapolsky）的书《斑马为什么不得胃溃疡》（*Zebras Don't Get Ulcers*）是我理解压力反应生理机制的首要来源。萨波斯基是一个奇人，他一年中有一半的时间在肯尼亚研究狒狒，另一半时间在斯坦福大学教书。他的自传《一个灵长动物的回忆录》（*A Primate's Memoir*）描述了一个科学家引人入胜、有趣而又令人感动的生活。

断地感受到危险，同时我们也会不断地产生应激激素。这会导致我们筋疲力尽、心肌应变、肾脏损伤、肌肉疲劳、消化及循环系统的损伤、食欲及吸收营养的能力丧失、免疫系统损伤，以致我们更容易感染，丧失性欲，并且会不断地产生紧张和恐惧感。问题产生的部分原因是自第一个人类出现以来，我们的身体在过去的 16 万年里没有发生太大的变化。在那时候，时常处于警戒状态是非常必要的；而且没有任何进化上的压力来减少它所导致的这种长期作用，因为那时人的寿命不超过 35岁。如今，一旦我们过了 35 岁，我们就开始体验到这种持续的警觉性对我们身体产生的影响了——而且我们中的一些人年纪很轻就已经体验到了，因为我们现在面临的是一种新的压力。

在一项对养老院居民进行的为期 4 年的研究中发现，那些在一开始被测量出患抑郁症程度最严重的人，随着时间的推移，他们的免疫系统损伤最为严重。[5] 抑郁症是心脏病重要的危险因素。[6] 抑郁症会缩短寿命，即使患者没有采取自杀行为；并且会增加罹患其他疾病的风险。在控制了所有其他的健康和社会变量之后，无论对于男性还是女性来说，抑郁症都会导致较高的死亡率，仅次于心脏病。[7] 无论被诊断为什么疾病，不只是心脏病，一般来讲，抑郁症都会增加住院病人的死亡风险。[8]相比于一般病人，患有抑郁症的病人就医的频率更高，动手术的次数更多，去急诊室（非精神病性的）的次数更多。抑郁症会与非特异性疾病交织在一起：一项针对几乎近 2 万人的调查显示，17% 的人报告称患有慢性疼痛，4% 的人报告称患有重性抑郁症；但是在那些患有抑郁症的人当中，又有 40% 的人报告称患有慢性疼痛。[9] 慢性疼痛、消化及肠道疾病、偏头痛、痛经及烦躁、体重控制问题都会使得抑郁症加重。这些疾病会和抑郁症产生的作用一起，进一步限制我们的活动，阻碍我们获取营养，损坏我们的自我护理能力；并且强化抑郁症患者的信念——自己是失控的、糟糕的、脆弱的。最终，抑郁症患者体验到了统计学家所使用的奇怪的委婉语"超额死亡率"：他们早逝了。[10]

在著名的曼凯托地区修女的研究中，研究者对一群二十多岁刚刚进入修道院的修女所写的短文与 60 年后她们的健康和寿命进行了比较。[11] 研究人员对短文中所有带有感情色彩的词进行了编码，并将它们分成了积极的、消极的、中性的三类。修女是绝佳的研究对象，因为她们一生的经历基本相同。不像其他群体那样，会有诸如结婚、离婚、生育、压力、酒精滥用、财富、受教育程度等干扰变量令研究者产生混淆；使他们无法确定被试表达情感的方式就是影响结果的唯一因素。最终，研究人员发现，在成年早期，在短文中表达越多积极情感的修女，其寿命可能越长久。如今，科学研究正在试图解释其中的原因。

抑郁症同样会直接影响我们的大脑。大脑将停止产生多巴胺，它是大脑快感回路中主要的神经递质。在我们的神经末梢，内啡肽的受体位点——快乐激素——像一片整齐的小苹果园一样被"修剪过了"，因此快乐的事件不再能引发快乐的情绪。[12]

我的一位病人是室内设计师，她告诉我，当她的抑郁症严重发作的时候，她的平衡和协调能力大受影响，她对空间的想象能力大大下降。在她眼中，一切似乎都被分割成了毫不相同、没有联系的部分。更糟糕的是，她站在梯子上会感到眩晕。协助她工作的同事跟她说，她显得笨手笨脚，还晕晕乎乎的。这与她正常的状态有着明显的不同。如果你必须在一些比梯子还高的地方工作，那情况岂不是更糟糕？

躯体化

躯体化使得整个心身医学领域，特别是抑郁症，陷入了一种混乱。躯体化从正式的角度讲是一种心理防御机制，指的是利用身体来表达一种情感上的或者人际间的信息。那些处于某种状况下，但在他人看来似乎并不真正患有纤维肌痛或慢性疲劳综合征的人，对于躯体化的概念有着极端的防御心理，特别是对*心身疾病*这个词。"心身疾病"表面看上去与心理和身体都有关系，但更被普遍接受的意思是指有些人的病是想象出来的，并且他本人对此应该更为了解；或者一切都可能是他装出来的。

对于这种疾病的患者以及那些试图想要了解他们的人来说，这都是不公平的。正如我们已经发现的那样，心理和身体的联系是非常紧密的；而且我们并没有完全弄懂。如今，我们意识到，将身体看作装着脑子的机器或认为我们的"自我"藏在我们眼睛后面的颅内的想法是很幼稚的——心和身是一体的。患有和压力有关疾病的人（包括慢性疼痛患者、免疫系统受损和自身免疫疾病患者），以及患有一些21世纪疾病（例如，纤维肌痛、慢性疲劳综合征、多重过敏疾病）的人，似乎通常都是受到童年经历的影响，特别是遭受过性侵犯或是和父母的关系特别不好。如果你正处于这些状况之中，我强烈建议你考虑一下患上抑郁症的可能，而治疗抑郁症恰是减轻身体症状的一条捷径；但那并不意味着你现有的状况是不真实的。

所以躯体化不仅仅只是一种心理防御机制——心理利用身体来表达某种信息——因为确实出现了复杂的身体变化，并且会持续一生。我们始终要依靠身体来与人交流。事实上，任何疾病，无论多么"真实"，都可以被病人用来表达情感，进行人际间的交流。我听我的病人说过，许多父母会利用他们的疾病（例如，癌症、糖尿病、身体障碍），使子女有负罪感，作为一种索取感情回报的借口，或者作为一种操纵的手段。有些疾病可能并不存在，但由于相同的原因而确实出现了——例如，某种疼痛、"糖尿病"或"心脏病"就从未好转过。这些病人似乎从不会去看医生；即便去了，也只会得到模糊和矛盾的建议；而家属只会对疾病的真实情况感到困惑。

但有些抑郁症患者特别容易形成躯体化症状。

斯蒂芬妮童年时遭受过乱伦的侵害，但活了下来。她的丈夫酗酒，

还虐待她。但因为孩子，她觉得自己无法逃离这桩婚姻。她是一名看护人员，总把别人的需求放在第一位，却无法争取自己的权利。抗抑郁药似乎对她也没有多大作用。她患有频繁性的偏头痛，经常感到十分疲劳。她的家庭医生让她去看风湿病专家，她被诊断出患有纤维肌痛和慢性疲劳综合征，可能还患有慢性莱姆病。斯蒂芬妮很聪明，但对于抑郁症和健康不甚了解。她认为这些身体的疾病和她的抑郁症没什么关系。但我认为大有关系：如果我像斯蒂芬妮那样紧张地生活了 30 年，总是担忧且过度紧张，无法放松，那我的关节和肌肉也会疼痛，也会总是处在筋疲力尽的边缘。在之后的几年里，我发现斯蒂芬妮像接受药物试验的豚鼠一样服用各种药物：抗抑郁药、兴奋剂、松弛药、抗生素、激素、止痛药、类固醇。她经受过热潮红、出冷汗、重性抑郁症、轻度躁狂、难看的皮疹、体重严重下降又上升、失眠、噩梦、嗜睡、严重的注意力不集中、严重焦虑、害怕自己精神错乱、因精神病住院治疗——我认为几乎所有的这些后果都是她服药所致。（由于种种原因，我在这里无法说明为什么我没有直接干预斯蒂芬妮的做法。）

我认为，斯蒂芬妮在表达她压抑着的、从被虐待的经历中所感受到的一些愤怒。她以一种方式将它们再现，把医生当成了施虐者。她也对她的治疗师说：你帮不了我。你的共情有什么用呢？当我需要你的时候你在哪儿呢？

躯体化可能也是内摄的一种形式——我们将糟糕的父母或施虐者当成我们自己的一部分；扭伤自己的背，使我们头疼欲裂，心脏疼痛，痛经。我们通过这种方式使得创伤性的经历再现。还记得简吗（见第一章）？她儿子朝自己的脑袋开了一枪，而她却患上了严重的头痛。

如果你花了很多时间和金钱来治疗身体上的疼痛，但没有得到很好的缓解——特别是当你是一个被虐待的受害者时——我建议你去找一位对心身之间的关系很了解、很感兴趣的外科医生、家庭医生或妇科医生

（你的心理治疗师或精神科医生应该能够帮你找到），同他建立良好的关系。把你的情况告诉医生，要详细地说明你过去的经历和你现在所面临的压力。要清楚的一点是：你需要他帮你缓解身体症状，但同时也要接受物理医学在处理心身疾病上的局限性。要锻炼身体，可以进行温泉疗养、按摩。即便你的症状只是身体上的，也要考虑尝试一下服用抗抑郁药，接受心理治疗。没人指责你装病；相反，请试着从压力和创伤的影响中让自己获得一些帮助。

抑郁症的性别差异

女性被诊断出抑郁症的概率是男性的二至三倍。但这一简单的事实被很多因素给搞复杂了。在诊断标准上是否存在偏见？男性表现抑郁症的方式是否与女性不同？如果女性确实比男性更可能患上抑郁症，那是因为她们特殊的身体构造，还是因为社会对待她们的方式不同？她们比男性会经历更多导致抑郁症的事情吗？

让我们讨论一下其中的一些问题。

那些不满于自己"传统"生活命运的女性被诊断为有病，有没有可能仅仅是因为她们没有达到男性所定义的正常标准？自 20 世纪 70 年代起，女权主义者就开始思考这一观点了。如今这一观念并没有消失，并且在我的一些病人身上也出现了。不管你是否喜欢，精神病学代表的是传统价值观；它是社会控制的一种重要手段，且很容易遭到滥用。如果女性被迫认为自己作为女性天生就是低贱的，那么她们更可能抑郁。如前所述，在 2004 年，有三分之一的女性看医生的结果是开了抗抑郁药处方。[13] 有多少女性患者感受到了医生对她们的关怀，有多少女性（就像我的病人告诉我的那样）感觉医生只是想让她们闭嘴，让她们离开？

然而，我们很难从流行病学的研究中得出结论，除了偏见在作祟外，还有其他影响因素；女性确实更容易患上抑郁症。我能列出一些可能的原因：一个就是女性比男性会经历更多可导致抑郁症的事情。任何认为自己必须取悦他人的人都有患抑郁症的风险。一个人在生活中有越多可以让自己满意的资源，并且这些资源更具有可预测性和可控性，那么他患抑郁症的可能性越小。如果一个女人被灌输这种观念，即她的价值在于不断地让她的丈夫或她生活中的男人快乐，她就太过于依赖这种不可控的满意资源了。如果她认为获得男人的认可比自我满意重要得多，那她肯定不会将自己的需求放在第一位。

另一个导致更多女性抑郁的因素与女性看待自己身材的方式有关，至少在美国是这样。拥有一个被流行文化所美化的苗条、纤瘦的身材对于大多数女性来说是不可能的。当男孩子进入青春期时，他们的身体会发育得越来越趋向于理想化的男性身材——宽宽的肩膀和健美的肌肉线条。但女孩们的身体相反，变得柔软而丰满。时尚是以青春期前的女孩为标准的；难怪当女孩发现她们的身材离着理想的标准越来越远时，她们会开始对自己及自己的身体不满。青春期前，男孩和女孩患抑郁症的可能性差不多；但青春期后，更多的女孩抑郁了。

女性抑郁症患者更多的另一个可能是，相比于男性，女性的情绪在很大程度上受激素变化的影响。许多女性报告了一种可以预测的此消彼长的情绪症状，这与她们的月经周期是一致的。月经前抑郁症加重的女性，她们月经前的5-羟色胺水平比月经后要低，也比没有经前期综合征的女性低。[14] 除了激素对于情绪的直接影响外，女性更有可能产生无力感，因为她们的情绪变化源自她们无法控制的力量。

另一个原因是女性受虐待、受害的经历。我们有理由相信，女童遭受性虐待的经历比我们承认的要多得多。一项由美国心理学协会特别工作组所做的关于女性和抑郁症的研究发现，37% 的女性在 21 岁前遭受过严重的身体虐待或性侵犯。[15] 我的很多女性病人都在儿童或青少年时期遭受过虐待，而我发现这些创伤在她们成年后留下了后遗症。焦虑、不信任、难以入睡、对性的恐惧、无助感——这些足以使任何人陷入抑郁症之中。

最后，正如我的一位因寡居而兴高采烈的来访者所说的那样，女性更多地患有抑郁症是因为她们不得不和男人生活在一起。

所以，有一大堆的理由让我们相信，女性确实比男性更容易患上抑郁症，而且我们也很容易理解事实为什么如此。但是，请让我这个男性作者来讲讲男性和抑郁症吧。男性自杀的概率是女性的五倍。相比于女性，男性更可能拥有反社会人格，最终会坐牢或成为物质滥用的受害者。男性的平均寿命比女性少五年半。[16]贫穷和歧视似乎会导致女性患上抑郁症，但会使得男性出现反社会行为和滥用药物。[17]这很符合我们的普遍看法，但原因是什么呢？

通常，男性都有这样的想法：他们不应该有感情，他们必须总是把感情隐藏在那个想象中的坚硬的外壳后面。在我所知道的男性中，会与其他男性进行有意义的谈话的人少得可怜。我们拒绝承认自己感受到了抑郁症所带来的一些情绪上的症状；取而代之的是，我们通过行动（危险的、自我破坏的或反社会的行为）、躯体化（因为胸部疼痛去急诊室，结果却是焦虑在作祟）或酒精来与之对抗。许多男性认为他们在伪装，在编造，一失足就会酿成灾难。他们试图通过在房间里趾高气扬地走动来使自己安心，但他们也好奇女人们是否真的没有在背后窃笑。我认为，女性的抑郁症可能比上述任何反应都要健康；事实上，如果男性承认自己抑郁的话，总的来说结果会好很多。

预防性修复

如今，大量的研究表明，运动的效果与任何5-羟色胺选择性重摄取抑制剂的效果一样好。几项针对老年人的研究发现，在短期内，每周至少进行3次轻快的运动的效果与服用盐酸舍曲林的效果一样；而且，成年人如果坚持锻炼的话，在很大程度上能够避免抑郁症的发作。[18]

2007 年的一项研究发现，在治疗重性抑郁症方面，在家中锻炼、团体锻炼以及服用盐酸舍曲林，都比服用安慰剂的效果好。[19] 许多研究也都发现了同样的结果，但由于药物行业占据了市场，使得锻炼所带来的好消息被淹没了。对于多数快乐的人来说，锻炼和体育活动是他们生活中的重要成分。[20] 简单来说，你锻炼得越多，你的感觉越好。研究幸福的专家塔尔·班夏哈（Tal Ben-Shahar）说，不进行锻炼就像服用了导致抑郁的药物一样；我们的身体天生就是用来从事劳作的，用来耕作、建造、狩猎。[21]

也许最为重要的是，锻炼似乎能刺激大脑新神经元的增长。[22] 抑郁症似乎减缓了大脑新细胞的生长；而研究显示，药物和心理治疗都能使其效果反转。当然，锻炼比上述两种方法都要便宜得多。新神经元的产生似乎与学习新技能的能力有关——而这恰恰是这本书的全部内容。

当然，困难的是如何让抑郁症患者走出家门去锻炼。情绪障碍互助团体是纽约市一个比较大的（也很有益处的）组织，其中一位组织者曾告诉我说，有一次他问一个互助小组的 18 位成员，有多少人报名参加了健身俱乐部但从未去过，结果 18 个人全都举起了手。

对大多数人来说，去锻炼的唯一方法就是尽管去做，无须多想。在早上喝咖啡前进行常规的锻炼，或在下班后去健身房锻炼，或与同事一起在午餐时间进行快走。如果你开始考虑今天是否真的有必要去锻炼的话，你就接近于无药可治了。还有一个锻炼中的小秘密是许多抑郁症患者不知道的：开始锻炼 5 分钟后，一切就变得很容易了。（前提是你没有进行太剧烈的运动。）你的身体热起来了，你消极的想法渐渐平静下来了，内啡肽流动起来了，你会发现感觉不错。

如果你容易陷入抑郁，那你还必须注意你的饮食。有许多关于健康饮食和调节营养的书籍，我无须一一详述。但要接受事实。虐待或忽视自己的身体其实就是一种微弱的自杀冲动的体现。虽然你没有主动地去割自己的手腕，但若不照顾好自己的身体，你会被动地使自己患上心脏病。

最重要的是，自杀，即便是通过一些间接的方式，也不是浪漫的，而是愚蠢且自私的。美国女诗人西尔维娅·普拉斯（Sylvia Plath）的父亲，一位教育家和科学家，没有好好地治疗他的糖尿病，而是采纳了基督教科学派的方法，只是躺在床上。最后到他去世的时候，西尔维娅只有8岁。幼小的西尔维娅认为父亲的死是一种自杀行为，并永远不原谅她父亲。她对父亲的愤怒和怨恨渗入了她自己的生活，而她的自杀无疑是想要试图从自己强烈的情感中寻求一种解脱。这种家族悲剧可能延续到下一代中：西尔维娅已成年的儿子，承受了巨大的痛苦，为了让自己远离母亲的世界，最终在2009年结束了自己的生命。

休息和放松是纠正抑郁症患者慢性自杀行为的一种重要方法。如今，当你陷入抑郁，毫无疑问，你的身体处于很紧张、很纠结的状态，你需要时间来放松。有许多方法可以达到放松的效果，总有一种适合你。正念冥想是我强烈推荐大家进行练习的（除非你是重性抑郁症患者），它同样会帮助你放松身体。当然，正如前面提到的，还有许多其他的传统的放松方式：散步、运动、写日志、性爱、游戏、小睡。下面这个练习我觉得很有帮助。

练习4：专注地行走

❖ 这是一种同时进行锻炼与练习正念的方法。只需要去行走就可以了。你要穿一双舒服的鞋子，衣服要适合当时的天气。并不一定非得在晴朗温暖的时候去行走，阴冷的天气也行。刚开始走大约半小时，如果你想来点剧烈的运动，则可以加快步伐，但要始终保持专注。不要带手机、音乐播放器等。

❖ 留意你的身体。保持直立的站姿，摇摆手臂。让颈部尽可能地保持垂直，让头部保持平衡；注意肩膀、胸部、腹部、下巴及喉部的变化。留意你腿部肌肉变暖、放松的感觉，这样的练习对腿部很有好处。如果你感到了任何疼痛，想象着将血液输送到疼痛的区域，使那里温暖。这样疼痛就会减轻，当然，不能忽视任何剧烈的疼痛。留意你的呼吸：用鼻子进行深呼吸。

❖ 留意你行走的路线。我总是沿同一条路线行走，那是一段旧铁轨。我留心观察路上的小动物、植物、四季的变化还有小鸟的歌唱。但你可以每天都走不同的路线，留心观察路上相同的东西，或其他与众不同的东西。你行走时要当心，要确保安全。行走对于人类来说再自然不过了，注意观察你的身体在行走时是如何运作的，你是如何自然而然地掌握平衡的，你身体的重量是如何轻松地从一条腿转移到另一条腿上的，你的肌肉是如何在没有任何来自你的指令的情况下工作的。如果你开始想行走这件事，那你可能会困惑。

❖ 留意你的感觉。仔细聆听经常出现的背景声音，把注意力集中到上面去。留心观察你的意识能够达到多么清晰的程度。观察你的四周，看看阳光是从哪里照射过来的。观察事物的影子，包括你自己的。仔细观察任何映入眼帘的东西，并且再一次留心观察你的意识能够达到多么清晰的程度。对待气味也是如此。尽量张开你的鼻子，也许你闻到了新鲜的空气，新鲜空气带来了生命和能量。如果有其他的气味，试着去识别它们，看看能让你回想起什么来。气味和记忆中心紧密相连。当我闻到刚割的青草味时，我立马回到了童年。我们大多数人都太忙了，以至于忽视了气味的存在。

❖ 留意路上的行人。如果你在路上遇到了行人，可以跟他们真诚地进行目光接触，微笑，并跟他们打声招呼。你和他的这一天因此都会感到愉快。如果你在城市里，路上人很多，你就注意人们的脸，可以给每个人编故事——谁在家里等他们？他们的生活中发生了什么快乐的事？

❖ 留意你的思绪。因为这是一个正念练习，所以要留意你的思绪。当你发现你正在担忧或在想别的事时，要把你的思绪拽回到当前的练习中来。把注意力集中到你行走的节奏上来。让你的无意识去管控你的担忧吧；始终把注意力集中在当前的情境中，集中在你的感受、所见、所听、所闻上。

❖ 如果你有只狗需要遛，那更好。想象自己变成一只狗的样子，从离地仅 30 厘米高的地方看整个世界，拥有灵敏的鼻子，快乐地奔跑着。

第十二章　自我

抑郁症是部分自我的丧失。我们体验到的内在自我不是强壮的、有活力的、快乐的；而是软弱的、受伤的或应受责备的。我们希望其他人能让我们的感觉好起来，但通常我们不能直接表达我们的愿望；相反，我们用各种自我挫败的防御机制将我们的愿望赶出我们的意识。即使我们试图压抑这些愿望，我们仍旧感到内疚和耻辱；我们认为自己是贫困的、无价值的、讨人厌的。怎样才能使我们的自我重新充满活力？怎样才能使我们获得或重新获得主动权，把自己视作参与者而不是观察者，把自己当成一种资源而不是生活的受害者呢？

内疚、羞耻与抑郁症

尽管我们在生活中常听到人们说，"今天我真的觉得有些抑郁"；但抑郁并不是一种情绪。悲伤、失望和恐惧是情绪，而抑郁是一种病。抑郁症的一种表现形式是持续地感受到诸如悲伤、恐惧及愤怒这样的混合在一起的情绪。当我们感到悲伤、受到伤害或失望的时候，我们都会体验到与抑郁症有关的情绪。

内疚和羞耻可能是比其他情绪更为强烈的情绪，但婴儿刚出生时并不具有这种情绪。只有在生下来一年左右，当婴儿与其照看者的互动变得复杂起来之后，他们才会有这种情绪的表达。虽然内疚是弗洛伊德心理动力学理论和治疗所关注的焦点，但当今的心理治疗领域似乎更重视羞耻这个因素，它当然与抑郁症有着紧密的关系。

　　我们为自己所做的和没做的行为感到内疚——我们占了便宜，我们违背诺言，我们撒谎。我们为自己感到羞耻——我们认为自己毫无价值、粗鲁、讨人厌、愚蠢。如果真心为我们的行为感到遗憾并决心以后要做得更好，我们就无须再感到内疚。弗洛伊德告诉我们如何对付无意识的内疚感：拖住内疚的冲动，禁止它显现出来；这样它在我们身上的作用就会消失。然而，应对羞耻却没那么容易，我们无法轻易地改变自己，我们很难相信自己有足够好。

　　内疚和羞耻出现在一些人称之为"前意识"的世界中——在大多数时间里，我们设法忘记它们，但当我们晚上上床睡觉时，它们又从黑暗中钻了出来。有时候，抑郁症患者会无意识地求助于生活中的其他人来帮助自己缓解这些情绪；但这几乎是不可能的，因为我们并不相信自己值得被原谅；我们认为自己的缺陷是根深蒂固的。

　　康复运动流行的部分原因是它有助于缓解羞耻带来的毒害作用。酗酒者总是为自己感到羞耻——别人觉得他们是软弱的、不负责任的、缺乏毅力的、堕落的。但当他们把自己的故事说给那些保证不对他们做评判的人时，那些人会称赞他们敢于承认自己的问题的勇气；那些人也会与他们分享同样的问题并似乎接受了这个事实：酗酒者的羞耻心得到了缓解。约翰·布拉德肖（John Bradshaw）是《治愈束缚你的羞耻》（*Healing the Shame That Binds You*）[1]一书的作者，该书被称为康复运动的经典。他在书中就不断反复地强调这样一个信息：将自己从"有毒的羞耻"中解放出来。

　　羞耻对于婴儿来说是有用的。[2]当他微笑、满足地轻哼、咯咯笑没能引起他正在忙活的父母的注意时，他就会悲伤地低下头，似乎感到了羞愧。当没人搭理他时继续寻求别人的反应，能防止情况变得更糟。之后，婴儿学会了更好地辨识大人们的反应：如果妈妈见到一块脏尿布的表情看上去有点儿厌恶，并称赞儿童能很好地使用便壶时，对儿童来说，羞耻感就与肮脏联系在一起，而自尊与整洁联系在一起。然而，如果妈妈由于自己的抑郁症、愤怒或挫折，时而反复无常地恼怒，时而回应他人，儿童就无法完全掌握辨识反应的能力了。这时，羞耻感就会与儿童的自我而不是与他的行为联系起来。

羞耻感还与我们达到自己的标准的能力有关。如果我们对自己的道德要求很高，当偶尔没有达到要求时，我们会感到内疚。适度的内疚感对于我们自己和社会都是有益的。它让我们遵守道德准则，避免不必要的麻烦。然而，如果我们总是不能达成自己的目标，或我们觉得自己的目标设置得太低而没有挑战性的话，我们就会感到羞愧。其实，不是我们的行为有时候不够标准，而是我们自己没有能力去做有意义的、有效的、有价值的事。回顾一下我们优先考虑的目标，然后努力花更多的时间和精力去做一些能帮我们达成这些目标的事情，就像第十五章所讲的那样，可以有助于我们缓解这类自我苛责。

和内疚感一样，我们也可以通过否认、压抑、分离的方式把羞耻感赶到我们的意识之外。被羞耻感折磨的人可能只是感受到了一些抑郁的症状——一种无价值感，一种迫切的、却是自我挫败式的想要去取悦别人的渴望，将注意力全放在了自我层面上（伴有厌食症或心身疾病），这是一种关注整个自我的方式。

抑郁症是一种慢性疾病，是一种难以摆脱的精神疾病。一项调查发现，有不少美国人认为抑郁症本质上是耻辱的，而这些人的抑郁情况是最严重的。与一般人相比，那些认为抑郁症是一种耻辱的人更有可能患有抑郁症，也更有可能报告说每个月至少一次感受到"真的抑郁了"。[3]弥漫的羞耻感是抑郁症的前兆；而认为一个人病了需要别人的照顾也通常被认为是羞耻的。但是羞耻感只在黑暗和隐秘中存在；将坏情绪暴露在阳光之下，与我们信任的人分享，这样会很有益处。

羞耻感的另一个解药是更加开启自我意识。通过写日志的方式，就像第八章提到的心情日志那样，将会帮助读者更好地意识到种种不合理的情绪——通常是由一些无意识的羞耻感所驱动的——这些情绪会干扰健康的心理机能运作。一旦关于羞耻感的问题被识别，加入一个团体组织效果最好，例如匿名戒酒者互助会、匿名戒酒者协会、匿名贪食者互助会、抑郁症自助小组、心理治疗小组——将我们的羞耻感暴露给那些富有同情心的人们可以帮助我们克服羞耻感。

边界的重要性

之前我提到过我们关于亲密关系的矛盾情绪：一方面极度渴望亲密关系，另一方面又对它非常恐惧。家庭治疗师看待这一问题的一种方式是将它分为融合性和自主性。自主性指发展良好的自我，拥有好的关于自尊的内部资源、清晰的界限。融合性指与他人融合在一起，自我消失，厌恶承担责任。看上去，我似乎在表明自主性是好的，而融合性是坏的；但有时，些许的融合性对我们是有好处的，而自主性会导致极端的疏离和隔绝。融合性让我们与他人建立起联系。每一个曾经坠入爱河的人都经历过融合性的体验。我们对另一个人的感情接管了我们的整个身体，以致无法集中注意力，感到头脑发昏，无懈可击（实际上是被麻醉了）。这就像我们在化学实验室里看到的许多实验一样。我们将一种清澈的液体不断地加到另一种液体中，一滴接一滴，直到整个溶液突然变成了红色。我们完全沉浸在爱之中了。

这种融合性还出现在争吵之中。谁都有过这样的经历：忘记了是谁先开始争吵的，谁跟谁说了什么，在什么时候说的。愤怒，像爱情一样，接管了我们整个身体。然而，自主性能逐渐地（且不断地）在关系中定义自我。我们必须学会不要总是试图讨好别人，或仅仅想要特立独行。事实上，千万不要根据他人来定义我们自己，而是要从对我们自己的优势和劣势、我们自己的需求和愿望进行的客观评价中认识我们自己。

　　与他人保持界限，简单讲就是知道我在哪儿结束，你从哪儿开始，明白你我的责任。界限可以很僵化，也可以很松散。我们希望界限是半渗透性的，这样我们就可以适时地让他人进来，或让他人待在外面。相互依赖是松散界限的一种形式。酗酒者的妻子通过为丈夫找借口，帮他摆脱麻烦，不使他去面对酒精给家庭造成的影响，从而"让"他可以饮酒，这是相互依赖的一种典型范式。她将丈夫的要求置于自己和孩子的要求之前；她为他们关系中出现的问题而苛责自己，否认酒精的作用；她认为让她丈夫高兴是自己的职责。

　　自我的界限应该包括哪些内容呢？主要包含两项内容：自我意识和责任。[4] 我们应该意识到自己的想法、情绪、记忆、信念及选择；意识到自己的需求和愿望；意识到有一种能扭曲任何事的无意识。应该知道除非自己告诉别人，否则别人无法知晓我们的想法；同样除非别人告诉我们（他们有权选择告知与否），否则我们也无法知晓别人的想法。我应该对自己的行为负责，包括我所说的话，应该为自己的生活设定方向，让自己开心。我无法让他人开心，我无法让他人戒酒，我无法让自己的孩子成功——事实上，我无法让他人做任何事情。如果我选择帮助他们，我就会引导自己的行为。这样他们就能有很好的机会来完成我希望他们完成的目标；但是他们的成就是他们自己的责任，不是我的责任。建立诸如这样的界限是达到超脱的第一步。

　　然而，界限也可以变得很僵化。并不是每个人都是相互依赖型的：有些人是冷酷的、孤立的、寂寞的。相互依赖型的妻子容易患抑郁症（但她们通常不知道，因为她们忙着照看别人），但距离和疏远也会引起抑郁症。我们希望自己有能力放松自己的警惕心，让他人进入我们的内心，分享我们和他人的感受。我们需要记住：亲密关系能够使我们有机会在一种安全的氛围里探索自我。我们可以表达我们的感受，谈论我们的希望、梦想及失望之情，不会害怕被评判或被拒绝。一种真正的亲密关系可以容忍这些事情的发生，而不会导致融合性，因为双方都知道自己无须为对方的情绪负责。

对于家庭来说，界限也是一个很有用的概念。对于一个运行良好的家庭来说，成员之间的关系应该有一个牢固的但可渗透的界限。父母和孩子之间需要有界限——父母之间不好的情绪或担心不应该让孩子知道。父母的性生活、财务上的担忧以及当他们抑郁时彼此倾诉的秘密都不关孩子们的事。当父母中的一方把他们婚姻中的秘密告诉孩子时，就是在进行一种勾结。孩子会觉得这很特别，感觉自己长大了；但实际上这是在利用孩子以达到一些自私的目的——想要找个盟友，想获得同情，想摆脱孤独——但最终都会伤害孩子的自尊。没人想被人利用。当然，随着孩子的成长，这些界限也会随之变化。母亲和女儿会拥有她们的秘密，父亲和儿子也是如此，这些是出于对青春期孩子隐私和特殊支持需求的尊重。孩子间的界限也可以是很健康的。能够和一位信得过的兄弟姐妹交流是从依赖父母向完全自主过渡的一步——而且这种信任和开放性通常会延续到成年时期，会产生一种不同于其他关系的特殊的亲密感情。需要注意的是，离婚不会改变对这种界限的需要。离婚的父母同样需要在一起做不牵涉孩子的决定，需要继续表达他们支持对方的教养方式、家教风格以及对于孩子的期许。如果孩子仍旧认为父母还很关心自己，父母虽然不再生活在一起，但仍然共同做决定；他们就能够经受父母离婚带来的影响。

我们知道抑郁症患者有过度负责的倾向，太过关注别人的感受而对自己的感受不够重视。我们接受了对于本不属于我们的过错的指责，我们对于一些琐碎的事情也深感内疚。但我认为，如果我们能够仔细反省一下，哪些是我们的责任，哪些不是，我们就能使自己从令人抑郁的内疚中解放出来。不幸的是，我们必须有意愿去接受真正的内疚感，因为我们都会犯错。但据我所知，这是发展自尊的唯一方式。

下面是我对界限的概述。我们只需对自己做什么、不做什么负责。

我们无须对我们的长相、家庭关系、智力水平负责。我们无须对别人有怎样的感受负责，除非是我们的行为导致他人产生了这样的感受的。我们没有义务让别人快乐，但我们有义务令自己开心。我们有时候可以自私，可以先想到自己；如果我们不断地自我牺牲，我们就是在对自己不负责任。如果连我们自己都不管自己，谁又会管我们呢？

　　我们同样还必须期待他人对我们的责任。如果一个人的行为伤害了我们，我们应该让他知道他是如何伤害我们的；这样能减少对我们自尊的伤害。我们能够而且应该是宽容的，但宽容和被利用是有区别的。我们应该期待这种伤害不再发生；而当它再发生时，我们应该准备好采取行动。

游戏

　　那些只看到现在这个单调乏味的我的人可能很难想象，在我的孩子还小的时候，我曾是一个十足的傻瓜。每晚回家，我都会玩一些可笑的游戏：把孩子们放在床单上或洗衣篮里，在光滑的地板上拖来拖去——玩开火车游戏；躲在一个旧床垫下面，让孩子们爬到上面——玩地震游戏；或做一些简单的体操运动——玩"杂技表演"。当孩子们长大后，这些游戏逐渐变成了一些更常见的体育活动，像飞盘游戏。

　　当我的女儿离家去上大学，我的儿子进入青春期后，我又一次抑郁了。我意识到我是在想念他们。女儿搬走时，我哭了；散步时没有儿子陪伴，我感到了孤独。妻子和我成了电视迷。和大多数情况一样，我花了一段时间才弄明白自己抑郁了。

　　有一天晚上，一些事情让我想起了我们是如何在一起玩游戏的。回忆带来了强烈的冲击和痛苦，我必须坐在屋外的台阶上才能松口气。这不是再次体验一种被压抑的回忆——我永远不会忘记那些时光——而是突然感受到了"失去"所带来的影响。这种再次回到过去，再次成为一个孩子，再次与我的孩子们一块儿玩的机会，对我来说已经成了一种治疗上的体验。我自己的童年生活令人沮丧、让人提心吊胆；大人们不会太多地逗我玩儿，也不会太多地拥抱我。我的孩子们给我提供了这样一个机会，让我弥补了我错过的一些东西，让我重过了一次童年。

　　游戏对于自我的培养十分重要。抑郁症患者试图躲避他自己带有惩罚性的超我。他们认为自己最好一直保持警惕性，总要处于忙碌之中，总应有所建树。如果我们只是在乎完成工作，就毫无乐趣可言了。工作之余，和狗玩一会儿掷骨头这样简单的游戏，能使我们和我们太容易忽视的自我中的那个小孩建立起联系；那个小孩会开心地笑，会玩一些可笑的、漫无目的的游戏。

　　游戏会改善情绪。游戏能驱散抑郁。哄一个伤心的孩子玩会儿游戏，他就会笑起来继而忘掉伤心的事。我们很多人都曾在盛夏之夜哄骗过一个脾气暴躁的 12 岁少年玩大富翁的游戏。不一会儿，他的坏脾气就消失了。孩子还可能发脾气，但父母和孩子共同度过了一段快乐的时光；而这绝不会出现在有人想要试图分析或解决孩子的问题的时候。我们成年人和那个有着坏脾气的 12 岁少年没什么区别。我们的情绪也都起伏不定。有时，我们拒绝玩游戏，因为如果我们这样做了，可能会感觉好些；但之后我们不会因为觉得自己曾经有过坏脾气而认为自己很愚蠢吗？但我们不能总指望他人邀请我们去玩游戏。我们得自己创造机会。

　　游戏不是工作。如果一项活动的目的是必须完成些什么，就称不上游戏了，但是如果你在玩的同时又能完成一些东西也很好。

　　游戏通常都是涉及身体活动的。我们运动，我们运动大肌肉群，我们应有一定的运动量。

　　游戏通常会涉及一种有意识地对尊严的放弃，有时，我们会进入我们日常行为之外的角色或状态。

游戏通常都会有他人的参与。如果身边没有人陪你玩，一个人玩也挺好；但大家一起玩会更有趣。

玩游戏要自然，我们只需顺其自然。这可能需要事先制订规则。游戏的规则能让我们在一个安全的范围内自然地玩。自然而然地玩能让我们的自我意识放松，而这是游戏过程中最重要的。

精神分析派中有一些听上去很可怕的观念，如"退行是为自我服务的"，以及"幽默是一种成熟的防御机制"。这种说法是因为这一派的人承认快乐的重要性，却很难分析其实质。我认为，动物似的游戏告诉我们，游戏是自然的一部分，我们离不开游戏。

就像卡萝尔·塔夫拉斯（Carol Tavris）在《愤怒：被误解的情绪》（*Anger: The Misunderstood Emotion*）一书中所写的："当生活中遇到恶毒的侮辱时，最好的应对方式是直接行动；当遇到轻微的侮辱时，最好看看查理·卓别林的电影。而难点是如何区分侮辱的严重程度。"[6]

照顾自我

抑郁症患者必须学会照顾自我。我们能修好自己"漏油的油底壳"。这指的是，我们需要努力练习我们一直在讲的技巧——改变我们的情绪模式、行为模式和思维模式；改变我们在关系中的表现；评估我们优先考虑要做的事，试着按我们的价值观去生活——让我们为自己取得的成就感到自豪。而这对于大部分抑郁症患者来说可能是最难做到的事。我们业已习惯了永远不为我们的成就感到自豪。我们认为这样会招致麻烦。但我们遭遇不幸的概率是随机的，不论我们对自己的看法是好或是坏。

如果你按照本书说的去做，你每天都在改变；但你必须给自己时间，将这些优势和成就融合在一起。渐渐地，你就会形成一个强大的自我，在你遇到压力时可以依靠的自我。要做到这一点，我们必须花时间来反省和评估。我们可以通过前面章节所讲的许多方式来做到这一点——通过与人推心置腹地交流，通过冥想，通过游戏——但是如果我们不花时间去做，那我们所获得的康复都只是暂时的。

对于通过抗抑郁药来治疗的人来说，情况同样如此。有的人会有一种恐惧，觉得药物只是暂时地治愈了自己的抑郁症；一旦停止服药，就会再度陷入抑郁症。然而，从一个更深的层面来讲，上述所提的大部分人都意识到，药物使得他们自我中的另一部分显现了出来。彼得·克雷默（Peter Kramer）在《神奇百忧解》（*Listening to Prozac*）一书中描述了他的病人苔丝，一位有 20 多年病史的抑郁症患者，是如何依靠盐酸氟西汀（百忧解）神奇般地康复的——她几乎变成了另一个人：坚定自信、诙谐幽默、很有吸引力。当她停药后，她又回到了以前的模样——抑郁、消极、孤独——她说"我现在不是我自己"，[7] 她退回到那个她当了 20 多年的自己，但她认为服用盐酸氟西汀后的那个自己才是真正的自己。抗抑郁药有时会帮助人们变成他们想要成为的那种人，获得他们想要拥有的能力，获得拥有某种信念的勇气，达到理想自我的标准。然而，如果我们不让自己整合这些体验，这种效果就只是暂时的而已。

我认为，最好把抑郁症当作一种慢性病来对待。但是如果我们能够适当地照顾自我，我们就几乎可以不受症状的困扰。我认为，照顾好自我需要每周抽出一部分时间来反省我们的经历。有规律的正念练习且进行记录能帮助你了解那些重复发生的、引起你抑郁的事情；并能帮助你了解哪些事让你快乐，让你感觉良好。我们需要重新考虑我们优先要做的事情，重新评估在这一天里我们在多大程度上优先做了这些事情；想明白下一次我们可以做些什么不同的事，但同样要反省和整合我们完成得好的事情。我们可以在接受治疗时、在团体治疗时、在与人推心置腹的交流中、在日志里、在冥想的时候，做这些事情；我们必须得去做。

有时候，我会把下面的指导建议打印出来给我的病人。从中获益最多的人往往没有抚育型的父母，且目前缺少人际支持。有些人会把这些指导建议放在一个显眼的地方——冰箱上或浴室镜子的旁边。这些建议虽然很简单，但放在一起很管用。当你的自我比较脆弱或受过伤害时，它有助于提醒你，照顾好自己很重要——通过这样有规律的练习，你会开始变强，并得到治愈。

照顾自我的建议

- 进行适当而有规律的锻炼
- 吃健康而美味的食物
- 调整睡眠周期
- 保持良好的个人卫生
- 不过量饮酒或滥用药物
- 每天花一些时间玩耍
- 发展一些鼓励创新的休闲方式
- 避免浪费时间
- 适度地关注大众传媒
- 让自己与破坏性的情境或人保持距离
- 每天练习正念冥想、行走或与他人进行亲密的交流
- 培养自己的幽默感
- 为自己的成就自豪
- 听取赞美并表达感情
- 避免抑郁的自我专注
- 建立并利用支持体系
- 对一些微小的快乐和感觉给予更多的关注
- 挑战自己

第十三章 药物治疗抑郁症

在写这一章的时候我感到有些困难，因为我确实非常希望那些重性抑郁症患者能够尝试进行药物治疗。药物真的很有帮助：有时会让你发生显著的变化；有时会挽救你的生命。我在我的病人身上看到了很多类似的事情，在一般情况下，我都会建议重性抑郁症患者或伴有焦虑症状的抑郁症患者去看精神科医生。多年以来，抑郁症患者通常会拒绝接受药物治疗。这是一种对自我的伤害，因为他们害怕改变。我自己觉得，后来我身边的人也证实，当我落入低谷时，药物给予了我很大的帮助。当我的病人出于恐惧和无知而不去接受药物治疗时，我会感到很沮丧。我不想对这种做法做过多的评价。

然而，特别是在过去的 15 年里，人们大量地销售药物，过量地开药，夸大药物的作用。科学研究也被连累和歪曲。一些无良的研究人员私底下被大型的制药公司收买，利用一些父母的恐惧和无知，人为地制造了像儿童双相障碍这样的流行疾病。药物的副作用却被隐瞒起来不予理睬。正像我们在后面将要陈述的那样，药物在达到效果的同时，也会带来很多意想不到的负面后果，但很少有人了解这一点。类似下面的这种新闻总能博人眼球：2005 年，抗抑郁药的使用量比 10 年前翻了一番，从最初人口的 5.84% 增长到了 10.12%。研究人员担心，接受心理治疗的人数与此同时在下降，大多数病人在接受家庭医生的药物治疗。这其中的一些人甚至会服用一些所谓的秘方药。[1]

但是，我们必须承认，持续不断的抑郁症同样会伤害身体，通常比药物治疗的结果更严重。最严重的是，抑郁症会损伤大脑。它还会摧毁你的信心和自尊，使你在生活中错失许多机会；它会破坏你的人际关系并让你失业；它持续越久，损害越大。在抑郁症刚发生时进行充分的、及时的治疗能够减少抑郁症复发的概率。所以从以上的阐述来看，药物所带来的问题似乎并不那么严重了。事实上，有证据表明，药物治疗能够扭转抑郁症对大脑造成的损伤。[2]

然而，如果你仅仅想要变得更开心，药物的缺陷却不容小觑。医生开了过量的抗抑郁药给那些有"正常担忧"的人——那些在生活中遇到了暂时的挫折，希望吃一剂药来治疗自己的"病"的人；而他们真正需要的却是采取实际行动。如果你只是依赖药物，就不如坚持下去，或自己解决问题（或求助于心理治疗师）；那样能从中获得技能，增强自尊心。那些让父母和老师们担忧、心烦的青春期少年和儿童，需要学习新的技能，而不是服用药物——后者只是使他们变得更顺从罢了。几乎所有在集体环境下生活的老年人都会服用抗抑郁药，以使自己能够忍受恶劣的生活环境。

诚如你所见，在上述四段话中，我的观点翻来覆去：在这一段中提倡药物治疗，结果到下一段又提醒大家注意药物的危害。很遗憾，这样写肯定会令读者感到困惑；但我认为，这种困惑是对药物治疗抑郁症的一种恰当的态度。

药物治疗的好处

首先，让我们回顾一下目前药物的一般使用情况。我不是外科医生，我不懂任何药物剂量方面的使用情况，我只能大概说一下在什么情况下应该服用什么种类的药物。对于这些药物是如何生效的，我也知之甚少，因为实际上没人真正了解其中的奥秘；最初，人们认为5-羟色胺选择性重摄取抑制剂是通过稳定大脑中5-羟色胺的水平而发生效用的，如今这种说法似乎遭到了质疑，但人们尚未提出新的解释。

因为总是有新的药品准备上市，总是有关于目前药物的最新研究发现，所以人们的认识很难跟上目前的变化。我主要通过两个网站来努力不断更新信息：约翰·格罗豪尔（John Grohol）建立的心理中心网站（Psych Central）和约翰·麦克马纳韦（John McManamy）建立的抑郁与双相障碍网站（Depression and Bipolar）。麦克马纳韦曾患有双相障碍，他的网站值得尊敬，因为网站是靠捐助和会员费来运营的，而不是靠大型制药公司的广告赞助的。另一个比较可靠的网站是格尔曼（Gorman）建立的抗精神病药指南网站（Essential Guide to Psychiatric Drugs）。[3]

治疗抑郁症的药物主要分为几大类：单胺氧化酶抑制剂（monoamine oxidase inhibitors，MAOIs）、三环类抗抑郁药、5-羟色胺选择性重摄取抑制剂（selective serotonin reuptake inhibitors，SSRIs）、去甲肾上腺素重摄取抑制剂（serotonin-norepinephrine reuptake inhibitors，SNRIs），以及一些不便归类的药物。还有用于治疗双相障碍的心境稳定剂、治疗注意缺陷/多动障碍的药物、兴奋剂（如苯丙胺），以及一些抗焦虑药。

单胺氧化酶抑制剂

这类药能够抑制大脑内自然产生的一种化学物质——单胺氧化酶——的生成。在美国，这类药物包括异卡波肼、硫酸反苯环丙胺以及硫酸苯乙肼。在欧洲，这些药物在治疗时会被优先考虑使用，优先于三环类抗抑郁药，但在美国，只有在其他药物没有效用的情况下才会使用这类药物。这类药物会产生一些令人不快的副作用；但它最大的缺陷是，如果吃了某些含有复合酪胺的食物（奶酪、红酒、腌制食品）后再服用此类药物，会引起严重的卒中或使血压猛增。然而，对于一小群人来说，这类药物的效果非常好，效果远远大于药物的副作用。它通常被认为是治疗非典型抑郁症最好的方法（见第三章）。在我有限的经验中，我发现服用这类药物的人在药物发生作用时，似乎表现出了些许的亢奋和强迫症状——病人会坚持某种一般人会放弃的观念——但病人自己会感到精力充沛并感到好多了。

三环类抗抑郁药

在 SSRIs 出现之前，三环抗抑郁药是治疗抑郁症的标准药物。这类药物包括丙咪嗪、阿米替林、去甲替林、去甲丙咪嗪以及多虑平。这些药物都与抗组胺药物有关。事实上，如果你同时服用盐酸苯海明和上述其中一种药物，你会感到身体要干枯了。这类药物是在治疗结核病人时偶然发现的，结核病人在服用抗组胺复合药物时，有时会表现出难以解释的愉悦感。新的研究显示，此类药物与 SSRIs 有着近乎相同的治愈率[4]，40%～60% 的病人在服药后的头三个月内病情有了明显的改善。这类药物都是非专利药物，所以成本比较低。然而，尽管这类药物效果很好，但在使用时还是有若干缺陷。通常，这类药物在服用几周后才会发挥药效，所以病人在开始阶段要忍受抑郁症的痛苦，其副作用还包括尿潴留、对阳光敏感、口干、体重增加以及便秘。最重要的是，相对来讲，它非常容易服用过量——服用几周的量——从而造成致命的后果。有些急性抑郁症患者长期服用三环类抗抑郁药是很有好处的，但若只是在短期内服药过量则会损害身体；所以在这种情况下，精神科医生就比较为难。由于三环类抗抑郁药只有在血液中的含量达到一定水平时才会发挥药效；所以感觉忧郁时服用一片不会有任何好处。有些三环类抗抑郁药有镇静的作用，这对大多数人来说没有好处；但是那些有睡眠障碍的病人可以在睡觉时服用。这些药物不会让你上瘾，所以不会使你滥用药物；但对于有心脏病的人来说，必须谨慎服用。

5-羟色胺选择性重摄取抑制剂与去甲肾上腺素重摄取抑制剂

这两种药物的缺陷比三环类抗抑郁药的还要多，但令人惊奇的是，它们正被广泛应用。这两类药都是必须服用几周后才能见效的，而且必须一直服用；如果只是偶尔用一两次是没用的（但有些患者声称药效很快）。有些 SSRIs 对一些人来说有镇静的作用，而其他人却觉得它能让自己兴奋；实际上，人们对于这类药物有许多特异性反应。某种 SSRIs 可能让你感到特别焦虑，无法入睡，产生严重的消化问题；但另一种与之非常相似的药物会让你感觉相当好。

过量服用 SSRIs 不会致命，单这一点就足以解释为什么许多外科医生喜欢给病人使用 SSRIs 了。主要原因是相比于三环类药物，SSRIs 的副作用较少，耐药性更好。但这只是早些年的情形，那时候还没发现 SSRIs 会导致普遍的体重增加，并使得性欲和一些机能丧失。据我所知，几乎每一个服用 SSRIs 的男人都得服用枸橼酸西地那非或类似的药物；但这类药物对于阻止性欲的微妙丧失没有任何作用，性欲的丧失对男人和女人都有影响。对于许多病人来说，单是这一项副作用就足以让他们望而却步。由于 SSRIs 的耐药性更好，所以在多数研究中，大多数病人在服用了三环类抗抑郁药或 SSRIs 后的三个月内就停止了治疗。结论是 SSRIs 并不比三环类抗抑郁药效果好，[5] 并且想要中途停药也是很难的。

为什么 SSRIs 引起了这么大的关注？一部分原因是我们处于抑郁症流行的时代，一部分原因是市场因素。SSRIs 的发展正好赶上了将处方药的广告直接推销给消费者得到了允许的时代。美国是唯一一个允许这样做的国家，让人想知道那些大型制药公司给了国会议员多少好处以影响他们通过这一决议。如今，《时代》及其他杂志定期会有一个 20 页的新闻-杂志式的专刊，叫作"让健康步入正轨"，刊登少量和健康话题有关的文章，如前列腺癌、偏头痛、过敏、养宠物如何使你健康，等等。在有些页面上，你会看到用小字体打印的"特别广告专区"。你会看到一些处方药的广告，包括治疗前列腺疾病、偏头痛、花粉病、抑郁症、双相障碍、注意缺陷/多动障碍、癌症甚至宠物狗疾病的药物。在晚间新闻中，几乎所有的商业广告都和药物有关。广告很明确地告诉人们：*如果有某种症状困扰你，就去你医生那里开某某药物*。这将疾病的概念扩大了，它向人们传达了这样一种信息：如果有什么让你感到不舒服，或者如果你不喜欢自己的某些地方——如脱发——不要只把它当作生活的一部分，或觉得自己只是老了；你要把它当成一种疾病，它可以而且应该被治愈。你的坏情绪可能就是抑郁症，所以你应该马上去看医生。

　　然而，这些药物通常对于真正的抑郁症还是有效用的，你的医生很可能也会优先给你开这类药物。这其中的理论是，有两种化学物质，5-羟色胺和去甲肾上腺素，它们与大脑内神经细胞间的神经冲动的传导有关，似乎也和抑郁症有关。相比于普通人，抑郁症患者体内的这两种化学物质似乎消耗得更快。SSRIs 被认为可以使得突触里的 5-羟色胺保持在一个较为稳定的水平，会显著地减少焦虑感，增加安全感、自我价值感，增强自信心和心理韧性。SNRIs 对 5-羟色胺的作用是一样的，但也会作用于去甲肾上腺素。然而，没人能够证实这类药物确实是以这种方式发挥作用的。[6]

　　SSRIs 包括：

- 盐酸氟西汀
- 盐酸舍曲林
- 盐酸帕罗西汀
- 草酸艾司西酞普兰
- 氢溴酸西酞普兰

去甲肾上腺素重摄取抑制剂包括：

- 盐酸度洛西汀
- 盐酸文拉法辛
- 去甲文拉法辛

● 盐酸托莫西汀，主要用于治疗注意缺陷 / 多动障碍

在这些药物中，有一些是出自科学的研究，因此在该领域享有盛誉；有些则不是。盐酸度洛西汀可以缓解抑郁症伴随的身体疼痛。盐酸氟西汀可以使人精力充沛，而盐酸帕罗西汀则让人镇静。盐酸帕罗西汀是最可能引发停药反应的药物；而且在没有诊断出来的双相障碍患者中，它引发了躁狂发作。草酸艾司西酞普兰应该很容易耐受。去甲文拉法辛只是延伸了盐酸文拉法辛的作用。[7]

我个人认为，除非在一些极为特殊的情况下，否则永远不应该让儿童服用这些药物。儿童出现情绪上的问题，通常都与家庭内部发生的事情有关。此时，家庭治疗师最擅长帮你解决这类问题。此外，我们对于SSRIs对大脑的发育会有怎样的长期影响也一无所知。我们现在太急于让孩子吃药了，当他们不守规矩时，我们就给他们戴上一副化学手铐。

青少年在服用此类药物时也须十分谨慎。目前来看，这类药物似乎更可能使青少年产生自杀的倾向，但和前面所讲的同样需要注意的是：我们不清楚SSRIs对于大脑发育的影响。在我所接触的青少年以及从青少年时期开始患上抑郁症的成年人当中，大多数人患上抑郁症都有一个相对直接的原因：在家里感受不到关爱；不适应学校的生活；曾被人虐待、欺负或歧视；家里乱成一团，他们觉得这是自己造成的。只给孩子们开一些像SSRIs这类的药，但不去给他们做咨询，这样做是一种侮辱；如同在跟他们说，"闭嘴，走开"。当然，确实有一部分青少年似乎是因为心情沮丧而患上了抑郁症（或一些相关障碍，如厌食症或学校恐怖症）；但是，我们并不想让抑郁症剥夺了他们学习的机会；所以，抗抑郁药有时候可以帮上大忙。还有一些年轻人的抑郁症是对生活环境的反应；但是抑郁症有它本身的特点，如果症状不是很严重，可以考虑服用药物。重要的是让青少年相信这种治疗，这是心理治疗的一部分，是关爱着他们的父母不想令他们遭受不必要的痛苦。

治疗抑郁症的其他药物

● 作为一种抗抑郁药，曲唑酮的效果一般，但它通常对于抑郁症引起的失眠症有很好的疗效。不像治疗睡眠的药物，它不会让你兴奋；而且药效能够持续很长时间。对很多人来说，它是帮助睡眠的安全而又可靠的药物。如果你服用了 SSRIs 但仍有睡眠问题，那么我强烈建议让你的医生给你开些曲唑酮。

● 安非他酮总的来说是一种耐受性很好的药物，缺点是会增加癫痫的风险，大多数人服用后都会感到些许兴奋。几乎所有的抗抑郁药都会有让体重增加和性的副作用，而安非他酮不会。这看上去很吸引人，但它没有 SSRIs 那样有效，通常只被用作 SSRIs 的辅助药物。在你康复的阶段，需要维持药力的时候，可以使用它。

● 对多数人来说，米氮平的镇静作用很强，所以我不推荐使用它。它不像曲唑酮，它的镇静作用会持续更长的时间。我知道一些医生会同时开 SSRIs 和米氮平，据报告说这样的效果不错。

治疗双相障碍的药物

　　尽管官方的数据显示双相障碍并不多见（不到人口总量的 1%），但还是有很多重性抑郁症或恶劣心境的患者有时会出现轻度躁狂，他们会感觉非常好，精力十分充沛，极富创造性，比平时更加冲动。有时，当这些人服用一些新开发的抗抑郁药时，他们会陷入完全的躁狂之中（"转换进入躁狂"状态，因此在开这类药物时要特别谨慎）。研究者对于这种情况是否会发生存有争议，[8] 但我相信是会发生的。我认识一个五十多岁的人，他女儿因为严重的双相障碍而住院。我们给他开了盐酸帕罗西汀来缓解他的抑郁症。他在下一次参加病人家属的会议时成了主角。他告诉精神科医生，他们的治疗方案具体出了什么错。之后他觉得很不好意思，我们立即让他停用了盐酸帕罗西汀。这一事件让我意识到，他的世界常常是有些奇幻、夸大的；由于这一偶然的事件，一些事情被赋予了新的意义——然而我很了解他，他之前根本没有过躁狂发作。

这一事件提示我们，关于双相障碍的化学机制，我们仍有许多需要了解的。如今，人们被诊断出患有这种疾病的概率越来越高（部分原因是制药公司不断地推销新研制的心境稳定剂以及"非典型"抗精神病药，尤其是面向青年人）。我们有理由相信，双相障碍与注意缺陷/多动障碍相关，或可能与它相混淆。如果你患有双相障碍，那你需要找一个好的精神科医生。他应该对这方面感兴趣，并且了解最新的研究进展，但又不会被制药公司收买。改变生活方式也很重要。心理治疗对于这种改变非常重要，同时，你也要明白，你患的是一种慢性疾病。这意味着你不能完全相信你自己；而且必须面对过去的躁狂行为给自己和其他人造成的伤害。

心境稳定剂[9]

锂和精神病学的关系很近，已经变成了一种灵丹妙药，一种针对特殊疾病的特殊疗法。尽管市面上出现了新研制的、比较昂贵的药物；但它至今还是一种用于治疗双相障碍的方法，许多医生还是会优先考虑它。服用正确剂量的锂，能够使一年内躁狂发作的概率减少50%。心境的转换变得更少了，持续时间更短了，症状也减轻了。它对于双相障碍中的抑郁期也很有帮助。锂治疗的成功率接近70%，有20%的患者症状会被完全消除。它一般作为一种维持性药物，一旦服用，就需要终生服用，研究证明，它有长期的效果。[10]许多患者会变得比较顺从，部分原因是患者没有了疾病所带来的躁狂。服用锂的副作用包括体重增加和皮疹，这让很多患者望而却步。锂最重要的缺点是对肝脏具有毒性，因此必须谨慎使用，特别是与酒精一起服用时。锂应该只能由精通其用法的精神科医生发放，而不能是一般的从业者。因为锂会渐渐积累，达到一定的剂量从而产生毒性作用。病人必须每个月检查血液中的锂含量。对于那些经常被双相障碍所带来的冲动和混乱折磨的病人来说，这样的副作用使得使用锂进行治疗变得异常困难。

其他心境稳定剂包括以下药物。

- 双丙戊酸钠——最初研制时是一种抗惊厥药，偶然被发现有助于缓解心境障碍。像锂一样，它需要在体内逐渐积累才能发挥作用，但与锂不同的是，它对于急性躁狂发作能迅速发挥作用。特别是对于快速循环双相障碍来说，它有着很好的效果，并且对于患病历史长的病人的效果也很好，而锂治疗通常对这两种情况都没用。然而，这种药有严重的副作用，也需要定期进行血液检查，还会引起体重增加。

- 卡马西平（以及奥卡西平，一种密切相关的药）——研究显示：在 70% 的时间里，卡马西平对躁狂发作是有作用的，对于抑郁发作也有作用。病人完全可以考虑服用此药，但它会带来很大的风险、一些尚不明原因的危险及药物间的相互作用。如果你的医生没有花时间向你做出详细解释，你就需要换一个医生了。

- 拉莫三嗪——是一种抗惊厥药，尽管它对双相障碍的疗效甚微，并且有一些潜在的致命的副作用；但还是被经常使用，可能是因为葛兰素史克公司不遗余力地推销起了作用吧。如果你在服用此药后出现了皮疹，那你应该立即停药并求助于你的医生。

- 加巴喷丁——是一种抗惊厥药，对于癫痫和某些种类的神经痛有略微的作用，其制造商（辉瑞）极力地推广这类药物在药品核准标示外的使用。在治疗双相障碍方面，它还没有显示出任何疗效。

- 托吡酯——本身作用不大，但它通常作为一种辅助药物来提升锂或双丙戊酸钠的药效。它的副作用是经常让思维变得迟钝。

非典型药物

这类药物被称为"非典型抗精神病药"，以区别第一代抗精神病药，如氯丙嗪和氟哌啶醇。通常，医生会让病人在躁狂发作的早期服用这类药物，起到镇静和控制的作用，效果很好。当病人需要不断地减轻焦虑或冲动问题带来的痛苦时，可以服用极为少量的这类药物。这类药物包括：氯氮平、利司培酮、奥氮平、富马酸喹硫平、盐酸齐拉西酮以及阿立哌唑*。你可能会听到某种药物比另一种药物好的议论，但它们之间的差别微乎其微。用约翰·麦克马纳韦的话说，所有这类药物简直是马用镇静剂；它们是药效很强的镇静剂，足以让你睡去；即使你睡不着，也会反应迟钝，昏昏欲睡，感觉恍惚。

和第一代抗精神病药一样，它们有一些直接的副作用，包括震颤、焦躁不安、肌肉僵硬。如果长期服用，特别是大剂量用药的话，会有患迟发性运动障碍的风险：无法控制地眼动、咀嚼、吐舌、扮鬼脸、嘴唇打战——出现可能无法逆转的糟糕状况。如果你在服用了一种非典型药物后开始出现这些症状，你应该立即向医生求助；也许在见到他之前，你应该先减少药量。你可以服用一些药物来对付这些副作用；但对于大多数服用此类药物的抑郁症患者来说，应当尽快停药；因为它不是在治疗你的抑郁症，只是有镇静的作用。

医生通常会让住院的重性抑郁症患者服用一种非典型药物。重性抑郁症患者可能没有意识到，他们在出院后之所以感觉很糟糕，至少有一部分原因是这类药。不要误解我的意思——很多病人，特别是那些焦虑的病人，会在治疗时使用这样的类似化学绷带的药物。关于这一点，请

---

* 阿立哌唑制剂"安立复（Abilify）"是药品行业市场化极为成功的一个例子。它的英文名听上去就像是想让你站起来跳舞，与"能够（enable）""增强（amplify）""能力（ability）"这些词很像。然而，它的作用恰恰相反，像是把你裹在一条毯子里，让你产生想睡觉的感觉。

阅读我在下一部分对有关抗焦虑药的评论。

总之，对于抑郁症来说，这类药物只能用于短期的治疗；在你从重病中恢复的时候，它可以起到镇静的作用。

抑郁症与焦虑

一项旨在研究精神疾病共病现象（两种以上的独立病症同时发作，如流感和肺炎）的大规模科研项目发现，在所有被研究的案例中，62%的人是由另一种障碍导致了重性抑郁症。[11] 在以往患过重性抑郁症的人当中，51% 的人在同一时间也患上了焦虑障碍，4% 的人患有心境恶劣，18.5% 的人患有物质滥用障碍。当重性抑郁症伴有焦虑或物质滥用时，病人康复的概率就大大下降了。世界卫生组织的一项全世界范围内的研究发现了极为相似的（68%）出现在抑郁症和焦虑中的共病现象。[12]

抗焦虑药（镇静剂）通常会迅速地缓解焦虑，但家庭医生及精神科医生不太愿意给病人开这种药，因为它们会被滥用。一项关于 1987—1997 年出现的门诊治疗抑郁症趋势的研究发现，只有 13% 的病人服用了镇静剂。[13] 我认为，抑郁症较严重的病人服用较少量的抗焦虑药比服用标准剂量的效果更好。许多病人，特别是那些处在重性抑郁症第一阶段的病人会有严重的焦虑。不像抗抑郁药，抗焦虑药可以很快见效，让人感到负担消失，心跳、出汗、担心、激越也都减缓。病人几乎可以立刻感到安全感增加，控制感增强。通常，病人终于可以在几个月里第一次睡个好觉了。我们已经讨论过了惊恐发作、恐怖症以及抑郁症首次发作之间的联系；抗焦虑药可以防止这些情况发展成为终生的严重症状。

一些苯二氮䓬类药物（如地西泮、氯硝西泮以及劳拉西泮）确实存在一些风险。它们很容易使人产生依赖性，时间长了也容易失效（所以你需要的量会越来越多），而且也很难戒断。这些都是你需要考虑的缺陷。但是，我认为可以适当地使用这些药物中的一种，如同将之当作手臂骨折时用的悬带，在治疗期间起到支持和保护的作用。一两个月之后，当最糟糕的情况过去，你需要和医生商量减少用药的剂量，或变成偶尔服用一次。由于有产生依赖性的风险，所以一些医生更倾向于让病人服用小剂量的非典型抗精神病药。这类药物会让病人产生不快感，所以绝不会上瘾；这类药物有很强的镇静作用，即使是很小的剂量也会使病人变得反应迟钝。

抗焦虑药对于一些有自杀倾向的人来说很有帮助。许多人自杀是因为他们处于非常严重的激越与惊恐状态之中，认为事情将会变得更糟。药物不仅会缓解症状，还会给予患者希望。然而，过量服用苯二氮䓬类药物是致命的。你的医生应该每次只开少剂量的药，并确保你按医嘱服用——这样就会大大降低风险。

在所有这些药物中，氯硝西泮产生依赖性的风险似乎最小，因为它的药效非常慢，作用时间长；所以你不会立马感到兴奋或有停药反应，因而也不至于服用剂量越来越大。

兴奋剂

某些精神科医生想让无精打采的病人兴奋起来，就使用一些兴奋剂类药物（如中枢兴奋剂类的苯丙胺，如硫酸右旋苯异丙胺制剂；或市场上用于治疗注意缺陷／多动障碍的苯丙胺，如安非他明外消旋体复方制剂和二甲磺酸赖右苯丙胺制剂）。如今又研制出了盐酸托莫西汀，一种去甲肾上腺素重摄取抑制剂，用于治疗注意缺陷／多动障碍。正如我之前所讲的，我认为我们很快就会对抑郁症、双相障碍和注意缺陷／多动障碍之间的关系有更多的了解，所以我感觉检验这些药物的作用是很有意义的。当然，这些药物本身也存在风险和副作用，也许不应该用于容易焦虑的病人，但是如果你真的病得很严重，或饱受疲劳或拖延症的折磨，也许你可以尝试一下兴奋剂。

谁来开什么样的药？

大部分 SSRIs 都是由全科医生及其他非精神科医生开出的，而实际上，药物也就是以这种方式在市场上向消费者及社区销售的。许多医生喜欢给那些筋疲力尽但其实没有什么身体症状的病人开一些药。但我强烈建议那些抑郁症患者去咨询精神科医生。给抑郁症开药是一门科学，也是一门艺术；而一名优秀的精神科医生通常能够从专业角度来判断哪种药物对你最有效。这就避免了你在尝试了一种又一种药后产生挫败感。精神科医生对于药物剂量及辅助药物的使用非常了解。他们是这方面的专家，知道你不知道的，了解你的家庭医生所没有的知识，包括有能力让你逐渐弄清楚哪些药物是有效的，哪些是无效的。据我所知，精神科医生数量很少，而且其中还有一些属于"滥竽充数"者。如果你的心理治疗师对于药物很了解，那么他可以和你的家庭医生合作，为你开一些即刻见效的药物，但是如果最初的药物没有效果，还是请你去看精神科医生吧。

我这样建议的另一个原因是：如果你第一次尝试药物治疗而没有收到效果，就会强化你的抑郁症症状以及觉得没有什么能帮自己的观念。你要知道，大多数病人并没有坚持完头三个月的药物试用期，甚至很少有人会再进行第二次尝试，因此最好在开始的时候就选择正确的药物。

如果你的抑郁症症状很严重，而你服用的第一种药物没有效果，你就应该试试另一种药物。每一种药物大约会对服用它的 50% ～ 60% 的人有作用，而且每种药物针对的人群都不同。如果 A 药不起作用，那就试试 B 药。

如果在半年左右的时间内，你服用某种药物而没有达到最佳效果（近乎治愈），但这种药物尚有些疗效，你的精神科医生可能会想要加入一些辅助性的药物。也许不是另一种 SSRIs，但可能是安非他酮，或是一种心境稳定剂，或是一些让你放松或让你兴奋的药物。这越来越多地成为一种惯例，且让你凭直觉认为，你的医生在拿你做实验。实际上，如果一种药物的作用只有这么大，我同意这种做法，但是你应该心里有数。因为如今在美国，几乎所有的药物研究都是由制药公司赞助的，而且研究的成本非常高；但同时对两种药物的疗效进行研究仍比较少见。制药公司不想去发现一个可能会与他们竞争的结果。

至于你的医生想要在你身上尝试多种不同药物的效果，即所谓的"多重用药"，就要视情况而定了。如果你的医生与一家大型的科研医院有联系，而且确实了解最新的研究进展；那么相比于私人诊所里那些很少愿意费力气提升自己的医生，你可以给前者更多的信赖。如果你觉得你的医生不再关心你的病情，而只是在应付你的话；你就应该换一个医生了。

有些医生可能不会告诉你，你所服用的药物已经没什么作用了；如果你想继续尝试最新研制的药物或复合药物，他们会遵循你的意见。但你可能不想再被当作试验品了，而这是一个明智的决定。你可能会认为目前的服药情况正合适，但你不能把它当成灵丹妙药，而是应该开始尝试改变你的生活方式。

你需要长时间地服药。对于重性抑郁症患者来说，患病的时间越长，服药的时间也可能越长；你越早停药，则复发的可能性越大。一般来讲，你应该在感到症状消除后，再继续服药六个月。许多经历过反复多次抑郁症的患者，服药的时间应该比上面所述的还要长一些，以保持康复的状态。如果副作用不是太大，甚至要考虑终身服药。尽管下一节我会提醒你，SSRIs 可能使你与生活隔绝，但我还是要说明这一点；一切都取决于你病情的严重程度。很多研究都发现，在最初的三个月治疗期后，多数病人的病情都复发了。[14] 但是，如果你没有过早停药的话，复发的概率就很小了。这就是为什么治疗必须不仅局限于标准的规定；而且时间应更长，强度亦更大。除了尽可能长时间地服用药物，治疗还应包括对病人进行病情讲解、自助培训以及愈后的关怀。一项对患者进行了五年多的追踪研究发现，只有一半患有心境恶劣障碍的人得到了完全康复；而在其中，又有一半的人病情复发了。许多人的病情发展成了重性抑郁症。[15] 如今一般认为，如果你有过一次重性抑郁症发作，那你再次抑郁发作的可能性为 50%；如果你经历过 3 次，再次发作的可能性将超过 90%。[16] 但是如果你坚持心理治疗并服用药物以保持状态，认真地做好康复工作，就能减小病情的复发概率。

药物治疗的负面消息

我之前提到过，医药行业关于新研发的抗抑郁药的研究已经被人为操纵了，他们将积极的结果最大化，而将消极的结果最小化。这里举一个例子：经过美国食品药品管理局批准并引发对这些药物狂热关注的原始研究，所设定的标准其实很低；而这一点却没有向公众公布。通常，他们只进行两三个月的试验，对于可以持续一生的抑郁症来说，这个时间显然太短了；而且他们对于疾病痊愈的定义也完全不符合重性抑郁症治愈的标准。你可能仍有自杀的念头且心怀愧疚；但如果你的睡眠得到了改善——而这正是美国食品药品管理局最关心的——那就说明这种药物有疗效。于是事实就是，在所有这些试验中，药物被证明只是比安慰剂的效果稍好一点——在大部分案例中，40% 的人在服用了安慰剂后病情有所好转，大约 50% ～ 60% 的人在服用了 SSRIs 后病情得到了改善。[17] 此外，这些研究大部分预先做了安排，去除了那些对安慰剂反应最强烈的人。[18]

随后的研究采用了更大的被试群体，花了更长的时间，但得到的是同样令人失望的结果。STAR*D 研究采用的被试是一大群真正的病人，没有去除对安慰剂有反应的被试，结果发现，大约 50% 的病人对药物有显著的反应，但只有大约 30% 的人达到了研究者对于病情得到缓解定义的标准。[19] 在随后的跟踪研究中发现，其中很大一部分人的病情都复发了。总之，康复率只比偶然概率稍微高一点而已。STAR*D 研究是由美国心理健康研究院资助的，因此可以认为这项研究相对来说没有受到制药公司的影响。

SSRIs 的停药反应问题也被最小化了。当你停止服用 SSRIs 时，会出现很强烈的停药反应——SSRIs 停药症状——包括：极度的焦虑、皮肤蚁走感、意识错乱、胃肠道不适、失眠及激越。对有些人来说，这些症状令人十分痛苦。我有一位病人就曾经历了几周近乎地狱般的生活——发烧、恶心、打寒战、重性抑郁症，而且精神都有些错乱了——她不再服用我推荐的药物。对于这种情况，最好的方法是逐渐减少药量；并寻求精神科医生的帮助，直到最终不再服用此药。

最后但同样重要的一点是，有人担心抗抑郁药会妨碍感受情绪的能力。一项对非抑郁症患者的研究发现，在服用 SSRIs 仅一周后，他们感知面部表情的能力，特别是对愤怒和恐惧的感知能力受到了影响。[20] 另一项针对正常人群的研究发现，在服用盐酸帕罗西汀四周后，被试对于适当的悲伤和愤怒的感知能力大大下降。[21] 一群承受着性功能副作用的病人报告说，他们哭泣或关怀他人的能力大大下降了。他们也不再做春梦，不再感到惊奇，丧失了创造能力和表达愤怒以及自己感情的能力。[22]

那些自己服用 SSRIs 的心理治疗师对这些结果感到不安，他们怀疑这会使他们丧失共情的能力；我们中的许多人最终都停止了服药。我认识一位音乐家，他由于患有社交焦虑和哮喘而服用草酸艾司西酞普兰。他发现，当他真的被音乐所打动时，他不再打寒战，身上也不再起鸡皮疙瘩了。但当他停用草酸艾司西酞普兰后，他又有能力起鸡皮疙瘩了。他还觉得丧失了某种让自己沉浸在音乐中的能力。还有一位男性病人，他喜欢和女人搭讪并发生"一夜情"，他说服用盐酸帕罗西汀后，他不再有内疚感了。至少，他意识到了这是一个问题。

SSRIs（以及其他我所了解的抗抑郁药）很可能是通过让病人对情

绪的感受变得迟钝来达到效果的，特别是对一些消极情绪的感受。服用这类药物会让我们暂时变得有点肤浅和感觉迟钝。早在 1993 年的《神奇百忧解》（*Listening to Prozac*）一书中，[23] 彼得·克雷默就曾提出这样的理论，抑郁症患者对于一些拒绝的迹象特别敏感，而 SSRIs 能够帮助他们很好地应对。这就是为什么我非常反对那些没有严重的抑郁症症状而只是想要感觉舒服一些的人服用抗抑郁药的原因之一。他们可能变得不那么担忧了，但这会损害他们的人际关系，减少他们的热情，使他们变得肤浅且不切实际地扬扬自得。这也许可以解释为什么在当下这个年代面对压力时，许多人会服用抗抑郁药——因为这些药可以帮助他们忍受本不该忍受的一些事情。

关于 SSRIs 的结论是什么？抑郁症是一种严重的疾病，而我们在服用这类药物时也应该谨慎，永远不要掉以轻心。它们肯定会造成一些损害，但抑郁症能够造成的损害会更为严重。如果你的抑郁症症状比较严重，你真的应该给自己一个机会去尝试进行药物治疗。但是，你的治疗方案应该做到平衡，还应该包括心理治疗以及更多的自我关怀。药物治疗可以做到的一点是让你精力充沛、满怀希望地坚持到底。

电休克疗法及其他基于大脑的干预方法

人们现在仍在使用电休克疗法（或"休克疗法"）。因为被过度地使用（还因为它在媒体上的形象，如电影《飞越疯人院》），它在 20 世纪 70 年代就过时了；但是，对于那些抑郁症症状比较严重或比较危险的患者，特别是那些激越、意识错乱的患者来说，这种疗法还是安全而有效的。它能有效地让急性地、带有自杀倾向的抑郁症停止发作。毫无疑问，这种疗法能挽救病人的生命。有时候，它对于那些持续地对任何事情都不感兴趣、十分无助的抑郁症患者也很有效果。那些发现这种方法有效并且不担心其副作用的人，将会从这种方法带来的大约每年一次的

"定期调整"中获益匪浅。它主要的副作用是病人有时会出现健忘及神志不清，而这通常只出现在接受电休克疗法治疗后的几天内。但是，仍有很多的不靠谱的报告说，接受轻微的电休克疗法治疗会造成严重的损伤。

我比较关注的是，最近美国心理健康研究院及一些医疗机构发表的关于抑郁症的文献通常将电休克疗法作为除了心理治疗和药物治疗之外的治疗抑郁症的第三种方案。我明白这样做的一个目的是为电休克疗法正名并消除人们的恐惧心理，让那些真正需要它的病人接受它。但我还是禁不住地想，这是在为大众本应毫不犹豫地接受的最后一种治疗方法做市场推销的努力。但我担心这样的努力将会事与愿违，如果人们觉得电休克疗法只是一种普通的备选方案，就会避免选择这种方法。没有人会考虑让你接受电休克疗法，除非其他疗法都失败了，或者你的自杀倾向太过严重，以至于失去了控制。

至于迷走神经刺激疗法、经颅磁刺激疗法以及精神外科疗法，据我所知，这些方法都还属于实验方法，本质上都存在很高的风险。你应该避免采用这些疗法，除非电休克疗法不起作用，并且你已经接受一名优秀的心理治疗师和一名精神科医生的治疗有很多年了，而他们都同意你的做法。

非药物治疗

Ω−3（鱼油）

2007 年，美国精神病学协会 Ω−3 脂肪酸研究委员会的成员发表了一篇文献综述，认为有证据表明，定期服用鱼油类的营养品或其他种类的 Ω−3 脂肪酸确实能够有效地改善心境障碍，而且几乎没有风险或副作用。除了缓解抑郁症外，它对促进健康也很有好处。[24] 鱼油确实能够在一定程度上预防神经认知障碍，促进心脏健康。然而，在服用的剂量上存在争议。一项设计巧妙的研究发现，每天服用 1 克鱼油，12 周后被试的病情得到了改善；但是服用更多的剂量后，被试的病情根本没有改善，这一结果令人困惑。从我的经验来看，一位积极的病人相信每天服用 18 克很好，而另一位十分敏感的病人则在服用完一粒药后，两天都睡不着觉。大多数非处方的鱼油胶囊是 1 粒 1000 毫克或 1200 毫克，这样的剂量显然是适中的。如果你正在服用法华林钠或其他任何的抗凝血剂，那不能服用鱼油，然而似乎也不会发生危险的化学反应。我并非营养专家；我知道有些人将会就非处方的鱼油和医生开的鱼油的纯度、具体成分及来源进行激烈地争论，但我不认为这样的争论有什么实质性意义。我建议你尝试每天服用一粒，这样对你的抑郁症和心脏都有好处，而且也能预防神经认知障碍。你还应该多吃些鱼，每周至少吃两回，作为蛋白质的主要来源。如果你正在服用医生开的抗抑郁药，不要因为偏好鱼油就立即停药；应该同时服用这两种药物一段时间，然后咨询你的医生。

圣约翰草（金丝桃属植物）

这是一种草药类的保健品，一些实证研究发现，它对于抑郁症的治疗是有效的。它的药理作用似乎与 SSRIs 很相似，因此两者不应一起服用。它在德国很受欢迎，当地的健康部门会对这类药物的质量进行监督。不幸的是，在美国没有相关机构对草药类的保健品进行监督管理，所以无论制药商声称他们有多少证明、推荐材料，从本质上讲，你都不知道瓶子里装的是什么药，不清楚药瓶里胶囊的剂量是否都是相等的。从我的经验来看，我没听任何人报告称圣约翰草有效用。虽然是一种"天然的"草药，但也没有让它得到特别的优势；如果你患有严重的抑郁症，还是应服用 SSRIs 而不是圣约翰草——至少你知道每天应该服用多少剂量的药。如果你患有中等程度的抑郁症，那你要小心圣约翰草会带来和 SSRIs 一样的副作用。

SAMe

SAMe 是一个首字母缩略词，指的是我们体内天然生成的一种氨基酸衍生物。有几项临床试验证明它有抗抑郁的效果。没有人了解其药理机制是怎么样的，但我们不是也搞不清 SSRIs 的药理机制吗？SAMe 显然没有副作用。似乎它的作用大致就像布洛芬对于关节炎的作用一样。SAMe 很昂贵，而且在药瓶里降解得很快，所以你需要从一个可靠的制药商那里不断购得新鲜的产品。大多数研究认为，每天服用 SAMe 的剂量应该是 1600 毫克，分四次服用，每粒胶囊一般是 200 毫克或 400 毫克。所以如果你能买得起，并且能吞下这么多药，就值得一试。

总之，如果你真的患上了抑郁症——如果你符合第二章所描述的重性抑郁症或双相障碍的标准，你不能下床或无法完成日常生活中的普通事情，你有自杀的倾向，你不能自主地哭泣或无法控制自己的愤怒，你因愧疚或羞耻而痛苦不已，你总是被消极的思维所折磨——你就应该认真地考虑一下尝试接受药物治疗。找一个优秀的精神科医生咨询一下。但你同样应该找一位信任和尊敬的心理治疗师接受心理治疗，而且你的心理治疗师应该同意你接受药物治疗。同时，尽一切可能地进行有规律的锻炼和正念冥想，并在你的饮食中加入鱼油。如果你没有很严重的抑郁症，而是不快乐，伤心，压抑，情绪低落，很少感觉良好——那你应该先去找一位心理治疗师看看。当然，你也应该尝试一下本书中适合你的一些建议：树立一种积极的生活态度，有效地应对生活中的问题，积极地寻找让自己快乐的机会。

第十四章 心理治疗、自助及其他的康复方法

如今，一些脑科学家在研究人们接受心理治疗时大脑发生的变化。一项研究让患有社交恐怖症的被试戴着正电子发射断层扫描装置，在一群陌生人面前读一段演讲稿，结果发现没有接受心理治疗时，患者大脑的恐惧中心——杏仁核——的活动显著增加。在服用了氢溴酸西酞普兰或接受了心理治疗后，那一区域过多的活动减少了。有趣的是，心理治疗对于杏仁核的活动的改变程度能够预测病人一年后焦虑的水平。[1] 其他关于抑郁症、强迫障碍及焦虑障碍的研究发现，心理治疗所引起的大脑变化与药物治疗所引起的变化很相似——只是有一些有趣的差别。[2] 一般认为，抑郁症通常与大脑的背外侧前额叶皮质中一小块区域的活动减少有关。如今，我们知道电休克疗法、抗抑郁药及心理治疗都是通过刺激那一区域，使它正常活动增加而治疗抑郁症的。

这些研究进展真的是非常令人兴奋。心理治疗和药物治疗都是通过对大脑大致相似而略有不同的作用来治疗抑郁症的，这一发现意味着科学可以通过研究其中的差异来探索更多关于抑郁症的工作机制。我们已经知道生活经历会改变大脑，如今我们开始探索心理治疗这种特殊的经历是如何影响大脑的。

心理治疗的方式有很多种，但全都建立在一种开放、信任的关系的基础之上。对于一些病人来说，能够向治疗师倾诉抑郁症带来的所有内疚感和羞耻感而不被评价，就可以称得上是恢复的开始了。对于其他病人来说，治疗师需要在一些方面给予他们指导，像如何做到坚定而自信、学习沟通技巧、设定现实的目标、放松和压力管理——几乎囊括所

有会干扰抑郁症康复的问题。

我在读研究生的时候，学校教的课程有弗洛伊德学派的、行为主义学派的和家庭治疗学派的。弗洛伊德学派的老师常常穿西装打领带，行为主义学派的老师通常一身实验室工作服，而家庭治疗学派的老师则通常是一身运动装。弗洛伊德学派和行为主义学派之间几乎从不掩饰对彼此的轻蔑态度——当你观察他们在诸如教职工鸡尾酒会这样的场合中不得不装作彼此是同事时的表现，会觉得非常有趣。家庭治疗学派的人很有礼貌，但过分地屈就于这两个流派了。他们试图把自己的观点应用到校园政治当中去，而弗洛伊德学派和行为主义学派基本上对此是不予理睬的。从科学发展的角度来讲，这样的情形真是太令人遗憾了。不同的派别之间甚至不交流观点，更别说研读彼此的文献。你可能会读到一些关于抑郁症或共情的文章和书籍，觉得十分有趣并有所帮助，却发现它们的定义竟然并不一致。一派发表观点时绝不会通知另一派。

如今，你仍会感到学术派别之间的种种竞争及彼此间的成见，尽管已不是当初那些人了。好在大部分争执都只限于学术范围。如今，行业内优秀的心理治疗师会将不同派别的方法整合，整合后的方法效果更好、更人性化且通常疗程较短。我们并不认为病人对于自己的问题的本质一无所知，但是病人所表达的痛苦和需求自然而然的是治疗中关注的焦点。心理治疗师不必非得在躺椅后面保持沉默，或是穿着实验室工作服摆弄大鼠；而是应该让心理治疗充满人性，毫无保留地向病人提供一些专业的知识和指导。这种治疗方式的改变会让病人获益匪浅。

精神科医生（专攻心理障碍的医生）、心理学家（博士）、临床社会工作人员（社会工作硕士）、精神科护士或物质滥用咨询师都可以提供良好的心理咨询服务。然而实际上，有些根本没有任何资质的人也会开个小诊所，对外挂个牌子，自称是"心理治疗师"或"心理咨询师"——这两个称谓在法律上并没有明确的定义，也无人监管。当你第一次去咨询一位心理治疗师或类似的人时，你要直接询问他的专业背景和接受培训的情况。你要问他是否接受医疗保险报销——如果他不接受，你应该另找一位。（你的治疗师可能不接受保险，但那是另一回事。）找一个你信任并让你感觉舒服的人至关重要——对此你应该放心地比较人选，切不可草率。你应该询问治疗师的教育背景、培训情况以及治疗抑郁症的经验。如果你咨询了几次后感到有些疑虑或觉得没有进展，应该对你的治疗师如实相告，并征求他人的意见。当前的研究再次强调了以往的观点，即病人和治疗师的感情联系是有效的治疗过程中最重要的变量。[3]

由于药物治疗对严重的病情很有帮助，因此，治疗师通常会倾向于同时进行药物治疗和心理治疗。如今，一名优秀的心理治疗师应该与精神科医生或能开一些必要药物的护士保持联系。如果你找的心理治疗师不支持采用药物治疗，那你应该换一个。

如果我患了抑郁症并想找一个心理治疗师，我会考虑以下因素。

1. 我的直觉：我会喜欢和信任这个人吗？我感到自在吗？我是否有所保留？心理治疗为我们在现代生活中提供了一个机会，来倾诉关于我们自己的绝对真实的情况。我认为这个人能够承担那份责任吗？

2. 参考别人的意见。跟你的朋友、医生商量。随便的工作关系并不值得作为参考。你应该跟十分了解治疗师的人谈谈——他以前的病人是最好的人选。

3. 心理治疗师治疗抑郁症的经验——包括但不局限于对于认知技术、人际关系技术、正念疗法的熟悉程度。

4. 治疗师对于把药物作为治疗的一部分的接受程度。

5. 当病人需要时，治疗师积极响应、给予指导的意愿程度，不要以为仅靠倾听本身就能治愈抑郁症；或者认为病人需要得到建议和安慰是幼稚的，应该被忽视。

有关最后三个因素，你绝对应该直接询问你的心理治疗师。我们都不是神（当然我们中有极少数的人认为自己正是），所以我们不会觉得这样直接的询问有冒犯之意。如果你找的治疗师感到被冒犯了，那就另找一个。实际上，在刚开始的时候，最好能够找两个或三个治疗师，然后选择你认为对自己最有帮助的那个。决定选哪个治疗师比买一辆新车要重要得多。在选择治疗师时，你应该至少像选车那样，投入相当的精力和时间才行。尽管放心去试着选择你的心理治疗师吧。

病人从美国心理健康研究院或其他来源申请的关于抑郁症的文献中将会发现，认知疗法或人际心理疗法通常被引用作为治疗抑郁症的方法。正如第八章所描述的，认知行为疗法[4]旨在识别个体扭曲的思维习惯，并以一种更准确的方式来应对。而由杰拉德·科勒曼（Gerald Klerman）和默纳·韦斯曼（Myrna Weissman）[5]创建发展的人际心理疗法则重点关注沟通技巧：学会正确地诠释他人对你说的话（而不是想当然地认为你明白了），并且学会有效地表达你的情绪、渴望和需求。许多有经验的心理治疗师将会应病人的需求，应用源自认知疗法和人际心理疗法的治疗技巧。这些方法已经得到了一定程度的科学验证。因为采用实验方法，在为期三个月的试验期内，通过适当的控制，证明这些方法至少与药物治疗的效果一样。然而，这不过意味着它们只是符合了与药物治疗一样比较低的标准：经过三个月的治疗之后，大多数病人的症状不再符合重性抑郁症的所有诊断标准。但是，他们下个月可能依然痛苦并可能复发。

认知行为疗法和人际心理疗法之所以能够像这样被证明有效，是因为它们被设计为在三个月的治疗期内要达到一定的成功标准。它们被设计得十分精致，达到了一种十分具体的水平，使得一位治疗师实施的认知疗法与另一位治疗师实施的认知疗法几乎相差无几。其实，多数心理治疗方法都不是这样的，因为在心理治疗中，治疗师的人格因素是非常重要的。这样一来，认知疗法和人际心理疗法在研究中有了独特的优势，因为其中的变量很少；你只需评估一套技巧的有效性，而不是一门艺术。有经验的治疗师有时戏称这类方法为"烹饪书"方法——它没有空间让人发挥创造力。但是，如果你打算做个蛋糕，有了烹饪书，每一次你都肯定能做一个美味的蛋糕。我们这些心理治疗领域的人都应该感谢这些方法的开创者，因为在有这些方法之前，我们所面临的尴尬处境是：不可能证明任何心理治疗方法有任何效果。如果心理治疗不能被纳入健康保险或医疗保险的报销范畴；那将是很危险的事情，因为这意味着只有富人才能负担得起心理治疗。

但是新的研究显示，疗程更长的心理动力学疗法比疗程较短的方法效果更好。最近在《美国医学会杂志》（*Journal of the American Medical Association*）上发表的一篇对许多研究进行的文献综述指出，接受治疗的时间越长，病人的感觉越好。[6]这些不是指接受了十年精神分析的病人；而是病人一直接受治疗，直到他认为没有必要再去了为止。治疗时间平均为一年左右，通常病人一周接受两次治疗，有时会更多。这些都是真实的案例，病人都患有慢性或复杂的障碍；而不是为了夸大某一疗法的效果而精心挑选出来的一些只有单一症状的病人。心理动力学疗法涉及本书所阐述的思维方式；相信存在无意识的动机和反应；相信我们使用防御机制来否认痛苦，以及它们所带来的无意识的消极后果；相信童年时的经历对于大脑和心理发展的重要性；相信我们所有人在亲密关系与独立性之间都存在一种基本的冲突；相信抑郁症是避免进入一种让人感到困难的情感状态的方式。但是我不会坚持认为，为了达到更好的效果，治疗抑郁症的长疗程方法必须得是心理动力学疗法。多数接受认知行为疗法和人际心理疗法治疗的病人在三个月后，依然跟他们的治疗师有良好的合作；只要治疗效果好，就应该如此。

如今我们已经知道心理治疗会影响大脑，所以当发现接受越多的治疗效果越好时，我们不应感到过多的意外。正如我在整本书中所认为的那样，是练习和重复改变了大脑，而不是顿悟或思维改变。当然，毫无疑问，每周两次为期一年的心理治疗肯定比药物治疗的花费得多。然而，你必须考虑慢性抑郁症及复杂的人格障碍所造成的人力成本——对于病人自己和他周围的人，对于病人终身的赚钱能力——这些远远比心理治疗的成本大多了。

当我在写本书的第一版时，药物治疗仍然声称对于抑郁症治疗很有疗效，我当时觉得自己提倡心理治疗有点像个失败者。如今，尽管这一领域还是刻板印象盛行，人们还沉迷于药物治疗；但科学家及临床医生都承认，心理治疗从许多方面来看，都是更好的选择。2008 年，有两篇独立的文献综述发表了，它们回顾了所有关于用心理疗法和药物治疗抑郁症的文献，对比了两者的治疗效果。[7]总共有 30 项这样的研究，综述的结论是，药物治疗和心理治疗在抑郁症治疗方面有着同等的疗效。两篇综述都发现并强调，药物治疗对于心境障碍效果更好——这真是讽刺的结果，因为研制这些药物的初衷并不是治疗心境障碍的，其疗效可能仅仅是上一章所描述的使情感钝化的结果。所有研究都发现心理治疗的中途退出率很低。只有一篇综述回顾了后续治疗（平均在 15 个月后）的结果，发现心理治疗有显著的优势——后续治疗的时间越长，这种优势就越明显。[8]人们并不知道出现这一结果是因为病人不再服药，或是药物渐渐失去了药效，还是心理治疗让病人获得了一些可以依靠的东西；但我觉得这和上述因素都有关系。

抑郁症患者会有一些症状（喜怒无常、无精打采、自我挫败的思维方式、焦虑）和问题（婚姻中的冲突、糟糕的工作表现、差劲的决定、拖延）。药物可以消除这些症状，病人自己也可以解决这些问题。当对症下药时，这都是可以实现的。但更为常见的是，好的心理治疗也能够帮助病人应对这些问题，使得症状逐渐消失。（当然，这其实是双向的。）心理治疗对症状的控制比药物的效果更好。（挑战抑郁症式的思维方式，进行正念冥想以取代思维反刍，养成良好的睡眠习惯，并学会更有效的沟通方式。）这里要再次强调，学习新的技巧是需要练习的，无论是问题解决还是症状控制，都会导致持续的改变。心理治疗师就像一个教练一样，当你的练习进行得不顺利或遇到了意想不到的困难时，他就会帮你解决。抑郁症很可能会反复发作，除非病人学会了应对生活中的困难及自己的感受的新方法。

基于正念的治疗

一种基于正念的治疗抑郁症的方法已经被证明是有效果的，特别是能预防抑郁症的复发。基于正念的认知疗法[9]正是基于这样一种观察发现，那就是抑郁反复发作的患者会将悲伤的思绪和抑郁症的情绪联系起来，而大多数人是没有这种经历的。例如，多数人听到收音机里传来一首歌，让他们想起往日的爱情故事时，他们会有些许的悲伤惆怅；但回忆同样会唤起他们的快乐记忆。然而，抑郁症患者会经历一系列螺旋式的消极体验：伙计，她多棒啊。我怎么能让她离开自己呢？我又临阵退缩了，我总是这样。我再也不会有那样一份爱情了，这全是我的错。我一无是处。很快，这些想法又再次回荡在脑中；由于抑郁症，这些悲伤的情绪和萦绕在脑中的消极想法直接联系在了一起。正如我们注意到的，第一次和第二次抑郁发作时，我们很容易识别出这是什么引起的；但是后来，越来越轻微的事件似乎就可以引发以后的抑郁症发作了，这些事件非常轻微以至于病人通常都意识不到———一段转瞬即逝的回忆、一首收音机里传来的歌、一种微微受到的冷落。

基于正念的认知疗法教病人采用正念的技巧来直接应对悲伤情绪和难以控制的消极思维反刍之间的联系。病人应学会退一步思考并反省自己的想法，而不是自动地陷入其中。病人可以直接对自己讲，我现在感觉很糟，但这只是暂时的；我不会让我的消极思想轻易得逞的。我可以让自己超脱于此或分散注意力。冥想的要义是让思绪一次又一次地回到呼吸和一些不带感情色彩的事物上来。这是一种技巧，病人可以将它运用在这种自我挫败式的联系上。基于正念的认知疗法的开创者已经出版了一本非常有用的自助书籍，叫《改善情绪的正念疗法》（*The Mindful Way Through Depression*），还附带有一张指导冥想的 CD。[10] 多次的基于正念的认知疗法临床试验显示，这种方法能使抑郁症的复发率由 100%（那些经历过四次以上抑郁症发作的病人）降至 38%。但是所有试验同样显示，基于正念的认知疗法对于那些只经历过一两次重性抑郁症发作的病人的效果更少；那些病人似乎不太可能有创伤性的童年经历，而经历第一次抑郁症发作的时间也更晚。[11] 我对此的解释是，这些病人所遭受的造成创伤和反复抑郁症发作的大脑损伤较少，因此不需要正念所提供的治愈体验。他们仅需要学会处理他们的抑郁症即可，而在这方面，人际心理疗法和认知行为疗法可以提供帮助。

自助

　　遗憾的是，本书第二版出版的时候，还没有国家或国际组织来主持治疗抑郁症的自助团体。有些国内的组织，像国家抑郁症基金会及国家精神疾病联盟，资助了地方的一些团体组织；但数量也不多。还有一些匿名的情感康复机构，主要是强调控制情绪，而我认为这不是抑郁症患者所需要的帮助。许多社区还有一些不错的机构，像纽约的情绪障碍互助团体，但他们和国家的机构没有关联，也没有统一的准则。许多心理健康中心及医院既没有在专业上指导抑郁症自助团体，也不给自助团体足够的发展空间。由于没有专门针对抑郁症的自助团体活动，所以，许多抑郁症患者从一些不是针对抑郁症的团体中获得了巨大的帮助，如匿名戒酒者互助会、匿名戒酒者协会、性虐待戒除互助会或性别问题小组。没有专门的抑郁症自助团体让人甚为遗憾，因为我认为团体的支持对于治疗抑郁症，特别是对于抑郁症早期患者来说很有帮助。有些"老手"发展了他们自己圈内的一些非正式组织，但他们并不欢迎新人的加入。

不幸的是，抑郁症本身的特点妨碍了自助小组的形成，我认为这源于抑郁症患者有内疚和自责的想法，他们认为患有抑郁症是耻辱的。抑郁症患者很自然地认为自己从另一个抑郁症患者那里得不到什么帮助；再者，谁愿意在一起谈论自己糟糕的感觉呢？但事实是，越来越多的人只是接受最低程度的心理治疗，或是服用一般从业者所开的药物；而这只会增加对这种自助小组的需求。

而今，有些令人鼓舞的进展出现了。丹尼尔·卢卡西克（Daniel Lukasik）是水牛城的一名律师，他几乎一个人创办了享誉全纽约州的律师抑郁症患者协会。律师是患抑郁症风险特别高的一种职业，而卢卡西克以身作则，鼓励其他成功的律师及法官公开分享他们的经历。美国预防自杀基金会正在各个社区为预防自杀筹集资金并提高人们在这方面的意识，他们似乎每年都获得了很多的关注。像这样的活动大大减少了大众对抑郁症的偏见，而且互联网的出现使得远程的团体互助兴盛起来。许多专业的网站拥有专门的抑郁症讨论小组或公告栏。我的一位病人就从一个名为"自恋母亲之子"的团体中得到了很大的帮助。

然而如果缺少团体的支持，你就不得不自己帮助自己。这也是本书的主旨所在，而且还有许多关于这方面的书籍。认为你自己帮不了自己的这种观念是抑郁症的一种症状表现，你每天都要与此观念斗争。每天读一读书，找一些事做，坚持服药和锻炼，找人谈谈。回顾一下我关于锻炼意志力的建议，练习冥想。本书的后面有一章叫"康复计划"，我保证，如果你严格地按照计划去做，你的病情将会很快好转。

家庭支持

与一位抑郁症患者在一起生活是最让人沮丧的事情。[12] 我们想要帮助患者，但不知如何做；通常，无论我们做什么，似乎只能使得情况变得更糟。有时，我们会对抑郁症患者大发雷霆，但事后又感到很内疚。抑郁症患者极度渴望爱，渴望被人接受，但他们通常不懂得如何报答，因此他们看上去似乎很贪婪且不知道感恩。他们那种不顾一切的或自我牺牲的语气可能会把人吓退。这种无助感和失败感让爱他们的人感到十分沮丧。

抑郁症患者通常很少有精力为他人着想，因此他们给人感觉有些自私，经常无病呻吟。他们的问题不能用好的建议或常识来解决，因此朋友们都放弃了他们。随后，他们也许会对自己的自私感到内疚，会竭尽全力想要补偿，或坚持不懈地寻求安慰或原谅。

愤怒像头上的一片阴云一样总是伴随着抑郁症患者。有时，他们会对自己有这样的感受：他们会觉得生活不公平，他们对被剥夺了本应享有的东西而感到痛苦；或由于他们的自我可怜和闷闷不乐而让周围的人气恼。家人通常因为害怕伤害抑郁症患者而不敢表达自己的愤怒。

显然，我们很难和这样的人生活在一起。对我们的朋友或我们所爱的人的最大的帮助就是对他们进行准确的诊断。如果我们知道了所爱之人正遭受一种严重疾病的折磨，并不是有意惹恼我们；我们就更能够忍受他们那些让人难堪的行为了。抑郁症是一种疾病，它可能是渐渐形成的或是突然形成的；它可能是由生活事件引起的，也可能是身体内的化学变化造成的；任何人，无论年龄、性别、贫穷、富有，都可能患上抑郁症；然而这是一种疾病，而不是一种选择。

我们需要牢记的重要一点是抑郁症不是一种情绪，而是对情绪的一种防御。抑郁症患者一直将许多情绪压抑在内心深处。他认为没人理解自己。抑郁症患者将情绪表达出来有利于缓解抑郁症，尽管这些情绪可能让爱他的人及家人感到不快。抑郁症患者可能会冲我们发火，而在我们看来有点莫名其妙；他也可能会为一些很琐碎的事情而感到内疚；他可能非常恐惧或非常的自我中心。另外，他可能是在告知我们关于我们之间关系的重要事实；可能是在告知关于我们利用他的抑郁症的方式。当然，倾听完这些事情是很难的；但重要的是抑郁症患者要明白，坦率地表达情绪不会把人赶走。

抑郁症患者需要与他亲密的人的理解、耐心和接纳。作为亲友，与患者相处的我们可能会感到不舒服；我们想告诉他们振作起来，我们想给他们一些好的建议，想告诉他们我们自己是如何处理类似情况的。然而这只会让抑郁症患者感觉更糟，并强化他们能力不足的感受。我们需要带着关怀爱护去聆听他们的诉说。下面是我所参加的一个自助小组提出的一些建议，旨在指导人们去帮助自己所爱的人。

1. 试着让自己变得体贴，考虑周到，感同身受。如果你的伴侣一条腿断了，你会料想到他的能力和精力会受到限制，有时，他会感到疼痛，而且不会因为你想让他们快点康复就能够被迅速治愈。对于抑郁症患者，你也应该这样去想。

2. 不要引发争吵。每一段关系中都有一些敏感的话题，无论何时，一旦触及就会引发双方的争吵。例如，丢在地上的脏袜子，放错位置的遥控器，汽油不够的汽车。你很清楚什么事会挑起你和伴侣的争吵。所以当对方抑郁时，千万不要触及那些事。

3. 多一些关爱的表达会很有帮助，即便对方没有报之以同样的回应。当我上床准备睡觉时，我妻子总是会吻我，并道晚安。尽管我通常并没有表现出很高兴的样子；但没有她的这种表达，我会感到很糟糕，很孤独，没有被爱的感觉。

4. 做一些小事来减轻你的伴侣的负担会大有裨益。主动提出去购物，清理垃圾箱，洗衣服，带孩子们外出吃比萨饼。有时候，这种方式比只是单纯地谈话更能传递这样的感受：在那些时候，这些生活中的琐事做起来是多么困难。

5. 当患者的抑郁症没有发作时，患者的爱人可以与患者制订一个"预先指令"的约定，用以说明当患者抑郁症发作时应该做什么。它可以分为几个阶段：阶段1，让我独处；阶段2，要关心我，爱护我，要有耐心；阶段3，要坚持督促我去看心理治疗师；阶段

4，送我去医院。一位病人在抑郁症发作时分辨不出颜色，根据以往的经验，她学会了当这种情况发生时立刻让她丈夫知道。因为情况变糟时，她通常是不会让他知道的。

6. 从麻烦中吸取教训。学习所有从抑郁症中得到的经验。愿意与你所爱之人的心理治疗师交谈。从印刷品上了解抑郁症或听权威人士讲解抑郁症会令你的观点发生巨大的改变。尽管你认为自己已经明白了抑郁症是一种疾病，病人并不是自己选择了抑郁等信息，你还是需要从你所有的经历中吸取经验教训。有些事实是我们不愿意相信的。了解这些有助于你帮助所爱之人，而且表明你已经准备好面对困难了。

我必须要指出的一点是，我不认为从事我们这一领域的人对于家属有多大的帮助。当一个病人住院时，尽管偶尔会与其家属见面交流，但对于门诊病人的治疗，长久的传统是反对家属参与的。一般来讲，这是为了保护病人的隐私：病人是一个能为自己的行为负责的成年人，是他自己选择到我这里来咨询的；如果我把他的状况或治疗情况直接告诉他的家属，那就是在把病人当小孩看待并削弱他的能力。当然，病人也可以自愿放弃保护隐私的权利；心理治疗师几乎不会这样问："你的父母 / 配偶 / 孩子似乎很难理解你所遭受的一切。你认为让他陪你来我这里做一次咨询会对你有帮助吗？也许我可以向他们解释一些关于抑郁症的本质情况，我们可以一起努力帮助你们进行交流。"不应向病人隐瞒任何事情，任何人都不应在暗地里受到伤害。我们认为，家属是很愿意帮忙的，他们只是不了解其中的情况而已。我们向病人阐述我们所认同的有效的治疗和康复的准则：我们有责任让彼此理解，沟通技巧能够增进理解；我们不应该想当然地认为自己知道他人的感受。

第三部分　应用技巧

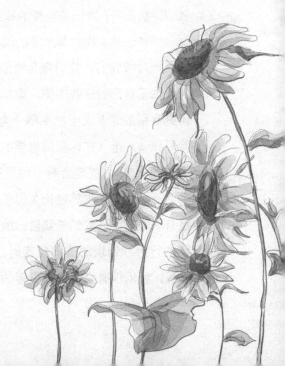

第十五章　工作和使命感

下面几章内容的重点稍有不同。在这里，我们假设，你没有处于最严重的抑郁状态，并且已经准备好进一步采取措施了。这里强调积极性和可能性，但我并不是想以此加重任何人的抑郁。这几章是写给那些正在寻找方法以确保他们将来不会重拾以前的坏习惯的人。真正的抑郁症患者还不能使用这类建议。他们需要时间恢复，他们需要理解、支持、药物治疗和心理治疗——任何能够帮助他们逃出陷阱的东西。如果你还没有准备好，不要自责，是我中断了时序。你只需跳过这几章，直接进入第十八章。

有时，我会对商业组织说，我提倡雇用抑郁症患者，这使他们大为惊讶；但是抑郁症患者除了要比别人请更多的病假以外，会是最好的员工。我们很负责任；我们是很棒的军人，既诚实又勤奋；我们有高标准，想做好每一件工作；我们有太多的愧疚，以致会弥补时间或把工作带回家。体面地对待我们，我们将会感激且忠诚。然而不幸的是，抑郁症患者个人低估了自己的这些美德，难以享受工作的乐趣。

研究幸福的专业人士把幸福分为两个部分：快乐（对积极感觉的瞬间体验）和满足感（在你获得想要的或对你有意义的东西时的一种更平静而持久的状态）。甚至会有一种更微妙的意义感和使命感，一种感到你的生活不再只是艰难熬过长久日子的感觉。当然，总的来说，抑郁症患者是有缺陷的，当我们感到自己的生活长久以来一直受到抑郁症、自我破坏的行为和错误的选择侵害时，我们尤其无法得到满足感和意义感。然而，我们很有可能获得更多的满足感和使命感，即使到目前为止你仍感到生活一片空白。你在这里必须做的一件事就是冒险为自己设立一些目标。

抑郁症患者悲观又缺乏自信，他们常常回避设立目标，以此作为一种保护自己、避免失望的方法。他们没有意识到，缺乏目标导致了一些完全不同的、越来越糟的问题。即使你的目标没有达成，你也能从富有成效的实践活动中成长和获益。一个比较彩票中奖者和意外致残者的著名研究发现，这两组人一年后的个人幸福感都回到了基线水平。[1] 如果你在富裕之前并不幸福，就算现在你有钱了，你也不会幸福。如果在残障之前你阳光、自信，就算现在你身有残障了，你也会阳光、自信。但是抑郁症患者不相信自己有能力适应坏消息，因此他们会避免设立有意识的目标，生活没有方向。艰难熬过另一天就成了你的目标。在重性抑郁症中，艰难熬过每一天可能占据了你生活的全部；却不能对你有任何改变。工作的一个作用是：从起床开始，它多多少少会迫使你为日常生活设立一些目标。

研究结果告诉我们，设立真实、具体目标的简单行动似乎可以改善我们的体验和表现。[2] 比如你想写一本书，如果你给自己设立目标：每天写多少页或每个月写多少章，而不是茫然地想写的时候才写，你会感觉更好并且更有成效。像这样做出承诺会让我们将注意力集中在目标上，并帮助我们集中精神思考如何才能达到目标。人们朝着目标前进时会感到快乐，会有一种参与感、成就感和有用感，会产生一种要变好、变勤奋的自我尝试。然而，由于我们的适应性很强，一旦我们的目标达到了，那些良好的感觉未必会持续。我们必须有意识地努力体会和欣赏我们取得的成就。

正如幸福研究的领军人物塔尔·班夏哈写道："目标的作用就是解放我们，使我们能够享受当下。"[3] 如果我们出门前没有目的和方向，那么每个岔路口都是我们要做的另一个决定，我们会被自己的矛盾心理搞得失去力气。哪条路的风景更好呢，这条还是那条？我们走得太远了吗？要是没有汽车旅馆怎么办？我们应该在哪里停下呢？是在这片战场，或是在那个古老的洞穴，还是在古董市场？但是如果我们知道目标在哪，我们心里就不会产生这些争论，我们也就能享受整个旅途了。

让工作有所酬

美国克莱蒙特研究大学的心理学家米哈伊·契克森米哈伊（Mihaly Csikszentmihalyi）倾其一生研究是什么给予我们快乐和意义。他使用的研究方法是要求研究对象随身携带传呼机，白天随机呼叫研究对象，要求研究对象评估他们的快乐水平并描述他们的活动，契克森米哈伊已获得了一些惊人的发现。[4]

如果在人们感觉受到挑战且正在运用自己的技能时呼叫他们，根据描述，他们感觉很好，飘飘然。一个人沉浸于其中的时间越多，他对自己的经历感觉就越好，这不足为奇。人们感觉良好时的描述是，感到自己强大、积极主动、有创造性、注意力集中以及上进。

这个研究最大的惊奇发现是：沉浸体验在工作时比在闲暇时发生得更频繁。如果在人们工作时呼叫他们，他们有 54% 的时间会报告处于感觉良好的状态；如果在闲暇时呼叫他们，则只有 18% 的时间处于良好状态。大多数闲暇时候的回应被研究者称为缺乏兴趣。人们在缺乏兴趣的状态中，更可能把自己描述成被动、虚弱、迟钝和不满的。自主性更强的工作明显更具有刺激性，做这种工作的人比在办公室和流水线上工作的人更可能有沉浸体验；但即便是办公室和流水线上的工作者，在工作时报告的沉浸体验也是闲暇时报告的两倍多。

不管是在工作中还是在闲暇中，处于沉浸体验中的人都倾向于将经历描述得更为积极。这在统计学上有显著的差异，并且不会由于工作种类不同而发生太大的变化。然而即便处于沉浸状态中，人们在工作时也比在闲暇时更希望自己身在别处。"这样就出现了矛盾：人们在工作中感到它们具有技巧性、有挑战，因此更快乐、更有力量、更有创造性、更满意。而人们在闲暇时无所事事，自身技能也得不到应用，因此他们常常感到难过、虚弱、迟钝和不满。但人们还是愿意少工作，多休闲。"[5]

出现这种矛盾的原因与我们如何定义自己的世界有关。我们大部分人习惯于把工作看成一种强加物。即使我们感到挑战和刺激，也认为工作的受益者是别人而不是我们自己，我们也倾向于认为工作时间会以某种方式减少我们享受生活的时间。如果我们改变对工作的这种看法，我们会过得好得多。这样会感觉把时间用于工作是获取幸福的一个机会，也是实现对我们有意义的目标的一个机会；而不仅仅是占用了我们人生的时间。

契克森米哈伊描述的沉浸状态介于焦虑和无聊之间。当规定的任务无法完成时，我们会感到焦虑；当不得不做的事情缺乏挑战、不够刺激时，我们会感到无聊。当一个任务的难度对我们来说恰好是适中的，就可以用到我们的技能，令我们精力集中，让我们成长；这时我们会感觉良好（见图1）。随着我们技能的增长，它们就会变成习惯，那么我们会需要不同的挑战来让我们获得沉浸体验。

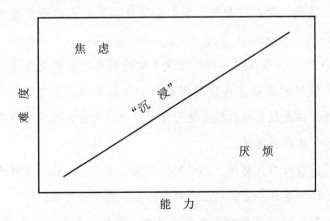

图 1　沉浸状态在任务难度与个人能力之间的平衡

契克森米哈伊和他的研究人员也试图确定是什么使一些活动让人觉

得愉悦，而另一些活动让人感到厌烦。他们发现，令人愉悦的活动具有以下共同点。

1. 令人愉悦的活动——工作、休闲、身体的或脑力的——都是以目标为导向且有规则的。这些活动都有挑战性，要利用我们的技能。好的电子游戏之所以能引人入胜，是因为它们会逐渐提高对我们技能的要求。看电视不需要任何技能，不快乐的人比快乐的人看的电视多 20% 以上。[6]

2. 我们注意力集中于这些活动，无暇顾及其他的刺激。

3. 这些活动的目标明确而且好定义。没有什么比目标模糊和规则多变更能让人失去斗志的了。

4. 这些活动会提供及时反馈，使我们能够纠正自己的行为。治疗病患时，病人的参与水平会马上告诉我，我的工作做得好不好。我过去的工作是做预算或长期计划，直到完全投入实施了我才能得到反馈。

5. 深入参与这些活动帮助我们忘记生活中所有不快乐的方面。当我们很投入时，这会防止我们心里自动冒出来的不安想法干扰我们。（听起来像正念。）

6. 这些活动给我们一种在困境中的控制感。这就是为什么很多令人愉悦的活动包含冒险因素，不管是攀岩还是表演；尽管有风险，但是我们也有机会学习降低风险的技能，这样就获得了一种控制感和自豪感。

7. 我们丧失自我意识，内心的批评家也消失了。我们暂时遗忘了自己，但是任务完成以后，我们会自我感觉更好些。

8. 我们的时间感会发生变化。当看一场引人入胜的电影或比赛时，我们可能会感觉时间过得非常快；我们也可能感觉时间过得非常慢，正如有些表演者在关注他们技能的微小细节时所报告的那样。据说，美国棒球界的"巨人"泰德·威廉姆斯可以看见掷向他的球体上缝的线。超越普通时间的限制似乎有助于我们感受力量和新生。

不管我们的工作是操作一台钻床、管理他人还是抚养小孩，我们对工作的兴趣程度都有一些控制。比如，很多工作——像抚养小孩——几乎是没有即时的积极反馈的。孩子和配偶不会经常告诉你，你此刻做得有多好；但是只要某个地方出错了，即使它超出了你的能力范围，他们也会立刻告诉你。所以我们必须通过创造积极反馈的机会和提高对积极反馈的敏感度来增加积极反馈。

例如，与邻居喝杯咖啡或给祖父母打电话——这些是很多父母每天都会做的事情——就是一个机会，可以用来提醒（或许通过不直接但重要的方式）他们抚养小孩的工作既重大又有意义，而且他们做得非常好。人们可能需要直接提醒配偶，整天待在家陪小孩是需要得到肯定和认可的。尽管我们在婚姻咨询过程中经常听到这句话，"如果我必须要求才能得到他的注意，那么他的注意将毫无意义"，但事实上，制造暗示还是可行且有意义的，如在晚餐后的一个固定的时间一起讨论今天的事，这样就不是必须去要求关注了。

另一个增强自我价值感的策略是检查自己对成就的定义。一个易怒的小孩若能安静地阅读几分钟将是一个重要成就，不仅因为它很难做到，还因为这一天的成就对孩子的一生都是很有意义的，意味着这个小孩未来控制自己情绪的能力得到了显著的提升。

随着我们进入一个更加以服务为导向的社会，更多职业伴随而来的是情绪压力而不是源于劳动的身体压力。从销售员到收银员，到服务员，再到保育员，所有要求管理他人的职位都要求我们先管理自己，要求我们扮演一个角色。没有人关心一个工厂的员工是否暴躁了一天，但是保育员不能暴躁。我们不得不面对并且控制真实感觉的流露。这种控制一定是源于我们有意识地想做好一个工作的愿望，而不是因为我们的感觉本身不被接受。有时，你完全有权暴躁，但是你不得不控制表达方式，因为那是成为专业人士的一部分，是会让你感到骄傲的东西。

不管你是否热爱你的工作，记住一点很重要，即我们经常把很多工作的酬劳看作理所应当。一方面，工作可以带来经济收入。但是另一方面也同样重要：起床，按时到达单位，坚持一天，有时处理一些麻烦或讨厌的事情，这些都是自豪和自尊的源泉，我们可能直到"下岗"才能意识到这些东西。下面这个故事就是有关工作的重要性的。

亚当15岁，九年级考试没通过后求助于我。他不做任何作业，被公认为班上的"小丑"。从亚当4岁起，他的爸爸就再也没和他联系。他的两个哥哥都在经历暴风雨般的青春期，与妈妈的冲突不断。他妈妈是一个既有魅力又温柔的聪明女人，却在私下酗酒。她带亚当来咨询并不是因为他学习不好、没有朋友或感到抑郁（这些都是事实），而是由于亚当开始和她顶嘴。

亚当身高大约160厘米，体重47公斤，戴着一副形如可乐瓶底的眼镜。他头大身子小，由于胎儿酒精综合征而天生视力差。他喜欢硬汉形象，尽一切可能获取注意。他知道妈妈希望我矫正他，而他自己并不想改变，但是他非常顺从，没有拒绝接受咨询，

随着我们谈话的进行，我没有去挑战或矫正他，慢慢地，他稍微放开了一些，开始告诉我他所看到的世界。他总是打架——在校里校外、商场里、保龄球馆里——通常是由于一些比他大的孩子毫无理由地袭击他。幸运的是，亚当是一个武术能手，他总能成功地摆脱这种困境。慢慢地，被亚当击败的人越来越多，他们的年龄也越来越大，受伤也越来越重，最后我才发现亚当所说的一切根本就没有发生过。但是他为什么要告诉我这些呢？

我的咨询师说我被赋予了参与亚当的补偿幻想的权力——白日梦

有助于他对自己感觉更好——如果我耐心地不去逼迫他，就会有解决办法。亚当的幻想都与他的优点有关。很明显，在一个危险的世界中，他没有真正感到被保护。他每天在学校的经历只会加强他的无能感。我照着咨询师说的去做了，随着夏天的到来，亚当停止了对咨询的抱怨，甚至还把他自己抓的鱼送给了我。

那年秋天，亚当在学校又遇到了麻烦。现在他又留了一级，第二次上同样的课程，很多都是原来的老师，他们看到亚当回来并不激动兴奋。当他开始把他老师对他说的话讲出来时，我就能想象出亚当的哪种挑衅行为激起了老师的愤怒。我到亚当的学校与他的老师一起讨论他的问题，我永远不会忘记他的体育老师说的一句话："这个孩子需要被杀杀威风"。我立刻明白了亚当和学校之间存在的问题：亚当需要的是赞扬，是能够让他感到自己有能力和成功的经验。但是他害怕、多疑，所以他不让别人看到这些。相反，他表现出的是骄傲、不在意、反感和胡闹，所有那些让老师抓狂的东西。对亚当来说，接受权威人士的指导会彻底毁坏他自己塑造的脆弱的假自我，即每天晚上击败成群对手的空手道高手形象。

亚当找到了一个有趣的解决办法，他辍学并且找了一份水管工助手的工作。他每天早上五点就必须起来工作，不管什么天气，一整天都得带着沉重的设备，在下水道中干许多脏活累活。他说，他干这个很快乐，而且精力充沛。亚当态度的转变让我感到惊讶，但是他耐心地给我解释：因为水管工会给他工资（像对待成年人一样对待他），所以水管工有权叫他去做事。为了金钱而接受命令是可以的，但是只因为成人年长或有权威而要他接受命令就不行。

尽管亚当再也没回学校，但是我感觉他完成了一个重大转变。他能找到一个为真正的成就而自豪的方式，而不必一直生活在幻想的世界里。通过金钱这一媒介，他开始寻找一种与成年人打交道的方式，使双方能够相互尊重，意见一致。他能卸下骄傲的外表，和他老板打交道就像两个成年人打交道一样。我希望这些新的技能可以形成他适应成人生活的基础。

如果工作毫无乐趣

很多人一点也不喜欢自己的工作，但是又不得不因为有一份工作而心存感激（由于经济危机，这种情况更甚）。如果是这样，你总可以做些什么让你工作得更快乐。

- 努力充分利用你的工作。工作可以给我们提供做贡献的机会，这是幸福的主要源泉。创造一些新奇的东西，解决一个困难的问题，或者影响未来，这些都可以增添我们生活的意义。在你成为一个足以做出真正有意义的事情的专家之前，也许需要一个很长的学习过程。但是在你不断提高自身技能水平的同时，你会感觉好极了。如果你的工作无聊又死板，那么努力寻找一些更好的东西；不到万不得已不要放弃。
- 如果你的工作除了能养活你以外对你毫无意义，那就努力对它保持一种专注的态度。不要太过认真。努力表现得友好，每天发现一些有趣的事。努力为你的工作增添快乐。同时，在休闲的时候增加生活的意义——发展一项技能，在某一方面成为专家，学习唱歌或画画。自愿为社区服务。
- 试着对你的同事、客户以及任何与你打交道的人采用一种专注的态度。如果你能使他们的日子过得更好一些，有机会的话，他们也会使你过得更好。只因为你努力改变，你的整个工作环境会变得更舒适。

- 明智地花钱。*如果你工作就是为了钱，就用好它。不要盲目地消费，要把钱用在有意义的、你感兴趣的东西上。从长远来看，钱只能帮你买到两样好东西：安全和自由。所以，努力在银行存足够多的钱，这样就能自由地选择了。

- 如果工作环境实在让人感到痛苦——如果老板不好，或办公室里有非常多的摩擦——那么在你也感到痛苦之前离开吧。我见过很多抑郁的人由于害怕改变而继续留在糟糕的工作环境中，这通常是他们不快乐的最大源头。你可以随身携带简历，一有机会就投出去。查看招聘广告或在网上寻找招聘信息。考虑跳槽。发展其他的技能，比如随处都会需要的所谓便携式技能：制作电子表格、数据库、文字处理和客户服务。

- 如果可能，利用新经济优势。现在更容易做到在家工作、非传统工作时工作或安排几周不工作。尽管这些好处也都有潜在的消极面，但是你可以自己做老板，有更多时间用于家庭活动和休闲活动。小事情可以大大增加你的整个幸福感。就像我，常年失眠；我很感激自己能够获得睡到上午九点的那份自由，尽管那意味着我要工作到晚上七点，但这种时间安排似乎适合我的生活节奏。

- 总体来说，退休的人比仍在工作的人更快乐。[7]但是退休的人们失去了社交、工作本身和价值感。所以如果你还在工作，就更注意那些东西吧。让社交更有趣、更具支持性。让自己专注于自身技能，且尽可能让自己有用。对别人产生积极影响。

---

* 我和别人一样推荐《你的钱还是你的生活》（*Your Money or Your Life*）（Robin, Dominguez and Tilford），这是一本明智的书，教你如何重视你的钱并如何智慧地管理它。

目标和目的

对于我们大多数人来说，工作是让我们的生活有规律、有意义的最简单且最有效的方式。坚持工作，直到退休年龄，缓慢地、小心地升职，积攒退休金，退休后去佛罗里达；这是一个范本，一个容易遵循的计划。但是工作领域变化如此之快，以至于现在很难找到这类职业。越来越多的人会在业余做一份或不止一份兼职，出售书籍，通过现金经济赚钱。工薪阶层甚至都没有打算长时间跟着一个雇主，更别说直到退休了。也许这些新发展可以让你生活得更自由——比如，你也许更能设定自己的时间——这同样也意味着安全性的降低。这意味着理解自身价值和目标比以前更重要。

我们大部分人可能从来没有慎重地问过自己的目标是什么。一些人认为自己明确地知道什么原则对于他们是重要的，以及他们的生活目标是什么。另一些人对此感到困惑，相信他们从来没有考虑过自己的价值观和目标。这两种人可能同样的迷惑；我们倾向于认为我们是自己所想的样子，从来没有客观系统地观察过自己。我们确实依据某些价值观和原则而生活，也确实愿意实现自我；但这些通常都是无意识的。要想意识到它们，我们必须有意识地审查自己。然后可以考虑我们现在所做的是否有助于带我们去自己想要去的地方。

例如，我们大部分人会说，家庭是我们生命中最重要的东西；但是如果你仔细看看自己是怎样利用时间的，你会发现自己真正用于家庭的时间少得可怜。怎么会这样呢？这可能与你给自己的承诺有冲突，也可能与你情绪体验的困难有关。我们回避情绪的最常用的方式之一就是让自己忙碌。爱默生说过一句话，"事情驾驭人类"。这句话用于现在比用在他那个时候更合适；所以，如果我们想做对于我们真正重要的事，我们必须有意识地、谨慎地给事情排出先后次序。

就从这里开始。

练习5：确定核心价值观

❖ 精神集中地安静几分钟。如果你感觉准备好了，列出一张清单，写下10件或更多让你的生活有价值的事情。不要担心写得不完美、不完整，因为你将会写好几次。尽量不要考虑什么是"正确"的价值观，只要写下你心中所想，不要去判断。如果你的清单上没有写通情达理，而写了在好的餐馆用餐，不要担心。不要害怕自己是个人主义者或是自私的；如果你觉得打麻将比陪孙子玩耍更快乐也行。这张清单只是你自己的，没有第二个人会看到，你应该给自己最真实的信息。你写的可以笼统（比如，自然），也可以具体（比如，湖面的落日），这都没有关系。

❖ 把这张清单搁置几天，再写一张。不要看以前的那张，重新写。我们假设你在第一轮中遗漏了一些平淡无奇的事，只因为它们是如此明显以至于让你觉得理所应当；或因为其他任何原因。几天之后再写第三次。

❖ 现在综合这三张清单。如果有重复的项目，则只算一种，但每重复一次就在项目旁边加上一个核查标记。如果你发现有些项目是一个大概念下的几个相似的例子（像跳舞和看演唱会就可以看成欣赏音乐的一部分），则可以把它们归为重复项目。

❖ 现在依据它们对你的重要性尽量给这些项目排序。有些将会很难选择，但你不要有束缚。做这个练习本身就可能改变你的一些选择。如果你不能确定性行为是否比吃得好重要，也不要太担心，反之亦然；但是你应该能够排出一个大概的顺序，比如，性行为和吃得好对你来说都比打高尔夫球重要；或者相反。这可以帮助你想象你正被迫放弃其中一些活动。你会首先放弃哪个呢？

❖ 下面将是这个练习的难点：在接下来的几天，对你的日常活动做点记录。密切注意你真正用于活动的时间，或者阐述你积极参与最优先活动时的心情。如果你与大多数人一样，当你看到那些根本不在你清单上的活动占用了你多少时间时，你将会很惊讶。

❖ 你可能会发现一些低价值的活动是必要的，至少目前是：比如你首先想到的工作和乘公交车上下班，接着是带孩子。但是你也可能发现自己正在不必要的低价值活动上花费时间，比如上网和过度清扫。看电视是一个典型的例子，尽管看电视在清单上的排序不靠前，却占用了多数人的大部分时间。不过，你可以允许自己有一些情绪低迷的时期，如果你一直从事高价值的活动，你可能很快就会精疲力竭。

❖ 不过，你要正念地观察你正在如何花费你的时间，并且努力增加更多价值。提前计划你晚上和周末的时间。围绕对你最有价值的活动来安排你的假期。花更多的时间与朋友和家人在一起。多运动，使自己更有精力，减少看电视和上网的时间。

❖ 最后，你可以避免那些必要的低价值活动，或者增加它们的价值。如果现在的工作真的让你感到低落，就计划换一个，这样你就可以更享受你的新工作了，或更少地乘坐公交车。也可以在坐公交时听音乐，带着孩子在镇里四处逛时和孩子一起唱歌（孩子们最初可能会大惊小怪，但他们会习惯的）。

尽管看上去你可以而且应该改变旧习惯，但你将会发现要改变不是那么容易的。不要放弃，请不带批判地仔细观察阻碍你改掉坏习惯的绊脚石是什么。你害怕改变吗？如果你超越自己，你认为你将只会受到伤害吗？你只是太过疲劳吗？和你信赖的一个朋友或者治疗师谈一谈这些问题。我们有成千上万种方法说服自己，我们太忙了，以至于无法做自己想做的和有价值的事。要挑战这种想法很困难，对此进行尝试无疑具有风险。但甜蜜的、有价值的人生只有一次——你将怎样度过呢？如果你能把这个练习牢记在心，年复一年，你的生活将会逐渐朝着你希望的方向前进。

如果你是失业人员，这些建议对你同样有帮助。失业使生活更困难，抑郁症的状况也会糟糕十倍。抑郁症患者真的要依靠工作来打发一天天的时间；没有了那种工作的框架和价值，他们会感到无所依傍。我的建议是：不管你感觉多糟糕，确保每天至少做一件事以寻找一份新工作，或研究一个新领域，或进一步学习。你所做的可以只是打一个电话，但这个训练可以防止你颓废。当然，我希望你有时能做得更多，花更多时间追求长远目标。

管理自己

既然你知道什么对你最重要，以下就是帮助你达到目标的步骤。

1. **明确目标**。目标是对我们想要的事情如何发展的阐述。我想要一个幸福的婚姻，我希望有经济保障，我想要一个健康的身体，我希望工作愉快。这些想法都很好，但是都太宽泛了，对于引导我们的生活没有实际的意义。有帮助性的目标应该明确、具体且可度量。什么妨碍了我欣赏花园——我最大的快乐来源之一？我认为多半是由于时间紧迫。那我能怎么办呢？一个办法是减少上下班路上的时间；另一个是提高工作效率，限制晚上加班的时间，这样我就能有更多的时间待在家里了；还有一个就是减少工作的时间，生活拮据一些。如果这些事情对于我今年获得更多的闲暇时间确有必要，那么我必须把精力放在这些事情上面。这或许意味着我赚的钱会变少，但是我必须记住时间充裕比生活富足更有意义。

2. **目标同步**。我们与自己是同步的吗？我们的一些目标是相互冲突的吗？如果我最重要的目标是悠闲地工作，并且有时间享受当下，但是我又想有大房子和很多的消费品，我就使自己陷入了抑郁状态。从长远来看，如果我们的目标是相互冲突的，我们就是在毁灭自己。我们都是成年人，我们必须面对自己无法拥有所有东西这一事实，即使这意味着要放弃一些看起来很重要的东西。

3. **采取行动**。针对你真正想要完成的目标，开始制订行动计划。今年你的职业目标是什么？五年后你想达到什么位置？退休后呢？你今年的目标能不能让你离长远目标更近？如果不能，那么应该去进行调整。目前，你或许必须把精力集中于简单的生存策略——如何度过每一天、每一周、每一年。但是如果你能在日常活动中增加一些有助于你达到长远目标的活动，你会感觉更好。它可以很简单，就像从每次的薪水中存下几美元或者去参加一个成人教育班。当我们感到每一天的活动都使我们朝着目标前进了一步，我们就会获得一些满足感。我们的自尊增加了，有更多的证据表明我们可以影响自己的命运，我们改变了自己的神经通路，我们使内在的批评者"安静"了下来。

　　制订一个现实又具体的行动计划。这个计划应该要求你付出一些努力，但不应该是无法实现的。当你改变时，为一些无法预料的压力做好准备。这是"动摇"你的抑郁的重要工作。就像用心情日志挑战你的防御机制一样，思考你生活中真正有意义的是什么并为此而努力，这也是痛苦和困难的。不要期望它会一帆风顺，要接受你的情绪将会有些混乱的事实。有时你会感觉好极了，有时你又会怀疑自己为什么要开始改变。但是不要放弃。

4. **检查**。最后，定期检查你的目标和取得的进步。确保你允许自己改变目标。不要因为环境和你的重点都已经改变了，而沉浸在坏心情中。对于那些依然很重要的目标，看看你的行动计划。是否有哪些方面可以有方式上的改进？在日常生活中的一些时刻中，我们是可以检查自己的进步的——新年、年假、缴纳每月账单的时刻，或与伴侣定期约会的时刻。为自己所做的进行打分，并为自己可以做得更好的地方制订新的计划，其他的就顺其自然。[8]

在这一点上，一些抑郁症患者会说："这些东西你说起来容易。但是如果情绪低落，你不可能会把生活视为一连串成长和挑战的机会。当你抑郁时，生活就好像一系列注定要失败的考试，你甚至没有力量去尝试。"请考虑到这一点：如果你抑郁到那种程度的话，本章的练习并不适合你。你只要努力使自己恢复，准备好了就可以再回到这里来。

很多人的工作太令人泄气而难以忍受了，或者要求超人般的努力，这是事实。因为歧视，因为失败的教育制度，因为我们从生产型社会进入了消费型社会，因为个人的运气不好，太多的人从来都没有机会从事有意义的工作。我们这些有机会做对自己有意义和令人兴奋的工作的人应该感谢我们的"幸运之星"。如果你无法摆脱，你必须采取措施以改善你生活的其他方面——你的人际关系、信仰和兴趣。

一个残酷的事实是，我们要么成长，要么死亡；要么挑战自我，要么停滞不前。成长和改变都是艰难的，抑郁症患者（或我们所有人）都想要一个护身符、可以变为白马王子的药丸、一些魔力、技巧或者秘密；可以使我们再也不会不快乐，恰如心理治疗大师斯科特·派克（Scott Peck）所说，"生活是艰难的"，这是伟大的真理之一。[9]接受生活是困难的而且这是世事的常态以及永远没有例外的，可以让我们超越困难。放弃对神奇魔力的幻想就是放弃那些怨恨、愤怒和痛苦，它们是在我们期望得到那些永远无法拥有的东西时产生的。

第十六章　婚姻生活和单身生活

本书的第一版出版以后，人际关系这一领域发生了太大的变化。然而当我再一次阅读它时，我惊愕地发现自己有鼓励婚姻的拙见。我（与我那个年代的其他人）一直认为婚姻是两个单独的个体形成深入的亲密关系的纽带，是组织家庭和繁衍后代的机会，是通往心理健康的王道，是摆脱抑郁的显而易见的方式。尽管这些传统的固有观念对很多人依然有价值，但是事实上，婚姻和家庭生活也有难以置信的破坏性，也会引发抑郁。更多的人发现他们喜欢单身的生活，如独身、寡居和离婚人士，他们认为单身生活有自身独特的乐趣。

抑郁症患者倾向于完全依赖外部因素来使自我感觉良好——他人的持续性反馈和对成就的不懈追求。由于我们在生活中真的几乎不能影响他人的行为或改变客观事件，所以抑郁症患者的自尊总是处于崩塌的危险中。大部分人都是依靠人际关系来维持"做得好"和"值得被爱"的感觉的。父母和伴侣可以给我们这种感觉，但儿女、朋友、同事、邻居和其他与我们经常联系的人也可以。工作、娱乐和日常生活中的关系也有助于我们维持那种感觉。每个人在一生当中都需要这些关系，就像鱼儿需要水一样。我们遨游于人际关系的海洋，人际关系是我们无形的支撑，并为我们提供营养。但是抑郁症患者对人际关系更渴望，有时更扭曲、更伪装。由于感到抑郁，他屏蔽了伴随人际关系而来的好的方面，或者好的坏的一起回避。抑郁症患者就好像从来没有学会如何游泳，或者如何毫不费力地漂浮。相反，他只是会筋疲力尽地喘息和绝望地扑腾。人际关系的海洋为其他人提供营养和支持，却没有给抑郁症患者提供一丝浮力。

交流

人际关系是抑郁症患者的雷区，他们尽管极度渴望，却又害怕与他人联系。更好地理解交流如何起作用是一个非常有用的技巧，尤其是两性间的交流。

美国加利福尼亚大学伯克利分校的语言学博士黛博拉·坦嫩（Deborah Tannen）可能是当代最聪明的、表达能力最强的交流模式观察者。在《你只是不理解》（*You Just Don't Understand*）一书中，[1]她探究的主题是：男性和女性说不同的语言；或者至少是出于目的不同，男女使用语言的方式截然不同。她认为，语言中的混乱能够解释大量的产生于男女关系间的冲突，不仅是在婚姻中，还包括在职场、运动场以及所有男性和女性互动的领域。尽管坦嫩的这一思路会走向极端（男性来自火星等），但是她的观点对于了解男性和女性如何对待抑郁症非常有用。

坦嫩说，从本质上来讲，现在美国的男性和女性成长的文化环境不同，这加强了他们因为不同的目的而使用语言这一现象。女性使用语言是为了互动，而男性是为了获得信息。男性从阶层的角度来看这个世界，所有的交流是为了知道"这里谁说了算"。但是女性把这个世界看成一个巨大的人际关系网，所有的交流都为建立关系这一个目的服务。对于男性来说，交流是工作；交流的话题总是关于身份地位，而且男性会时刻警惕着，以免被归于地位低的行列。但是对于女性来说，交流就像呼吸一样；交流对于保持联系和成为社会的一员是必要的。

追溯到远古时代，男性可能带有权力和统治的遗传负荷，而女性带有合作的遗传负荷。在石器时代文化中，女性的角色是抚养后代、放牧、收割和做饭，这些工作都要求合作。但是男性最重要的任务是确保他们的基因留存下来，所以他们天生要为成为首领而竞争，成为首领意味着可以接近更多的女性。

例如，想一想儿童的游戏：男孩倾向于在一个大团体中玩那些具有高度组织性的游戏，这种游戏具有精心设计的规则。游戏中通常至少有一个领导者，其作用是制订和执行规则，在领导者以下还有一个完整的身份地位等级体系。对男孩来说，游戏的一个功能就是为更高的地位竞争。然而女孩玩的游戏倾向于强调合作，而不是竞争；不存在赢家和输家，所有角色公平地轮流转。如果有哪个女孩企图提高自己的地位，她将会因为这种专横的行为遭受指责。坦嫩做了一些宽泛的概括，我大大简化了它们，但她所说的还是有些道理的。如果《蝇王》（*Lord of the Flies*）这部小说是关于一群女孩被孤立在一个岛上，没有成年人；那它将会是一本非常不一样的小说。女孩会分裂成几个派系，而不是互相残杀。

坦嫩举了一个例子，她的一个朋友正处于乳房切除手术后的恢复期。在她与妹妹及朋友的谈话中，她说到切除乳房是多么令人难过，现在看到愈合的疤痕和胸部的轮廓感到多么痛苦。她朋友说"*我知道*""*我感同身受*"，这些话使坦嫩的朋友感到了支持和安慰。但是，当她把同样的感受告诉她丈夫时，他说，"你可以去做整形手术"。她认为，她朋友的话是支持性的，她丈夫的话却刚好相反。当她告诉他这个手术有多痛苦时，他却要她做更多的手术。

所以她反抗，而且她还认为她丈夫是在为他自己说话。她认为，他是由于不喜欢她现在的样子，所以要她进一步做手术。但是她的想法引起了更多的麻烦。他反驳道："它一点也没有影响到我。""那你为什么要我去做整形手术呢？"她问。"因为你说现在的样子令你痛苦，"他说，"我只是想帮你。"基于他们在一起的经历，她知道他没有说谎，但是她为什么感到那么难过呢？坦嫩说，因为她想要的是理解，而他给的是建议。

在我的办公室里，重复上演着很多同样的夫妻间的（也有父母和青少年子女间的）故事。可怜的"笨蛋""只是试图帮忙"，但不是她需要的那种帮忙。当一位男士的妻子或孩子陷入痛苦或麻烦中时，他想要解决并消除麻烦。他把这个看成自己的责任，如果他不能保护自己所爱的人，他会感到内疚，感觉自己没有能力。但是最好是让妻子或孩子自己解决问题。通常，她们也知道这个道理，她们并不是要他解决问题；而是想寻求同情、理解和怜悯。

这就让我们陷入了困境。男性倾向于厌恶怜悯，他们认为怜悯剥夺了自身经历的独特性，然而女性通常认为怜悯是一种关心。男性还视怜悯为一种屈辱，原因也在于他们认为世界是竞争性的。男性通常只是间接地以开玩笑的方式同情彼此，但这仍然让他们感到不舒服。聪明的男性都耻于给其他男性提供建议，除非对方直接要求。但是男性认为给女性提供建议确是理所应当的。

女性通常很反感男性提供问题解决办法，而男性不理解为什么女性要抱怨又不采取行动。对于女性，谈论遇到的麻烦是为了巩固关系："我们都是一样的；你并不孤单。"她们听到的男性的意思却是："我们不一样；你有麻烦，而我有办法。"女性通过追问来表现自己的焦虑，要求得到更多的信息；男性则改变话题。女性认为这是男性与自己不亲密的表现，而男性认为这是对独立自主的尊重。为什么男性在他们的妻子寻求接触或认可时却埋头看报纸呢？这不仅仅是卡通剧或喜剧中的场景。甚至弗洛伊德都问："女性想要什么？"男性对女性的情感需求感到害怕，并把这种害怕隐藏起来。女性却会因此感到受伤和忽视。这就是为什么很多婚姻中会存在麻烦。根据坦嫩的观点，对于男性来说，家的舒适就是不用通过口头语言去竞争和加深别人对自己的印象（记住，交流对于男性是工作）。男性认为，夫妻关系间不需要交流，"我给家里丰厚的经济收入，我没有撒谎，我陪孩子玩耍，我做家务。所有这些还不能证明我爱她吗？她还想要什么？"但是家对于女性来说，是一个最需要和她们最亲密的人交谈的地方；家的舒适意味着可以随心所欲，不用担心会遭到怎样的评判。聪明的妻子可能愿意了解"我们必须谈谈"这句话会把她们的丈夫吓个半死，而最好的做法是，像安抚一匹受惊的马一样，温柔地将他引入谈话中。

如果夫妻不能讨论这些问题，结果可能就会产生抑郁。如果我总感觉安慰和支持我妻子的意愿遭到了拒绝，我会认为自己低人一等。如果她认为我没有同情心，只是想她有个好身材，她会感到自卑。在这个世界上，我们是彼此最重要的人，但是我们都感到沮丧和受伤，然后开始疏离。如果我们感到不能互相帮助和理解，这确实令人抑郁。

坦嫩的观点既适用于亲密关系，也适用于朋友间和日常交谈中。一些人在童年或青少年时期没有学会交流的基本规则（见第十章），长大后会感到孤独和被孤立。成年抑郁症患者倾向于忘记这些交流的规则，过于关注自己。如果女性抑郁症患者不能以可接受的、仪式化的方式进行互惠行为，朋友就可能会远离她们。男性抑郁症患者可能对男性谈话间的"尔虞我诈"很反感，所以就加以回避。然而，把这些微小的、固定化的社会习俗视为比赛是一种错误，它们是重要的社会润滑剂，可以使互惠原则最大化，而使冲突最小化。

单身生活

单身意味着你更容易抑郁，这个观点依然是正确的。但是我们必须比这种一般化的观点看得更深，得到一个关于任意单身者的抑郁症风险的准确描述。我见过很多20—30岁的男女患者，尤其是在我纽约的办公室，他们很享受单身生活，并没有因此感到抑郁。我也见过很多老年男女患者，尤其是在我康涅狄格州的办公室，他们都没有再婚的想法。当然，我也遇到过很多婚姻给双方造成了真正的心理创伤的情况。正因为在城市与乡村都有工作，所以我的生活也成了一些大趋势的缩影。如果你年轻且单身，乡村生活会比城市生活更让你感到压抑。如果你年老且单身，生活在城市，你会面临更多的挑战；而生活在有你的关系网络的乡村会更容易。当然，其中也都有例外；很多老年单身者在城市生活得很快乐，尤其是如果他们有紧密的朋友圈子、家庭网以及欣赏城市文化的机会的话。一些老年人会搬到为单身老年人设立的退休社区去生活，我认为，如果以前的婚姻生活平淡而乏味的话，在那里生活则是一个弥补美好时光的机会。

还有另外两个因素对单身生活很重要：金钱和教育。[2] 有了钱，你才能出门享受夜生活、高档餐馆、度假、文化景区，所有这些都能为生活增添乐趣，减少孤独。受过大学教育的人通常更能够享受城市生活的多样性，有更多的社会交往。但是对大多数人来说，贫穷、单身和孤立是一条确定无疑的通往抑郁的路。

还有一点：一些人就是不想要这种需要承担义务的长期亲密关系，这并不表示他们有病或怪异。只是我们这代人认为每个人都应该结婚，不赞成任何其他的选择。我认为，当前出现了一种新的亲密关系，它建立在多重关系的基础上，那些感觉受到单一关系束缚的人可能对这种亲密关系更满意。我们都必须在亲密关系和自主性之间做选择。两者都很有意义且很重要，但是两者也都有消极面。越来越多的人重视自主性。

我们必须铭记，几十年前确实有一场性解放运动，而且大幅改变了单身者的生活。我听城市里的年轻来访者（以及我孩子）说，单身人群有一个复杂的社会世界，有自身的规则和期望。更多的青年都是混合性别朋友圈中的一员，这个群体中对约会、友谊、随意的性行为、有意义的性行为和利益性朋友关系都有很清晰的潜规则。据统计，青年在大学期间或刚搬到这个城市时，有更多"随意的"性行为；几年后就转为一种更像一夫一妻制的模式。这种实验模式很新颖，但它本身构不成伤害。性行为是生活最大的乐趣之一，如果人们能在不受伤害的条件下弄清楚如何尝试，然后建立更忠实的关系，我们应该谴责他们吗？*同时，同性友谊会比我们过去所期望的更深、更坚定，并且会带给人们一些我所提到的新的亲密感。

目前为止，我所谈的都是异性恋者的世界。至少在城市，同性恋者有一种类似的文化，对承诺和随意的关系有自己的规则，通常会产生远远超过性因素的深厚的联结。过去，同性恋必然带来耻辱、自我憎恨和抑郁。我不知道任何正式的研究，但是我确信现在的同性恋——在宽容的社区中——比上个时代更不容易导致抑郁。

还有一个需要消除的刻板印象：我们一些人害怕网络会减少人与人之间的联系。事实证明，网络是一个把人们联系起来的有力工具。像脸谱网（Facebook）和聊天软件这些社交网站，可以恢复与童年时期和高中时期朋友的联系；可以使家庭成员保持更亲密的交流；有助于联系那些与我们有共同关注点和目标的人；当然也会方便约会。聚会网站的目的是让人们面对面地分享共同的兴趣，今天我看见帕萨迪纳市的新英格兰爱国者俱乐部正在这个网站上开会。如果世上没有网络，那些人要怎样找到其他的人呢？援助之手网站组织志愿者帮助个人和家庭处理严重的疾病问题或类似的需求，完全是免费的。笑声瑜伽网站把大家聚集在一起只是为了对彼此笑一笑。前面提到过，我的一个患者发现了一个为自恋型母亲的孩子建立的网站；最近她说出了自己的心声，而且公开了部分的个人日记。她很快便感受到了支持和理解，这对她来说是一种全新的体验。这方面我一点也不在行，我只是偶然遇见了几个组织，但可以肯定的是：有许许多多类似的从网络上获得支持的机会，这可以给人们的生活带来意义和联系。现在单身不像过去那样容易引发抑郁了。

但是，如果你一开始就有抑郁症，单身则会使它更严重。绝望和缺

---

* 但是我不想让有性欲亢进的双相障碍患者或者有自我伤害式性行为的重性抑郁症患者把这部分的内容作为他们为所欲为的通行证。健康的性行为要求相互尊重和积极的动机。

乏精力的状态会使你非常想封闭自己和回避联系，并且会将所有的消极情绪转向自身。如果你单身而且感到抑郁，你必须坚持努力走出家门去和别人打交道。我们需要别人来让我们保持清醒，给我们提供看问题的视角，让我们的思想稍微地更符合现实。回到我讲的有关培养意志力的技巧上，我们可以设立与交往有关的具体目标（比如在网上找一个老朋友，给某人打电话），并付诸行动。

爱情、婚姻和抑郁症

因为心理健康领域对家庭、父母和儿童研究得比较多，所以，在关于什么导致家庭破裂，什么导致婚姻成功又稳定这方面我们获得了有趣的发现。考虑是什么导致人们"坠入爱河"可能不浪漫，但对于理解怎么使婚姻变得更好非常有用。[3]

爱上某个人，以及为什么在茫茫人海中，两个人只选定彼此而结婚，这其中有很强大的无意识因素。这些因素对以后家庭生活周期的不同阶段会有影响，涉及夫妻冲突、孩子的情绪问题、青少年叛逆以及孩子的成人认同感诸多方面。我选择和你结婚，这样我就可以照顾你，我就可以拯救你，你就可以拯救我，诸如此类且无止境，这些都是无意识的。按照定义，爱上某个人是一个疯狂的过程，深受无意识动机和观念的影响。不管我多么正常、多么优秀，我爱上谁决定于我准备好进入一段爱情时的特殊心理需求。那些需求在这段爱情关系中必须多少得到一些满足，否则这段关系将无法持续下去。

在工作中我们看到，出现在诊所的陷入困境的家庭中通常有一个"确定的病人"——患有抑郁症的妈妈、酗酒的爸爸、有症状的孩子或有问题行为的少年，都是其他人希望矫正的对象。但是家庭角色的分配是有根基的，这种根基存在于夫妻在一起时的无意识需求以及选择彼此的理由之中。一些孩子会出现某些病症的部分原因在于想维持父母的婚姻，父母在为孩子的需求忧虑的同时，只得将婚姻维持下去。一些有问题行为的青少年也为了维持父母的婚姻而陷入困境，尽管这完全是无意识的；但青少年通常会尝试着让自己的父母和好如初。另一些青少年则会表达出他们对父母一方或双方的愤怒，比如支持患抑郁症的妈妈或激怒爸爸以看他是否在乎。离婚通常是夫妻权力斗争的结果，确定谁有病、谁不好或谁该受责备。如果夫妻双方不能在最初吸引彼此的需求上保持一致，或者是随着时间推移，这些需求已经改变，或许一方的需求多于另一方，夫妻关系就无法维持。这些都是会出现的场景。

未来的伴侣间一个吸引人的地方是把彼此视为解决自身自尊问题的法宝，这是一个具有良好临床理由的有用的假设观点。我们会无意识地想："我有这样的问题——我不值得被爱，这个人爱每一个人；我不能做决定，这个人会帮我做决定；我一直都被忽视，这个人会注意我。"但是问题在于，伴侣通常有同样的问题，却有不同的、只是表面看上去好些的解决办法。就像站在一面扭曲的镜子前，我们把伴侣的防御机制作为解决自身问题的理想办法；但是我们的伴侣在防御机制下非常清楚其中的缺陷和弱点，而且把我们脆弱的防御机制视为他们的需要。

莎朗是一个有魅力的女人，她30岁时陷入了第三段不幸福的婚姻。她的第二任丈夫由于她想离开而向她开枪，然后当着孩子的面自杀了。她的枪伤好了，但是她似乎一点也不关心自己为什么会对一个男人产生这样的影响。

莎朗对性行为相当矛盾，要不停地保证自己是令人满意的，但是她并不是一个卖弄风骚的女人。她看上去就像是一个健康的、以孩子为重的成熟女性。她的第三任丈夫比她大10岁左右，有很迷人的阳刚之气（因为皮夹克、牛仔靴和大的皮带扣环），很显然他对于莎朗纠结的问题很有自信。

莎朗的治疗大约持续了一年，但是她好像并没有什么好转。她想离开她丈夫：她丈夫不喜欢她的孩子，对他们不好，她丈夫一直强迫她选择自己而不是孩子，这让她感觉自己像一个比赛中的奖品。但是她没有离开。她丈夫不断地引诱她，使她陶醉，她来咨询时会感到内疚和羞愧。有一天，她喝了两杯酒后说："这件事一点办法也没有，但是你应该知道……"接着她告诉我她在13岁时和她哥哥有乱伦行为。然后，我们进入了她更深处的童年记忆——她感觉自己的妈妈不喜欢自己，莎朗对身体外表小缺陷的关注和她现在想去做整形手术的愿望都是她童年时期受到伤害、感到羞愧及缺乏爱的表现。

最后，莎朗消除了一些对乱伦的内疚和对妈妈的愤怒，而且她开始对自己感觉越来越好。她开始客观地看待她的丈夫。她开始感到奇怪：如果他那么自信，那为什么我对孩子好会让他嫉妒呢？如果他那么自信，为什么他要在光天化日之下和每个女人调情呢？为什么他需要这种一再的保证呢？这个以前看上去像是有魔力的、神秘的催眠大师一样的男人，在她眼中突然变得可怜、虚荣、困窘。她意识到，"我认为我以前的每一任丈夫都很强大，后来却总是证明我更强大"。

如果能找到一个满足父母双方隐秘的情感需求的方式，良好的婚姻便是心理健康的工厂，是保证父母和儿女情感健康的方法。结婚的人比不结婚的人的寿命更长。与单身相比，一段良好的婚姻有助于我们以一种更健康的方式去承受和应对日常生活的压力；一段不好的婚姻却会让人发疯。

把一个人的生活当作一整套围绕亲密问题的复杂演习来理解是合理的。信任、敞开心扉、亲近他人和被理解，这些都是我们非常想要的感觉。如果我们被孤立，我们会竭尽全力地避免感到孤独——我们会去酒吧，去开会，去相亲，去工作。与此同时，我们又害怕亲密——当我们去亲近他人时，我们会发现自己设置了障碍。我们喝酒，看电视，读报纸；在大多数情况下，我们不去倾听，或者以一种特殊的导致误解的方式倾听。害怕亲密同时又需要亲密，人类有这种矛盾心理似乎是正常的。婚姻提供亲密的机会，通过一系列迫使夫妻一起参与的发展性任务，为夫妻提供机会发展信任、忠诚、关心和共同分享的能力。这些能力都有利于我们的情感，导致积极健康的心理。

可是婚姻除了提供与人亲密的机会以外，也为我们的不幸提供了责备的对象。尽管夫妻双方对他们的关系都有自身的特征性防御，但是婚姻关系提供了一个特殊的投射机会。投射就是我们会把自己不能接受的部分归因于他人。"你今天早上特别不高兴。"投射在婚姻中会成为一种习惯，以至于夫妻双方的角色差不多能被彼此接受；形成了"谁弱或谁强，谁不能做决定，谁仔细"的一般观念。投射也会导致离婚："我不幸福，不成功……不是我的错，都是你的错。"

如果夫妻一方或双方都意识到对方不能解决自己神经过敏的问题，婚姻则可能变得令人失望。当莎朗企图离开她的第二任丈夫时，她的丈夫试图杀了她。莎朗在第三段婚姻中最终意识到，她总是寻找强大又有魅力男人反映了她必须解决的自身的问题。在稳定的婚姻中，这些危机会贯穿整个家庭生活周期，就像人们要处理不同的发展性问题一样。但是现在让我们关注最初的危机。

就比如说，我有轻度抑郁症，在社交环境中感到不自在；我自尊水平低，有社交障碍，因为我总担心别人是否认可我。我妻子好像是世上最自信的人。几年后，我发现她之所以看起来很自信是因为她确实严于律己，并伴有强迫，而且害怕周围的人——或许我没有明白这一点。但是她病了，变得脆弱，需要支持；而我无法忍受。吸引我们彼此的是一种防御——和我的防御不同；但针对的是同样的冲突。与此同时，她也意识到，尽管她认为我是强大的、沉默的；但是我的沉默来自焦虑而不是力量。*曾经的优点现在都成了缺点*。就好像我们换了一双新的眼睛，对方身上曾经吸引我们的地方现在看来都成了脆弱、困窘、颐指气使和多管闲事。我们对那些品质由爱转为了恨。我们不再把彼此理想化，初期阶段的"爱"也没有了。逐渐减少理想化形象是成熟关系的良好一面；但如果转化成了仇恨和责备，那我们距离离婚也不远了。

这时候，夫妻关系就会发生作用。也许幻想会破灭，但是我们必须接受这个事实：没有双方共同的有意识的努力，就不会有良好的夫妻关系；让我们有机会进行最有意义的自我探究和自我表达是夫妻关系的"任务"。为了建立良好的夫妻关系，我们必须使自己坚强，这样我们才不容易受抑郁的伤害。

同时，我也毫不怀疑最稳定的夫妻关系也有一个基础，这个基础存在于开始这段关系时"热恋"状态下的理想化形象中。即使是50年以后，夫妻关系也是以感情和关心为基础的。要我们总是看到对方最好的一面而采用技巧掩饰最差的一面，从根本上来说是一个非理性的过程；超出了无条件接受的父母之爱。不管我们讨厌自己什么，只要知道自己是被爱着的就是最有效的良药。

处于压力下的夫妻关系

压力能影响我们的认知、情感和生理。在压力状态下，我们的判断力会受损；我们更难接收信息和正确评估形势。我们会感到抑郁、焦虑、害怕和沮丧。我们会出现生理疾病。身体上任何抵抗力低的区域（背部、肠道、呼吸系统、循环系统）将会有特征性反应。抑郁症患者在压力下变得更抑郁。压力几乎是所有抑郁症发作的源头。

良好的、信任的夫妻关系是对抗压力最好的疫苗。夫妻具有独特的关系优势，双方有机会诚实地、完全地表达自身感受，这在其他关系中几乎是不可能的。当然，夫妻关系的危机会带来翻旧账的问题。在和平时期，夫妻不会计较；但是当外部问题爆发时，他们就会发现，那些未解决的麻烦会损害自身资源。比如，总责怪别人而自己不承担责任的倾向，在夫妻关系和谐时能够被容忍，而在压力下就可能毁掉一段婚姻。

夫妻关系危机也有积极的结果。[4]这种经历可以使夫妻学会怎么合作，建立信任和依赖，学会欣赏对方的优点；由衷地意识到他们多么需要彼此，并有提供支持的体验。承认压力的存在以及你正处于压力反应中是有帮助的。压力会让生活变得混乱不堪，分崩离析。如果夫妻铭记这一点的话，他们就能接受他们的强烈感受和激烈反应都是正常的，他们就没必要那么害怕失去控制。他们可以对自己及彼此说："我们之间发生了一些糟糕的事情，现在的反应是正常的。在这种情况下，有这种感觉很自然。"意识到压力是相对的，不是客观的，这也是很重要的。比如让你心烦的经济问题可能对我就没有影响，但是要你来处理我的工作问题可能对你来说就要求得有些高了。

当夫妻中任何一方感到有压力尤其是抑郁时，通常会涉及夫妻双方，这也许是不言而喻的，但是这里需要说明一下。如果我在工作中感到不堪重负，那么我妻子的反应对我来说非常重要。如果我妻子生病了，那么我对她的态度——体贴和关心，或是因为害怕而回避和冷漠——是她康复的主要影响因素。在有压力的时候，配偶应该起重要作用；但是有些人坚信自己什么忙也帮不上，既不提供建设性的意见与批评，也不提供情感上的支持来帮助对方面对这个问题。如果夫妻一方感到抑郁，那么另一方要有意地参与其中。参与不是要你提供建议和问题解决方法，除非你非常确定那是对方想要的；而是：

- 倾听、发现和接受对方的感受
- 探索其他的选择，集思广益，考虑不同的情况
- 给对方希望和鼓励，让对方感到自己并不孤单

当我妻子得甲状腺肿瘤时，我们的婚姻出现了危机，这时我正忙于我的毕业论文。我听到医生对她说——这个肿瘤几乎一直是良性的，我

就信以为真了。我认为，我妻子的焦虑毫无根据于是并没有予以重视，而且我对她一再需要别人给她保证感到生气。

糟糕的是，她不得不进行手术，这意味着她不能再喂养我们才1岁多的儿子了。我告诉她和自己，无论如何，是时候让儿子断奶了，我没有意识到喂奶对她与儿子培养感情非常重要，也没有意识到她在没有准备好以前不想让儿子断奶。总之，当我的妻子对许多事感到害怕和生气时，我对她的态度就好像她是个可怜虫。

这时，我的精神分析师好心地指出，论文的压力不足以解释我对妻子的不良行为。他引领着我回想起我对我母亲生前的依赖和抑郁的反应——否定、忽视、合理化。显然，我现在正在做同样的事情。我也很害怕甲状腺肿瘤，我不想失去她，但是我不让自己去想这些问题。我不是告诉她我为她的病忧虑，而是告诉她不要担心；而且当她担心时，我很生气。

如果夫妻一方不努力帮助另一方度过危机，夫妻关系将遭到破坏。有时，没有受到危机直接影响的一方会回避、生气或者产生自身问题。在这种情况下，我们可以推测，他们一直都过度依赖正处于危机中的一方。由于对方没有提供情感上的支持，他们便感到愤怒和背叛。他们也许能够意识到这些愤怒，但是对自己的自私感到难为情——毕竟如果我的妻子遇到了困难，我应该去帮助她；而不是生气——这样就阻碍了交流。或者他们意识不到自己的愤怒，但是由于这些意识不到的愤怒，他们依然回避交流。不管是哪种情况，危机只会使夫妻关系更糟，因为直接受压力影响的一方会感到怨恨和背叛。在传统的家庭中，如果一个孩子生病了，通常就会发生这种情况。妈妈一心关注孩子的病症，爸爸感到无助而且回避。或者爸爸可能遇到工作问题而没有告诉他的妻子，然后她感到受伤和被忽视。这就产生了一个恶性循环，一方的回避导致另一方受伤害，结果又导致更多的回避和更多的伤害，直到关系破裂或疏远。

所以，有什么方法可以指导人们应对夫妻关系中的压力吗？

1. 当你感觉受到一个重要问题的威胁时，与对方讨论你的恐惧心理。轮流倾听、探索和接受；不做评判；尝试对恐惧的事情进行分类，哪些是真正的害怕，哪些是由于焦虑引起的。会发生的最糟糕的结果是什么？如果你最害怕的事情成为现实，在应对这种情况时，你会完全无助吗？

2. 当你真正遭受情感危机带来的情绪影响时，不要认为是自己的错而更痛苦。注意这些自责的想法，要像拭去野餐桌上的蚂蚁一样摆脱它们；意识到在这种情况下感到压抑和害怕是正常反应；与你的伴侣分享你的感受；痛哭、谩骂、抱怨、悲叹——不管付出多少代价，要知道你的伴侣就在你身边，并且了解自己正处于压力状态下。只要你认为有必要，就尽情这样做。

3. 在倾诉自己感受的过程中，开始接受所遇到的问题以及只有你自己才能解决它的事实。开始思考有哪些方法能让你得到一些缓解甚至乐趣。尽管这听起来不可能，但是你没必要让自己的一生被这次危机压倒。安排一些有趣的活动。设法划分你的生活，将一些时间专门用来应对遇到的问题，用另一些时间做让你感觉良好的事情。

4. 当你应对问题时，要设法有效利用时间。与你的伴侣一起探索解决方法或适应方法。或许你所能做的只是充分利用好这一让人痛苦的情形。如果有不同的解决办法，不要只为了消除焦虑而草率地选择。可有目的地延迟行动，直到你确定你预料到了所有后果；但是不要把这作为拖延的借口。

5. 给自己痊愈的时间。我们不能毫无痛苦地从压力中迅速地恢复。我们可能敏感、受伤和愤怒，努力不要把这些情绪迁移到你亲近的人身上；但是不要否定你的这些感受。继续从人际关系中获得支持。

离婚

现在初婚离婚率大约是 49%，45% 左右的小孩会经历父母离异。与来自完整家庭的小孩相比，父母离异的小孩在其一生中要看心理健康专家的人数是前者的两倍多。在一个全国性的样本中，在 16 岁或 16 岁以下经历了父母离异的男女的离婚率显著高于在完整家庭中成长的人；而且他们有更多与工作相关的问题和更高水平的情感压力。[5]

当然，离婚的主要风险之一是孩子会自责。孩子会认为自己的愤怒或不好的行为是爸爸离开的真正原因。孩子若听到父母的争论与自己有关，会认为自己是导致问题的原因。健康的孩子会谈论这些恐惧的心理，并得到安慰；而易受伤的孩子会将它们埋在心里，可能会压抑它不使之进入意识，可能会内化成一种无法消除的糟糕的感觉，所以有些青少年的整体同一性都与糟糕的感觉相关。情况好一些的话，此种情形可能在与父亲的关系中出现。孩子因为和妈妈非常亲近而感到内疚，和爸爸在一起时就可能紧张、沉默、回避。这样，爸爸就认为孩子不喜欢自己，感到被拒绝。爸爸拜访的次数就越来越少，这可能使孩子认为，"我一直都很乖，是爸爸不爱我"——这就是自我实现预言的一个典型例子。

或许父母离异的孩子最普遍的问题是分裂着的忠诚。如果孩子依然爱着妈妈并把妈妈理想化，爸爸却不再有和自己同样的感觉的话，孩子就会感到困惑；孩子生活中最重要的人对他感知的确认似乎是他人生经历的基石，但是现在看来，这种基石是不稳定的。当父母积极地努力使孩子站在自己一边时，必然使情况更糟糕，因为孩子要被迫相信自己的感觉和经历是错误的。在这种环境下成长的孩子通常自我意识严重受损，对他们看到的现实缺乏自信和信任。这些孩子可能擅长于克制，因为他们知道说人们喜欢听的话是有回报的。

不仅仅是孩子，通常配偶也要经受离婚之苦。我见过很多这样的夫妻，他们对彼此的仇恨和责备只能通过离婚来解决。我真的认为我们的社会犯了一个大错，使离婚看起来像是解决复杂问题的简单又诱人的方法。我们认为婚姻应该以浪漫的爱情为基础；一旦结婚了，从此以后就应该一直活得很快乐。这种想法是社会和文化中的反常现象。回望悠悠历史，在多数文化里，结婚的目的是组建一个家庭，而不是让彼此快乐。现在很多夫妻刚看到一点问题就认为他们的婚姻没有用了，结果就想离婚。通常，家中的长辈能正确地看待问题，阻止他们离婚；而两口子自己却意识不到什么才是正常的。

有一项关于离婚对家庭造成的影响的长期研究，儿童心理专家朱迪斯·沃勒斯坦（Judith Wallerstein）的《第二次机会》（*Second Chances*）[6]及后续的书中报告了这项研究，得出了一些令人害怕的结论。

一项观察发现，孩子对父母离婚的体验与成年人大不相同。因为不快乐的成人将来就可能不是好父母，所有使成年人快乐的东西必然有利于孩子——这样的家庭功能的"涓滴理论"显然是不合理的。一段令人兴奋的婚外情或者一次刺激的工作变迁可能使成年人非常高兴，但同时也使他们成为不称职的父母。父母通常被迫在他们自己的快乐和孩子的快乐之间做选择，这是生活中无法改变的事实。孩子需要无条件的爱，这就意味着父母要因为孩子而牺牲自己的快乐，父母的背叛会伤害孩子，或让孩子感到怨恨。再婚夫妻间的爱情和亲情并不一定会延伸到孩子身上。即使父母在离婚前很痛苦，但是孩子也会感到非常满足。研究中只有十分之一的孩子在父母离异时感觉痛苦得到了缓解。孩子们除了需要父母个人的爱以外，还需要父母和家庭这一结构本身。他们感到自己的童年一去不复返了，离婚是他们为父母的失败而付出的代价。

或许，这个研究中最令人不安的地方是被沃勒斯坦称为"睡眠者效应"的部分。10 年的跟进研究发现：离婚初始，孩子相对平静，他们的父母每一件事都做得很好；而在他们 20 岁出头的时候，他们开始出现非常严重的与父母离婚有关的问题。这些问题包括抑郁症、厌食症、自我破坏行为、冒险、难以与他人亲近和缺乏信任。这些青年说他们怀疑人际关系的永久性，怀疑别人的判断，担心并预期自己会被背叛。睡眠者效应对于青年女性来说是一种普遍现象，因为男孩更可预测；如果男孩将出现问题，在早期就会表现出来。但是对每个孩子来说，童年时期父母离异引发的问题在进入成年期以后会被唤醒——有些人只是在头脑中回想，而有些人表现在行动上。

在沃勒斯坦的研究中，超过三分之一的青年在父母离异 10 年后似乎非常抑郁。他们随波逐流，生活没有目标，所受的教育有限，以及感到绝望。有些人在家一直待到二十多岁，而有些人只是流浪。很多人在上大学一年或两年后就辍学了，然后从事非技术性工作。很显然，他们都没什么成就。研究者认为，这样的结果和被父亲抛弃的感觉之间有明确的关联。他们认为，青春期早期的女孩和青春期晚期的男孩会有一段时期更强烈地需要父亲的爱和有用的建议。如果父亲没有回应，他们就会内化缺乏关爱的感觉：*如果我是一个更好的人，他就会更关心我。*另一个惊奇的发现是，有太多的父亲不给孩子提供大学学费或从来不给予孩子更多的支持；他们竟认为这样的做法是合理的。

当然，离婚通常是给父母自身造成了最糟糕的影响。大多数离婚的夫妇中会有一个明显的赢家和一个明显的输家（还不包括孩子）。对这种地位的争夺成为离婚夫妇的重要特性，关于离婚协议书细节的协商工作也很多，因为这对成为赢家似乎很重要。离婚的过程也就成了他们离婚战争的延续。在离婚中获胜是一个向世界证明自己的方法，"你看，没有那个人，我能做得多好。"

一般来说，谁最先离开，谁最后更富裕，或者谁先再婚；谁就是赢家，另一位就是输家。这样简单的标签是对离婚夫妇的感受的最好描述，他们想赢的愿望会影响他们接下来 10 年内的所有人际互动。但是，如果离婚是一场竞争，事实上双方都是输家。如果男方是"赢家"，通常是在经济方面；代价是和孩子的亲情。如果女方是"赢家"，通常是在感情方面；经济状况却每况愈下，而且她们的孩子也没有了父亲。这两种结局都容易造成抑郁。

婚姻可能是我们最大的梦想之一，放弃这种梦想必然会有痛苦，我们通过使离婚成为一场竞争而使自己没有机会痛苦。痛苦意味着经历类似于否认、交涉、愤怒的阶段，以及最终接受损失。接受现实意味着平衡了失去这个人而产生的感受；不再受愤怒和伤害的影响，而是能够容忍和变得客观。如果我们不能做到这一点，我们就会继续把自己的痛苦投射到对方身上，而对方却不再会有所回应。我们让自己一直处于抑郁状态，不能消化痛苦。如果我们将要离婚，我们必须不遗余力地走过这段路——放弃伴侣应该为我们所有的苦闷受到责备的幻想，接受希望破灭带来的痛苦，并且为我们自己的生活和决定负责。

第十七章　儿童和青少年

曾经我们认为儿童对抑郁症是免疫的，而现在我们意识到儿童经常承受抑郁的痛苦，虽然他们的症状可能令人费解。现在年轻人有很多新的综合征，诸如注意缺陷/多动障碍、阿斯伯格综合征以及其他的轻度自闭症谱系障碍，还有儿童期双相障碍，我认为这些综合征与抑郁症有紧密的联系，一些新型的药物可能会从侧面治疗抑郁症。正如我在前面说过的，现在很流行药物治疗，却没有认真审视儿童的经历。儿童的经历可能会导致压力相关障碍或创伤相关障碍；压力可通过母亲在子宫内传递或者通过亲子关系传递。我们对大脑的发育了解越多，就越能明白我们的经历可以多么轻松地改变或伤害大脑。近年来，青少年的自杀率增长速度快得惊人。青少年痛苦地承受着抑郁症，表现为：压抑的心情、自我破坏行为、厌食症和贪食症；或用强硬的、叛逆的外表来掩盖自己的痛苦。

猴子的抑郁症

当想到儿童时，我们要考虑先天和教养方式会怎么影响抑郁症的发展；我们也会同时考虑作为精神结构的心理和作为心理器官的大脑。在我们讨论儿童以前，让我们简略地看一下猴宝宝。很多人可能还记得20世纪五六十年代时哈里·哈洛（Harry Harlow）的恒河猴实验。[1]他试图弄明白猴子是怎样学会做猴子的。他让猴宝宝在两个"代妈妈"间做选择——一个是由金属线做成的，并且有奶瓶提供食物；一个是由棉布做成的，怀里有一个暖水袋可供暖。结果猴宝宝总是与温暖柔软的棉布妈妈待在一起，只在需要食物时才去金属妈妈那里。所以，婴儿生来就有安全、舒适、依恋母亲以及食物的需求。

此后，科学家们一直在研究哈洛的恒河猴。恒河猴特别有意思，它们有 95% 的 DNA 与人相似，而且也是群居动物。它们的活动能力和人类一样，依靠童年时代学到的知识生活，不像低等动物那么"固定、刻板"。出生时与母亲分开而由人类抚养的猴宝宝在成年后非常躁动不安。它们不知道怎么进行社交活动，具有过度的攻击性；而且它们很有可能成为忽视型母亲或者虐待型母亲。

另一些猴宝宝只有一段时间与母亲分开；它们有更复杂的行为模式。这些猴子更容易融入猴子社会，而且很难与其他的猴子区分开来。但是那些童年时期有过短暂创伤史的猴子，如果在成年后遭受压力的影响——社会孤立——它们的行为与正常的猴子就有了差异。它们表现得如同陷入抑郁和焦虑之中——被动、哭泣、摇摆自己、过度地进行自我梳理和其他自我刺激的行为。如果它们反复地遭受同样的压力，即便只是一年一次，与正常的猴子相比，它们的行为也会持续恶化。

大脑也会有变化。那些在 6 个月时就被孤立并与母亲分开的猴子，在压力状态下，皮质醇和去甲肾上腺素水平的变化与正常的猴子相比有显著的差异。到 18 个月时，这种变化会更大；而且 5-羟色胺水平的变化与正常猴子相比也有显著差异。

这些猴子的抑郁症与人类的非常相似。在正常环境下，这些猴子看上去与其他的猴子没什么不同。然而如果出了什么事，它们就不能像正常猴子一样应对压力。反复的压力会使它们的应对能力降低。所以我们得出结论，猴子在童年早期被剥夺的经历导致了其成年期生活中混乱的行为模式，就像患了抑郁症一样；还有大脑功能的变化，这种变化与人类抑郁症患者大脑功能的变化很相似。

这些观察确实引起了与抑郁症起源相关的有趣问题：抑郁症在多大

程度上取决于人类儿童时期的经历，在多大程度上取决于当前的压力，在多大程度上取决于生物因素。治疗师和研究人员倾向于侧重研究其中的某一理论，而忽视其他两个。但是就像单纯从宗教、经济或政治的角度理解世界历史一样，这是没有意义的；简化式地思考抑郁症问题起不了多大作用。相反，我们应该思考多种致病原因。

　　我见过的每一个抑郁症患者都有一个不幸的童年。有些是因为有一个要求非常严格的父亲，有些是因为有一个冷漠自恋的母亲，有些是因为两者兼具，有些是有以上原因的变异体。小时候父母一方去世，或者由于父母离异、分开而导致来自父母的爱的丧失，似乎必然会使人们成为抑郁症易感人群。

　　但是，在我母亲的例子中，我找不到那样的证据。我记得她父母既温和又充满关爱。她是三姐妹中最小的，是家中的宠儿。我外祖父是一个工厂的工人，家中并不富裕，但是这个家看上去幸福又稳定。从我母亲儿童时期和青少年时期的照片中，便能看出她的幸福；她在学校里很成功，也很受欢迎。

　　她的烦恼似乎开始于我们离开弗吉尼亚西部到芝加哥的时候。我是个独生子。我逐渐长大，可这剥夺了她生活中的主要活动——抚养我。她交友有困难，她和我父亲激烈地争执。她也试着去工作，但是她一样都坚持不下来。她开始酗酒和滥用药物，可以穿着睡衣和拖鞋持续地看电视。处于孤立中的恒河猴会进行自我激励和自我安抚，我对这个模型深有感触。

　　我的外祖父母可能一直温和又充满关爱，并且对孩子很宽容；但是我对我外祖父母的看法可能与我妈妈的看法大相径庭。我母亲可能最终会将她的童年经历视为困难的、被剥夺的，至于原因别人也许无法理解。她可能遗传了不能有效应对压力和孤立的特质。

　　我的情况也很类似。我可能遗传了一些有抑郁症倾向的基因。我当然会担心我的孩子会遗传这些基因。我也知道，我的童年经历、我妈妈的去世及其去世带来的后果，让我对这个世界感到愤怒，让我多疑而保守，让我非常希望被爱；但是又害怕相信别人——这些都为之后的抑郁出现打下了基础。

儿童的抑郁症

直到 20 世纪 80 年代，人们才普遍认为儿童会患抑郁症。以前，根据心理学的理论，抑郁症从本质上来说源于惩罚性的超我，而超我要到青春期才能发展起来；所以儿童不可能患抑郁症。现在的研究人员发现，儿童和其他任何人一样，不能对抑郁症免疫。一般来说，儿童缺乏认识到自己的感觉方式不正常的能力，所以对儿童抑郁症的诊断和治疗更困难。

儿童和青少年的抑郁症状是混乱的。有时，儿童会让我们知道他们感到绝望、空虚或非常难过，这些都是成年人患抑郁症的信号。但是更多的时候，儿童不能直接地表达他们的感受，我们就必须解释他们的行为。易怒就是一个关键指标。儿童可能很容易沮丧、暴躁或郁郁寡欢。他们高兴不起来。男孩可能只是表现得不同寻常地愤怒或不高兴，而女孩则爱发牢骚或容易感到心烦意乱。如果儿童的这种心境持续的时间超过了一周，尤其是如果这种心境不像是对真实的失望或失落的反应，父母就应该寻求帮助。另一些儿童抑郁症的信号还包括：食欲的变化或精力水平的变化，睡眠比平时多很多或少很多，学习成绩下降和过度焦虑。尤其麻烦的是儿童对过去可以带来快乐的东西失去了兴趣，比如，儿童不再关心最爱的玩具和活动。一些看起来像意外受伤的情况可能是大意所致。儿童可能会谈论死亡或惩罚的想法。

如果抑郁症没有得到治疗，会对儿童造成永久性伤害。儿童的抑郁症会有损于家庭关系，影响学习成绩，妨碍同伴关系。患有抑郁症的儿童通常很少有亲密的朋友，他们与朋友的友谊也不长久。他们比正常的儿童更害羞，而且会遭到更多的嘲笑。他们的注意力很难集中，容易分神和疲劳。在大多数的标准测验中，他们的分数显著低于其他儿童。如果这种趋势持续下去，这些儿童将不能在学业上取得成功，也无法实现自身潜能。

由于诊断太困难，所以我们并不知道儿童抑郁症的实际发生率。目前的估计是从百分之零点几到与成人发病率相似的 15% ～ 20%。一个看上去比较符合实际的估计是有 10% 的儿童在 12 岁之前会有一段抑郁的时期。现在人们认识到，青少年中的自杀现象日益增多，不管是否被诊断，自杀行为通常都是由抑郁症所致。儿童关于死亡的想法或意念和自我破坏式行为（成年人通常会将它们误解为冒险或危险游戏）也在日益增多。一个 8 岁的女孩脖子上有被绳子勒过的痕迹；她对妈妈说她只是在玩闹时伤到了自己，但是她没有骗过学校的护理人员。

儿童可能会想要结束自己的生命，这种想法令人恐惧。我们也许在理论上能接受这种想法；但是如果在现实生活中遇到这样的儿童，或许这样的孩子就在我们自己家中，我们就会否认。每一个儿童治疗师都遇到过看似对孩子关怀备至的父母却不能或者不愿意采取最简单的具体行动——锁好药物和枪支——来保护具有自杀倾向的儿童和青少年。治疗师、教师、医生和其他了解孩子的人都可能被迷惑，所以，尽管在一个中立的第三方看来，孩子已经处于很严重的抑郁状态了，其他人也可能因为和孩子太亲近而"只见树木不见森林"。

最近一项研究发现，很多成年人把儿童抑郁症视为一个很严重的而且需要进行干预的问题，但是很多人非常不愿建议家长去和别人（除了专业人士）谈论孩子的状况。[2] 成年人似乎依然对儿童抑郁症感到困惑和恐惧，并且将它们视为需要保密的令人难堪的事。这只会导致否认。一些 SSRIs 对患有严重抑郁症的青少年确实有些作用，但同时也可能增加他们自杀的风险；不管怎样，应该密切关注患有抑郁症的孩子。

在我针对成年人的实践工作中，大多数的患者都说他们的抑郁症直到大学期间或成年早期才变成了严重的问题；但是也有很多人说他们在儿童期有过抑郁的时期，而且他们现在的抑郁感与当时的绝望、孤独、无价值和有缺陷的感觉有密切的联系。他们中几乎没有人说有谁注意到了他们儿童时期发生的事；相反，他们会感到患上抑郁症部分是由于父母的忽视，例如，父母忙于工作、酗酒，或许父母自己就有抑郁症。

现在的儿童成长在一个令人担惊受怕的世界中，整个社会依然受到"9·11事件"的影响和恐怖主义的威胁，儿童因此也受到了影响。在幼儿园里，我们告诉孩子陌生人是危险的；在四年级或更早些时候，我们就会告诉他们毒品的危险；到了初中则是关于艾滋病的教育。在电视上，政治家会做出丢脸的事；运动英雄会滥用药物；华尔街是一个骗局，但是没有任何人为之负责。没有一个人可以信任。父母没有了邻居或祖父母去帮助他们照顾小孩。过去整个社区的人都会帮忙照顾小孩，然而现在连社区都不存在了。抚养小孩成了父母自己和专业人士的任务，专业人士各执一词的情况好像也越来越多。父母和孩子都对大众文化感到不知所措，没有任何支持系统来提供其他的选择。

父母必须提高自己的能力。父母给孩子提供的情感支持可能是他们后来抑郁症发展的最大影响因素。我们在第四章讨论过童年经历如何影响成人大脑功能，亲子关系是最主要的童年经历。这个消息会引起父母的恐慌，但是成为"足够好的"父母并没必要懂太多或者具有什么专业知识。你真正要做的就是和孩子在一起，此时你不会受到"应该工作"或"赚更多钱"的想法的干扰。为孩子提供良好的教养是一件简单而自然的事情。也许你的父母很糟糕，可是如果你记得父母没有满足你童年时的需求，那么请你满足自己孩子的需求。如果你能足够专注地与你的孩子心灵相通，理解孩子的感受，你就知道该怎么去做。与孩子心灵相通可能是最重要的一点。

我最好的老师之一用一个学骑自行车的类比来描述孩子怎样从父母那里获得健康的自尊。孩子最初学骑两轮自行车时需要父母帮忙扶着，脱离了支撑轮以后，父母会继续提供支撑和指导；孩子在上面骑，父母跟着车子跑；开始时，父母会一只手扶着车把控制方向，另一只手扶着后座提供支撑。慢慢地，当孩子形成了更好的平衡感，而且理解了动量、速度和陀螺稳定性的原理以后，父母就逐渐减少了支撑。最后，父母不再扶着车把，只是轻轻地扶着后座，继续跟着自行车跑并且给孩子语言和情感上的鼓励。在某一个时刻，父母扶着后座的手也松开了，但是依然跟着车子跑，同时伸开双臂以便在出现意外时保护孩子。孩子听到父母的脚步声，开始时甚至意识不到自己正完全掌控着自行车。父母的技巧、判断和信心成了孩子的一部分。亲子间完成了一系列非常复杂且不可言传的知识和控制感的传递。所需的技能是通过共同的经历把东西传递给孩子，而不是通过解释。通过类似的方式，父母会让孩子懂得他们值得被爱、被公正对待，而且有一个光明的未来。

但是现在，父母与孩子亲近和心灵相通的机会越来越少。经济状况要求母亲生完孩子后很快地回到工作岗位。一旦她们真的回到工作岗位，她们的注意力就分散了。如今的女性（和男性，如果他们承担了照顾孩子的主要责任）应该平衡职业和家庭，这是一件充满压力的事情。它会使父母感到心烦意乱和内疚，找到孩子非常需要的、与他在一起的时间变得困难。最近一项研究的发现令人感到不安，母亲认为照顾孩子与乘坐公车上下班一样，是她们最不喜欢的事情之一，是最令人沮丧的活动。[3] 研究人员解释说，这些母亲可能有多重任务，她们发现照顾孩子会分散她们的注意力。我确信，如果父亲担负抚养孩子的主要工作，也会是同样的结果。在照顾孩子的同时，我们仍然要处理其他的事情，所以当我们又忙又有压力时，我们会认为照顾孩子是件令人讨厌的事。

如果父母真的意识到他们的孩子有抑郁症，为了帮助孩子恢复，他们必须对家庭互动方式做出一些调整。不可以完全依赖药物或心理治疗。他们必须有意识地努力给孩子更多的关注，在孩子做作业、用餐或睡觉的时候，只需出现在孩子面前；关注孩子的运动情况和在学校发生的事。父母还可以通过与孩子一起活动来减轻自身的抑郁症。就你的孩子而言，无论何时开始给予他更多关怀都不晚。

青少年的抑郁症

青少年抑郁症现象已经很严重了，一个有影响力的政府部门的专门小组建议每年对青少年进行一次抑郁症筛查。美国预防工作小组做出了总结：简单的口头检查程序就足够精确；治疗，尤其是谈话疗法就足够有效；早期干预将会阻止青少年发展成为完全的重性抑郁症患者并降低青少年自杀的风险。[4]

青少年的抑郁症通常是隐秘的，但是专业人士一般可以用良好的筛查工具发现抚养者所不能发现的东西。我最近又阅读了一遍《麦田里的守望者》（*The Catcher in the Rye*），从成人的角度来看，我惊奇地发现我与主人公霍尔顿·考尔菲尔德有很多相似之处。尽管我依然很同情他，但是我对他的抑郁和自我破坏式行为感到震惊。例如，因为霍尔顿的室友斯特拉德莱塔引诱了霍尔顿喜欢的一个女孩，霍尔顿对他非常生气，挥舞拳头去揍这个大男孩；而他反击了霍尔顿，把霍尔顿按在地上。

"霍尔顿，如果我放开你，你会闭嘴吗？"
"会。"
他放开我起来，我也起来了，他的脏膝盖严重弄伤了我的胸口。
"你是一个又脏又蠢的混蛋。"我对他说……然后他真的让一个人朝我走来，我所知道的下一件事就是我又倒在地上了。[5]

霍尔顿和很多青少年一样，无论是男孩还是女孩，他们表现得叛逆，好争辩，小错不断，或者只是"态度不好"，实际上他们处于抑郁之中。他们不正视抑郁，因为他们找到了一套让自己内心不空虚的方法——他们可以制造事端，可以让每个人恼怒，可以让自己的情绪翻腾。他们可以让其他人为他们的行为负责，让父母和学校产生争执，所以他们不需要真正开始面对独立。有一个理论家发现，行为不良的孩子的父母中的一方或双方对社会是充满愤怒的；或他们的父母对彼此充满了愤怒。"这样，孩子就为父母一方设定了复仇者的角色……他不必为自身的感受和行为负责。"[6]换句话说，父母一方生活得很委屈、自卑，或许感觉受到对方的控制却又不能靠自己摆脱；所以就隐秘地赞赏和鼓励孩子的叛逆，直到孩子的叛逆直接指向父母。

我认识贾森的时候，他才15岁。他因为破坏公物被捕，正处于缓刑期。他强壮又帅气，如果不是因为他觉得自己格格不入而不参加活动，高中时他会是一个很受欢迎的橄榄球运动员。

贾森的母亲是我见过的最暴躁的人之一。她好像对这个世界充满了抱怨。她和她的第二任丈夫，即贾森的继父，经常打架，多半是因为钱。贾森的继父把钱都花在成年人的玩具上——船和雪地摩托车，但是他极为反对贾森碰这些。贾森的母亲因此怨恨地说这对贾森不公平，但是她却从来不能制止贾森的继父，尽管她才是真正养家糊口的人，而且他们住的房子也是她父母买的。他们非常容易抱怨，那时他们正因为一些琐碎的邻里纠纷起诉他们两边的邻居。

尽管贾森表面看似正常，但是他非常抑郁。他无精打采，而且总是关注身体的小问题。他睡眠不好，而且酗酒。他的生活完全没有目标，但并没有直接尝试自杀。他抱怨不得不来治疗，但他总是准时到达，而且能敞开心扉谈话。当他的缓刑结束后，他又犯了小罪，缓刑的时间也更长了，我认为这表示他想要得到更多的心理咨询。他很聪明，本可以在学校表现很好，但是他从来不学习，他的闲暇时间不是和女朋友在一起就是看电视。有时，他强烈地想成为一个有出息的人，但是他好像不知道该从哪里做起。

尽管贾森在学校是一个惹事的人，但是他有很多优点，所以校方从来没有与他作对。贾森的母亲就不一样了，她每周都会给学校打几次电话，指责贾森或他妹妹做错事或者不能完成一些事。

有一天，贾森有点羞怯地告诉我，一次他在母亲面前脱衣服时，从身上掉出一包大麻，而且就掉在她脚下。他笑着告诉我，他是怎样使他母亲相信那包大麻不是他的，他只是帮朋友保管。

难以置信的是，几周后上演了同样的情况。这一次，我发现贾森不只是在笑他母亲好骗。当我说他一定因为母亲不在乎他，以至于没有看穿他的谎言而感到非常失望时，他哭了——我第一次见他承认自己的痛苦。他说出了他多年来所有的怨恨，他讨厌自己在家中真正长大的那种感觉。他告诉我他在8岁时就有过性行为，而且总是在她母亲的眼皮子底下；他知道他太小了，不能和大女孩做那样的事情，但是他有种奇怪的感觉：他母亲知道而且支持他的这种行为。他在承认偷窃和破坏公物时也有同样的感觉。这些行为没有让他得到一丝快乐，但是他母亲在表示反对的同时似乎也有些窃喜。

贾森显然需要他尊敬的人给他一些指导，但是他推开了任何试图给他提供指导的人。如果贾森的成长过程中一直没有一个更好的榜样，他很容易变成一个愤世嫉俗的、痛苦的人，取得外在的成功但内心空虚。他可能成为一个圆滑成功的毒贩。如果真的是这样，他将会活得很抑郁，每天做着让自己日益憎恨自己的事情。

贾森用他的聪明才智、魅力和共情能力寻求又拒绝别人的帮助。他可以糊弄自己——当然他不会有意识地让他母亲看到大麻——也可以通过编一些话让自己脱离困境来糊弄每一个人。他能读懂而且厌恶他母亲的心思——他母亲不想听到他说需要其帮助——所以他会说他母亲想听的话，否认对她的不满，同时增加了对自我的厌恶。

除了这种行为表现式的青少年抑郁症，还有很多青少年的抑郁很明显。他们可能不会和父母或同龄人谈论自己的抑郁，但是有经验的人只需要看他们的成绩、个人卫生状况、动机和他们说话的语气就能发现。厌食症、贪食症及更微妙的体重和躯体意象问题，内隐的自我伤害，物质滥用，不必要的冒险，注意力不集中，学习成绩下降，回避朋友，对过去能带来快乐的事情失去兴趣——这些是父母需要注意的一部分指标。但是父母和老师与青少年走得太近，以至于他们不能跳脱出来看清青少年的行为模式，这就使他们看不到青少年的抑郁症。我有一个30岁的女病患，她少女时期与自虐做过斗争，现在在一所豪华的私立学校工作。她对我说，她看见一个女生，手上有刚刚划破的伤口，在系主任面前挥手——系主任却没有看见伤口。

不管是明显的还是行为表现式的青少年抑郁症，通常都是迫切需要帮助的；但是如果你直接问他们需不需要帮助，他们会说不需要，而且会否认自己的抑郁症。如果父母可以坚定一些，把青少年带到治疗师那里，他们后来通常会自愿去。仅仅是感觉有人倾听对他们来说就很有帮助。这个过程对想提供帮助的父母是一个打击，他们不明白孩子为什么会疏远他们；但是如果治疗方法有效，很快就可以修复亲子关系。

与我说过在青少年时期有过自杀念头的成年人的数量多得惊人。他们沮丧、痛苦，感觉没有人关心他们，生活也没有价值。他们会吃一瓶药后去睡觉，希望自己永远不会醒来。幸运的是，他们不知道要吃多少片药才有效，所以第二天早晨他们照样醒来了，或许除了头疼外，什么影响也没有。因为确信没有人会关心他们，所以他们不会告诉任何人。情况有一些好转后，他们也就没有再尝试过。但是20年以后，他们出现在我的办公室，感觉自己得不到别人的爱。他们没有把这种感觉与青春期时的自杀念头联系起来，因为思维不会那样工作——压抑让我们只记得发生的事件，而不记得与之相关的感觉——但是很显然，这种感觉伴随他们已经有很长时间了，现在成了其自我的一部分。

青少年自杀率一直以惊人的速度增长，而且没有人知道原因。在1950—2000年，美国青少年自杀率增加了两倍，然而成年人自杀率下降了。[7]尽管被严重低估了，自杀也被公认为青少年死亡的第二或第三大原因。60%的青少年知道有人有过自杀的企图。有时，青少年会为了引起别人的注意而伤害自己，结果在无意中就丧命了。服用过量的对乙酰氨基酚很快就会让人死亡，用剃刀割也会很快致人流血而死。

青少年自杀的主要危险因素不是人们所想象的那样。人们刻板地认为孤独、空想的青少年会因为缺乏爱而自杀；但是自杀的青少年经常会愤怒、挑衅并处于麻烦中。尽管抑郁症经常被掩饰，但它是青少年自杀的首要危险因素，这不足为奇。

其他的危险因素和警告信号包括以下方面。

- **物质滥用**。一些从来没有过自杀念头的青少年，他们为了缓解失望或失败的痛苦而喝醉，结果丧命。但是他们喝醉以后会感觉更糟糕而不是更好，而且会做出在清醒时不会做的鲁莽、冲动的行为。大约45%的自杀的青少年死亡时是喝醉的。[8]

- **行为不良问题**。违反学校纪律、违反法规、与父母吵架，是青少年自杀的第三大危险因素。我们通常认为，潜在自杀发生在那些对生活不知所措的、敏感的、胆怯的人身上。我们不会认为自大的、令人讨厌的青少年会出现潜在的自我伤害式行为，尽管他们的行为——持续惹麻烦，疏远世界——确实会产生这样的影响。

- **枪支的可获得性**。这极大地提高了因自杀而致死的概率。如果有医疗救助，人们可以幸免于药物服用过量或割腕所导致的死亡，但是几乎不能幸免于枪伤。只要青少年出现自杀的危险，父母就必须锁好枪支、处方药和烈酒。孩子可能会激烈地反抗，但是父母私下里会安心。

- **有自杀史**。这是最后一个主要的危险因素。一半有过自杀史的青少年将会再次尝试自杀，有时多达一年两次，直到成功为止。

其他潜在的自杀影响因素包括：家庭有抑郁史或滥用物质史，以及最近的创伤性事件。回顾一下简和她儿子的例子（第一章），可以发现其中包括了所有的危险因素。

一些自杀的孩子确实与叛逆的青少年完全不同。这些孩子焦虑，有不安全感，极度渴望被人喜欢，渴望适应，渴望表现好。他们的期望太高，以至于对自己的要求过高，所以必然总是感到失望。一件在成人看来不足挂齿的创伤性事件就足以将他们推入严重抑郁的深渊。被抛弃，一次考试失败，发生一次意外——他们感觉生活需要一种微妙的平衡，似乎一次失败或失望就会威胁到他们的整个生活。

抑郁的父母和抑郁的儿童

聪明的儿童治疗师知道，如果一个儿童有行为不良问题，他的父母通常是抑郁的。虽然父母经常认为他们是由于孩子的反抗而感到抑郁的，但是孩子是因为父母的抑郁才生气的，这个说法通常更合理。我知道一些极端的事例，即一些家庭以某种方式将麻烦的孩子"逐出"家门（让孩子去寄宿学校或亲戚家，或孩子愤而离家出走），结果第二个孩子到了一定年龄后又开始爱惹麻烦。我们经常向父母解释，孩子真的是在试图惹怒他们，让他们扮演父母的角色，执行规则并关注他们。父母可能从来没有意识到这一点，事实上，他们很抑郁而不能做出恰当的反应。如果我们可以成功治疗抑郁症，父母就有精力关注孩子，设置限制条件，做到严格而一致，孩子的不良行为就会有所改善。

大量的研究表明，那些父母患有抑郁症的孩子，患抑郁症、滥用物质和具有反社会行为的风险很高。[9]一系列的研究发现，患有抑郁症的母亲很难与婴儿培养感情；她们对婴儿的需求不敏感，对婴儿行为的回应也不一致。[10] 这些婴儿比其他的婴儿表现得更不快乐，更疏离。他们可能很难安抚，显得无精打采，也很难喂奶和入睡。他们进入幼儿阶段以后，通常很难对付，他们挑衅、消极，不接受父母的权威。这又必然加强母亲的不满和挫败感，她们的教养方式可能继续不一致，因为无论她们做什么都看不到一丝效果。我们在诊所里经常听到单亲母亲讲述 4 岁男孩（非常难应付）的故事，所以我们制订了一套标准的治疗计划：让母亲的困扰得到一些即时缓解（求助于日托、亲属、野营、临时护婴员），然后治疗她们的抑郁症，教她们平息争执，并且开始慢慢地重建母子感情。

如果抑郁症父母不能获得像这样的帮助，那么孩子的前景不容乐观。孩子将会伴随着危险的、自我伤害的想法成长：诸如我不可爱，我难以控制，我是一个惹人讨厌的人。男孩不懂如何用积极的方法引起成人的注意，所以他们被贴上了麻烦精的标签；而女孩则从错误的地方寻求爱，如通过性关系。男孩和女孩都不懂怎样安慰自己，所以他们有滥用物质的危险。他们不知道自己是有价值的人，所以他们依旧非常容易患抑郁症。

跟随孩子进入青春期

在我们的文化中，父母与孩子分离的时间越来越早。孩子们 4 岁时，很可能就要上幼儿园或日托所了，大部分时间都与同伴在一起。当孩子上三四年级时，他们可能每个下午都忙于上课或运动，每个晚上忙于看电视或做作业。当孩子上六七年级时，父母与孩子的直接交谈可能仅限于一些琐事：作业做完了吗？喂狗了吗？明天什么时候做练习？实际上，孩子们有 95% 的时间都与同伴在一起。这段时间，同伴对他们的影响要大得多。反过来，媒体、孩子融入同伴的愿望和担心自己与众不同也影响着同伴文化。父母可能对孩子从事的活动感到茫然，真的不知道他们脑袋里在想什么，并决定"如果没有坏，就不去修"。

这是一个致命的固有观念。父母需要变成一个麻烦的人。"干涉"孩子的生活是父母的一部分职责，能让孩子知道父母爱他们。

孩子们五六岁以后，我们再想抱他们就没那么容易了，他们也不会轻易地直接表达感情；我们伸手去抱他们时，他们会难为情地走开。他们一直成长着，不再喜欢被视为"婴儿"。有些父母因这种正常的发展阶段而感觉被拒绝，因而回避孩子；心理上有更充分准备的父母只需要改变战术——陪孩子一起进入新的成长阶段。"你今天在学校干什么了？你认为你的新老师怎么样？你和朋友们相处得怎么样？你觉得电视上的那个节目如何？你看到报纸上的那个关于在南美挖出化石的新闻了吗？你现在喜欢哪种类型的音乐？说唱和嘻哈之间有什么不同？你认为女孩应不应该参加少年棒球联合会？你今晚想去看电影吗？"这些问题听起来很傻，孩子们对此会翻白眼，好像父母问这样的问题非常愚蠢。

孩子会反抗，但是他们会牢记谈话中的内容与过程的区别，歌词和旋律的不同。从情感上来讲，谈话的内容并不重要，孩子听的是音乐。重复传达的信息是"我关心你，你是一个很有趣的人，你的想法和感受对我很重要"。尽管孩子可能会拒绝且不直接回应父母的提议，但是他们会在每一次的经历中获得自信和自尊，接着你就可能发现有时可以跟孩子进行一些深层意义的谈话——因为他知道你会感兴趣。

然而孩子们进入青春期以后，事情就变得更困难了；但是我们必须坚持不懈。媒体对青少年的影响力大到让我们感到害怕。我儿子迈克尔小的时候，我不想让他看某个针对男孩的电视节目。我认为这个节目灌输的是以暴力解决问题的方法，具有性别歧视倾向，让我感到非常害怕——就像如今的父母害怕电子游戏一样。有一段时间，我坚持不让他看这个节目，但是他所有的同学每天都看，而且这个节目成了他们一起玩的主题。迈克尔恳求我让他看，最后我心软了。等我的孩子长大成了青少年，我又希望他们不看音乐电视，或听许多他们似乎很喜欢的音乐。这些音乐的价值观都非常不健康：买吧，酷一点；青少年性行为是完全可行的；暴力恐吓是人们获得想要的东西的方法；性行为是令人兴奋又随意的；世界上除了成功者就是失败者；父母什么也不懂；学校无聊；工作没意思；生活毫无意义。酒精和毒品是固定的潜台词。我很幸运，到目前为止，我的孩子好像都很健康。

我们必须尽我们所能挑战孩子从媒体那里获得的东西。我建议你和孩子一起看电视。你甚至可能不需要说很多话。只因为你在场，孩子就会对屏幕上的画面感到尴尬——你是他们价值观的主要仲裁者，是他们的意识。因为你的存在，他们通过你的眼睛来看电视，就不会陷得太深。（顺便说一句，不要让孩子在自己的房间看电视。）如果你确实想说些什么，不要说一些明显贬低他们的话。他们将会感觉有义务维护自己的文化，而且在这场争论中，你不会赢。相反，你可以问："那个说唱歌手床上有五个女孩是什么意思？"或者等电视节目结束以后再回到这个话题上——告诉孩子你的烦扰和为什么烦扰，并且问他对这个节目有什么感受。

令人痛苦的事实是，青少年文化只是成人文化的延伸。我们被社会定义为消费者，我们一天 24 小时被推销和操控，即使没有领导者带领，我们依然存在于等级关系中。尊重劳动的传统思想似乎过时了。如今努力工作的人被视为愚民，最聪明的人是付出最少的努力而赚最多的金钱的人。因为结婚和养育子女是一项艰难的工作，所以坚持结婚生子的人也是愚蠢的。离婚很容易。你上一次听到有人谴责离婚是什么时候呢？

这确实是让人失望的景象。我们现在的流行文化肤浅且自恋，对于那些沉浸在这种文化中的人，当他们自恋的资源耗竭——变老，用尽金钱和药品，独自一人醒来时，他们就会抑郁。而那些坚持生活在一起的家庭，为彼此腾出时间，交流和传递关心，他们将来的状态会好很多。

自这本书的第一版出版以来，世界上还有另一个领域发生了巨大变化。现在，青少年除了电视还有手机，他们经常用短信和推特（Twitter）

联系，他们上脸谱网和视频网站。父母越来越难成为青少年世界的一部分，孩子的青春期开始得也越来越早。就我而言，当我的孩子挑明说我不再是一个有趣的人时，我有一种很强烈的失落感。你必须记住，他们的青春期将会成为过去，你将可能收获他们成年以后与你的良好关系。但是有些抑郁症父母看不到这一点，他们感到被孩子拒绝，而且认为孩子是针对他们的。这就会导致他们与孩子间的争吵，最终可能意味着孩子将远离他们。或者父母可能通过再婚、搬家和发展新的兴趣点来建立一个新环境，把孩子排除在外。孩子离家上大学后可能发现自己的卧室变了个样，但是他们不会反抗，因为反抗就意味着承认自己还依附于父母。这样的话会导致父母与孩子的永久分裂。我们必须得记住这一点，孩子必须证明自己是独立于父母的，而我们应该一直默默支持他们。

以身作则

孩子在幼儿期过了以后，就过了那个不加掩饰地崇拜父母的强大、漂亮和聪明的发展阶段。有时，父母难以接受孩子态度的迅速转变，最初将你视为理想化的形象，转眼间就视你为连最简单的事情都理解不了的难堪的、愚蠢的失败者。通常，孩子会在某一分钟对你很亲切，半小时后却又轻视你，而且你根本不知道是什么原因所致。这个阶段大约会从 6 岁持续到 16 岁，并且会严重损害父母的自尊。

尽管这个时期的孩子似乎在以逼疯父母为目标，但是他们真正想要的是希望父母表现出包容性和可靠性。全国治疗师的办公室里满是抱怨父母如何让他们感到失望的成年抑郁症患者，他们从来没有意识到父母所做的都是父母认为自己希望的事情。有一个男孩，他进入青春期以后才察觉到他父亲莫名其妙地回避他，他从来没想过父亲可能受到了他的回避行为的伤害。一位女性，在青春期时，她的自尊受到性关系混乱和药物滥用的损害，她认为母亲在她需要的时候遗弃了她，却不理解她母亲被她一再推开时的反应。虽然孩子可能明显蔑视父母，但是他们内心依然有感觉父母可靠、能干和讲信用的需要。尽管是孩子先带头的，但是如果父母不能投射这种形象，孩子就不能内化诸如安全、可靠、有能力等自我感觉。

父母需要记住，孩子的人格发展是建立在父母的人格模式上的。因为想让孩子认为我们好，所以有意识地努力在困难的情境下做出正确的事情；这不是虚伪，这是好的养育方式。父母如何处理愤怒和沮丧，如何应对焦虑和压力，如何表达亲密和感情——孩子将会从父母身上学到这些习惯。父母没必要表现完美。孩子在成长中可以改变自己的习惯，父母同样可以改变自己的习惯。有时，父母因为想要成为孩子的榜样而会使自己变得更好。

谁没有被电影《杀死一只知更鸟》中的主人公阿提克斯·芬奇感动呢？我听电影主演格里高利·派克反映，有数百名律师告诉他，他们是在儿童时期看了他演的这部电影后选择了他们的职业的。面对邪恶却教我们要宽容的坚强、善良的父母形象激励着我们努力让自己变得更好。

高瞻远瞩

看了这部分内容以后，一个为人父母的抑郁症读者可能会更加抑郁。我说过，父母的抑郁症会导致孩子在以后生活中产生各种问题，我也要坚持强调父母教养方式的高标准，以防止孩子成年后患上抑郁症。一个因自身的抑郁症而想要获得帮助的读者，如果现在感觉到要想成为足够优秀的父母绝对是一个挑战，我不会因你有这样的感觉而责备你。但逃避事实是没有意义的。对于我们这些有机会成为父母的人来说，养育子女是我们生活中最重要的事情。养育子女并不是一件简单的事，我们如何与孩子相处，我们与孩子相处时的身份，都将影响孩子的一生。

但是有两件事是一定有帮助的。一件事是在教养过程中，亲密感很重要；努力和成功的愿望比实际的成功更重要。最重要的是，孩子需要不断地感受到我们对他们的爱心和关心。我们可以不完美；我们可以生气，烦躁，甚至可以有抑郁感和挫败感，只要我们可以表明我们是爱他们的，孩子就能接受我们的情绪。

　　另一件事重述了这本书的主旨：抑郁症是可以治好的！人们的情况总会有好转。如果接受治疗，超过 80% 的抑郁症患者只接受了几个月的心理治疗和药物治疗，病情就有了很大的改善。但是有三分之二的抑郁症患者并没寻求治疗，如果你是一个抑郁的父亲或母亲，你不可以成为那三分之二中的一个。你接受治疗，你的孩子会变得更好；接受治疗并不像你想象的那么困难。

第十八章　社会

有一天，我看见一个流浪青年带着他漂亮的德国牧羊犬沐浴着中午的阳光，在纽约圣马克地铁站的格栅边睡觉，旁边有数千行人路过。坦白讲，当时我只注意到了那条狗，我对它很好奇。我走近一点，看见一个看起来相当健康的青年和一条干净、健壮的狗，很显然这个青年还没有受到街头生活的严重影响。我很纳闷，我变得有多麻木？现在我每天和流浪的人擦肩而过，没有任何想法。但是我刚到纽约的时候，这让我很吃惊。因为后来我去过很多的城市，我发现流浪汉到处都有，无论是在大城市、小城市，还是在偏远的乡村。当然大部分流浪的人都是在战争中留下了脑创伤的退役军人，其他的就是被公立医院踢出来的严重的精神病患者，因为医生们相信只靠药物就可以治疗他们——顺便也省下了很多钱。

我成长在20世纪60年代的美国，那时我们对国家的未来持乐观心态。对于我们大多数人来说，那是关爱、同情心和平等主义复兴的时代。那时的联邦政府计划摆脱贫困和建立社区——现在看来，真是令人瞠目啊。有一首流行歌曲提到了囚犯、醉汉和无家可归的人，其副歌是《你我只是为了财富》。[1] 我们认为，如果情况不好，他们就会做出改变，我们甚至相信政府会指导他们进行改变。

从那以后，我们社会的心理健康状况就每况愈下了，你无须是一个专家也能看出这一点。儿童必须依靠药物才能去上学，抑郁症、药物滥用、犯罪率和无家可归等现象的发生率都在不断上升。无家可归人群的数量多到令人羞耻，很难让人不对国家感到失望。在美国经济大萧条时期，斯坦贝克（Steinbeck）写了《愤怒的葡萄》（*The Grapes of Wrath*）一书，约翰·福特（John Ford）将它拍成了一部震撼人心的电影。电影所反映的情况在美国不被接受，引起了人们的愤怒。现在我们似乎已经放弃了，自从美国"镀金时代"过去以后，富人与穷人的差距比以前更大了。美国"镀金时代"处于19世纪末，最后导致了改革运动。一位美国总统候选人提出财富再分配思想时受到媒体的嘲笑，但是我知道每天都有很多人感觉改革的时机已经成熟。

抑郁症、无家可归、离婚和犯罪的发生率一直在上升，而躁狂症、精神分裂症和惊恐障碍等更基于生物性的疾病的发生率却基本没变，这支持了抑郁症与文化的改变息息相关的观点。如今，我们的社会存在太多抑郁现象。我们对未来不乐观，或者不相信我们的领导者。即使在经济危机之前，我们也很难找到自己的职业或有意义的工作。我们社会能做些什么来减缓或扭转抑郁症的流行吗？

抑郁症与我们如何对待自己有很大的关系。近年来，我们的生活方式发生了本质的变化，其中一些变化在很大程度上被忽视了。科学家估计，我们的穴居人祖先每天大约会"工作"4小时——在那个所谓的原始社会，这属于正常现象。[2]他们剩下的时间就用于参与公共活动——多半只是交谈，也把大量的时间用于发展艺术技能、唱歌、跳舞和宗教礼仪活动。"工作"，正如我们知道的——用劳动换取报酬，形成于18世纪，而且从那时起，工人就一直在为公平的交换做斗争。将一周的工作时间降到40小时就是美国工人运动的一次胜利。

但是在过去的25年，美国人一周的平均工作时长从40小时增加到50小时，多于很多国家，包括日本。[3]还记得几年前，我们同情日本那些无名的"打工仔"，那些被视为工资的奴隶的人，那些受雇主剥削的人吗？现在你听不到太多那样的评论，因为现在美国人每年的工作时长比日本人大约多三周半（比英国多六周，比德国多十二周）。我们增加工作时长是因为我们害怕没有工作，即使是在经济危机之前的几年，美国人的休假时间就比应有的要少，因为我们真的意识到我们很容易被取代。经济危机之前，美国人的工作时长比以前多 25%，而闲暇的时间少 25%，就是为了维持 25 年前的生活标准——这甚至没有把大部分女性也参加工作算在内。这场比赛我们已经输了很多年，而我们甚至没有意识到。

时间分配上的变化已经破坏了我们的家庭生活，现在家中父母两人都工作而把小孩放在托儿所变得很平常。如果几十年前一个人就能提供的生活水平现在要两个人才能提供，那么这种使女性有更多的机会出去工作的文化转变也可以被视为生活标准总体下降的标志。现在，40% 的美国人的工作时长属于非传统工作时长，所以父母双方同时在家的情况很少见，只有 5% 的家庭的孩子放学后能在家见到母亲。

同时，我们的社区意识也下降了。在过去的 50 年里，邻居间的拜访走动大幅度减少，人们对社会机构（如教育、宗教、媒体和政府）的信任也大幅度下降了。[4] 我们中那些一直把自己孤立在封闭式社区的空调住房中的人，出门开着空调车到带有空调的购物商城，然后带着所购物品重新回到家，几乎没有人际互动。社会科学家已经表示，亲密感、社区和信任是人类安全感和幸福感的基本要素，这些要素正面临着从我们的社会中消失的危险。

这些社会变化就像创伤和虐待一样进入我们的大脑，充满压力的工作导致以前很健康的青年患重性抑郁症和焦虑症的人数显著增加。[5] 我们的社会是一个竞争的社会，我们通过收入和财产来衡量自身的价值，这不是一个通过你对社会做出的贡献来定义你的价值的合作型社会；我们处在一个倡导勇争第一的世界，而不是一个充满了几乎可以为生活的每个方面提供安全感的社会关系和礼节的世界；我们担心失业和无家可归，而没有集体归属感。所以，在过去的 25 年里，美国和欧洲的焦虑症、抑郁症和与压力相关问题出现的比率每年都在增长。2006 年，美国人在抗抑郁药上的花费估计有 760 亿美元。[6] 如今健康部门预计，抑郁症将很快成为世界第二大公共健康问题。[7]

消费主义和物质享乐主义是造成这个问题的至关重要的因素。自从电视和广告繁荣以后，我们就被物质享乐主义价值观洗脑了：认为生活中的成功和幸福源于不断努力地工作；这样我们就可以比邻居更富裕，可以买自己想要的东西，穿自己想穿的衣服。我们把所有的钱都花在买消费品上，欠债，追求事业；而把家庭和朋友晾在一边。我们依靠酒精和药物让自己快乐，不做任何让生活有意义、有目的的事。我们变得盲目，体内充满着应激激素，它们使我们的大脑和身体精疲力竭，并一直逼迫我们。有些人玉石俱焚，有些人只是慢慢地耗尽生命力，有些人改变着自己的价值观。很多治疗抑郁症的心理治疗师帮助患者发现，他们需要改变生活方向，药物给人们的希望是你不必改变，你可以继续做你一直做的事情；而在我看来，压力是导致抑郁症的首要应激因素，这样的希望通常都会落空。

由于全球金融危机，美国人的心理将会发生变化，这个现象非常有趣。毫无疑问，很多人将会感到痛苦和有压力，但是如果这意味着放弃物质享乐主义的价值观，重新关注互相扶持的人际关系，那也许是一个积极的改变。你的目标越倾向于物质享乐主义，你就越感觉不到幸福；而且最富裕的国家并不是最幸福的国家，幸福研究人员发现这一点已经有一段时间了。[8]

关爱的风险

希望问题就这样消失很难。我们难以感受"你我只是为了财富"这句歌词所表达的感觉，那种共情会很痛苦，摧毁我们为了使自己舒适和安全而竖立的墙。至于那个写下这句歌词的青年，其代价可能是他的生命。

1964 年，菲尔·奥克斯在"新港民歌节"上首唱了《只是为了财富》；一年后，琼·贝兹让它轰动一时。奥克斯是 20 世纪 60 年代后期民歌保护运动的重要人物之一，1968 年他出席芝加哥大会，《我不再行军了》和《战争已经结束》是他写的两首带领群众进行和平运动的歌曲。他的吉他成了芝加哥"七君子审判"的证据。皮特·西格说："菲尔非常讨人喜欢，也非常认真。他是一位多产的歌手，每两到三天就能创作出一首歌，那些歌曲也都非常棒。"[9]

但是 1968 年以后，菲尔的光芒开始消退。他离婚了，他的唱片虽然受到推崇，但是永远没有达到他想要的那种成功，他开始喝酒多、作曲少。他得了一种奇怪的胃病，持续了几乎一年，使他相信自己快要死去了。病治好以后，他继续饮酒狂欢。他呈现出了另一种人格，称自己为约翰·特雷恩。约翰·特雷恩是一个招摇的、令人讨厌的且暴力的人。他变得多疑并且开始携带武器。过去他是俱乐部里的明星，后来却被那些俱乐部轰出门外。他在无力偿还豪华轿车账单之后被捕，警察允许他给自己的律师——前任首席检察官拉姆齐·克拉克打电话，这样该律师出现在了警察局。

1975 年 12 月，菲尔度过了躁狂时期，他精疲力竭，抑郁，而且身无分文。他去了纽约长岛和他姐姐一起生活，他每天除了看电视就是和他的外甥一起打牌。1976 年 4 月，他用自己的皮带在卫生间的门后面自杀了，没有留下遗嘱。[10]

这个有天赋、受人爱戴的青年葬送了自己的生命。我不禁认为其部分原因在于他看问题的角度带给他的痛苦——把自己放在他人的位置上，不让自己在无名氏面前感到安全和优越；知道如果不是偶然侥幸，你自己可能就处于那个位置。最好的、最富有同情心的心理治疗师也会每天出现以上心理症状。我们必须利用自身的专业技能调和这种心理，但是这种心理使我们能够参与人们的分享，使那些有困难的人能够第一时间信任我们。当然很多善良的人也有这样的同情心，但是在公众场合很少见。

现在我们也许可以为像菲尔·奥克斯那样的人做更多。菲尔的朋友都在努力帮助他，但是没有任何作用。现在我们有一些不同的药物，而且我认为现在我们能更好地理解抑郁症的心理治疗。但是事实上，我们的能力依然是有限的；我们不能强迫不想接受治疗的患者接受治疗，虽然治疗是有好处的。

希望与危险的时刻

对于预防抑郁症和其他的心理疾病，社会有很大责任。一方面，每当学生在学校受到不公正待遇，每当有钱有势的人得到优待，每当成年人不能尊重彼此的差异，我们的社会的心理健康就遭受了一些损害。儿童发现，他们的自尊很容易受伤，因为事实和公正并不总是起作用。另一方面，当一群彼此不认识的人在网上为了共同的信念而自愿做一些事情，当邻居收养一个孤儿，当救护队伍为了突发事件而不顾一切挺身相助，我们就获得一些关爱，获得一些机会和希望，对社会公正也多了一份信任。

让我们通过个人的生命周期思考心理健康的问题。每个孩子的优势和不足是与生俱来的，是唯一的；孩子的家庭可能充满了爱、尊重和公正，也可能充满了暴力、放纵和谴责。家庭抚养和教育孩子的能力不是固定的或天生的，在应对压力、成功和不幸时是变化的。随着孩子的成长，一些更脆弱的孩子出现问题了。社会是否认他还是接受他呢？他们是被送往州外，还是被送进一个特殊的班集体，或被送进长期护理机构呢？对于那些长大成人后，或多或少成功进入社会的人，在给他们提供生存、结婚和抚养一个家庭的机会方面，社会的责任有哪些呢？如果他们选择一种另类的生活方式，社会的容忍度有多大呢？社会规定了遭遇怎样困难的人可以获得帮助。谁来帮助他们？帮助的程度如何？

真正的心理健康包括健康又真实的自尊，认识到自身的能力和不足仍然发自内心地喜欢自己。这种自尊根源于婴儿时期被爱的经历，部分归因于孩子与生俱来的天资和气质，也受到孩子与父母能力相适应的影响。自尊发育成熟以后，不会受到生活中世事风云起起落落的威胁。这种对自己的情感通往两个方向。

1. 控制的愿望——对世界有影响——以及客观评价个人的独特优点和缺陷。
2. 通过基于关怀和信任的人际关系获得亲密感的愿望，与保持个体独立的需要平衡。

心理健康依赖于社会，社会文化必须给父母爱孩子的机会，必须崇尚公平和正义，必须为所有人提供所希望的机会。这样，工作、家庭和更大的社会不仅会影响个体目前的心理状态，还会影响个体达到情感健康的能力。

我喜欢在这样的社区中生活，小到足以让大家彼此认识，而不是面对互不知名的陌生人；小到足以让很多人感觉到他们的存在和参与是有意义的。现在，我们城市中的人们正在寻找使这些联系发挥巨大作用的方式，也许我们可以帮助整个国家的人们持共同的责任感。我们不能忽视社会的失败；但是打发他们走、可怜他们或把钱扔给他们令他们待在远处，亦是不够的。我们也不能予以谴责或转身不管。我们都是相互依赖的，只有跳出我们的"舒服区"才能意识到这一点——但是我们却付出了更多以遗忘这一点。

我们所做的已经走上了极端，回避社会问题和认为对社会问题无能为力的信念并不能真的使我们摆脱困境。还记得潜意识内疚吗？我们从儿童时期就被告知自己是弟弟的保护者，所以我们放弃这一责任时不可能没有挫败感。但是一提到社会问题，我们就会找精细合理的理由来放弃，建立高墙阻止问题进入我们的视线。我们对政治领导者失去了信心，认为政府造成的伤害多于提供的帮助——我们已经接受了社会问题不存在真正的解决办法的这个便利的借口。我们中太多的人放弃了坚持医疗制度应该面向所有人，对那些从体制中吸取利益的令人恼怒的情况视而不见。

我写这些的时候正是美国总统就职日，在华盛顿诞生了一个新的政府。不可置疑的是，奥巴马的巨大魅力在于，他是我们国家更好的守护者，给我们希望，最后带给我们有意义的改变。我希望他能激励我们形成一种新的承诺，共同承担责任，互相帮助，有更少的嘲讽和更多的信任。然而与此同时，经济危机笼罩着我们，"美国梦"破碎，我们的安全感锐减而焦虑感徒增，所以必然要"打一场硬仗"。但是幸福并不是物质成功的产物。在整个世界中，那些生活在互相帮助和合作度高、对政府很信任以及知道如何庆祝和跳舞的社会中的人们，比那些生活在富裕的、更倾向于物质享乐主义的社会中的人们更幸福。[11] 所以即使经济复苏缓慢，社会的改变也可能大大有助于那些有抑郁症风险的人群。我敦促我的读者们把他们的怀疑精神放一边，而抱有最好的期望。

抑郁症是一种使个人和社会都遭受伤害的疾病。让我们拓宽自己的视野：偏执狂和自我中心的"我得我应得"的观点会导致抑郁症；扩展的、容纳的"让我们合作"的态度，尽管让人感觉不舒服、具有挑战性，但那是积极向上的，是充满快乐的。从个人层面来说，如果我们每一个人都勇于面对麻烦和承担责任，常常为公众利益做贡献；那么虽然这样会挑战我们的舒适度，但是这将有助于个人和集体摆脱抑郁症。

第四部分　重新整合

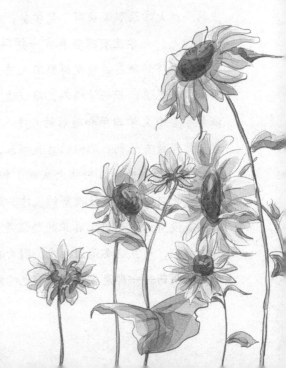

第十九章 余下的故事

我的母亲自杀时年仅38岁。我一直认为，我和母亲一样活不过38岁生日，把母亲拉到死亡边缘的恶魔也会在38岁到来前突然擒走我。这种想法困扰了我很多年。从那时起我就明白：遭遇父母自杀的孩子有这样的想法不足为奇。第一部分提到的目击者泰德·特纳亦是如此。

母亲的死，让我感到了愤怒。我责备她的自私，不愿相信她真的关心过我。我和父亲越走越远，我还没准备好，他就组建了新的家庭。父亲和继母并没有冷落我，只是我开始疏远他们。我给自己披上冰冷的盔甲，把所有的时间和精力都用于不停地学习，这是我确信能做好的事情，我的考试成绩和学业能力倾向测验得分都很高。最后，我被离家千里的一所大学录取还获得了奖学金，我暗下决心：再也不会回来。

但是，大学里有很多和我一样聪明的人，这个事实让我不知所措。在高中取得的所有成绩变得微不足道，我不再优秀，很多事都变得很艰难。我很恐惧，开始学喝酒，难以适应校园生活，考试成绩也很差，我浪费了整个大学四年和随后的几年，并沉浸在恐惧和压抑中不能自拔。我仍然保留着悲剧英雄似的自我形象，认为我将写一部著名的小说，或者取得某个举世瞩目的伟大成就。但是我没有写作或做任何有益的事情。我把自己看成不被理解的天才，这个可怜的幻想让我不再需要任何人。我没有意识到自己真正的恐惧是：如果我重新依赖一个人，我又会失去他们，而且这都是因为我，因为我在骨子里就不讨人喜欢。我开始酗酒，用药——那是我母亲生前也吃的安眠药。在有些夜晚，我都不在乎第二天还能不能醒来。

受到一些事情的激励，我开始寻求帮助，拜访朋友推荐的一位治疗师。结果为我治疗的是一对夫妻，他们践行的是 20 世纪 70 年代非常流行的沟通分析之类的花招。他们让我在他们之间来回走动，并让我加入他们管理的一个团体。整个过程非常做作，但是确实有好处。他们帮助我意识到，我需要改变生活——停止畏缩，拥抱生活。在这段时间，我换了工作，结了婚。

我去了研究生院，表现还不错；但是我有舞台恐惧，在课堂上不敢畅所欲言。我向一位教授反映了这一情况和我的一些身世背景，她推荐我去见她的一个同事，这个人是位精神科医生。我认为生活慢慢有了起色。我在研究生院学到的知识让我开始轻视曾帮助过我的治疗，没有给治疗科学以尊重。那时的夫妻档治疗师是社会工作者，新介绍的家伙是精神科医生。虽然我自己正在接受社会工作者的职业培训；但我对专业价值产生了怀疑，对其中蕴含的有关心理健康的观点也产生了怀疑。

接下来发生的事情不能责备精神科医生。在我们第一次会面后，他染上重病，卧床几个月，回来的时候虚弱憔悴。在位于 23 楼的办公室里，他坐在我和窗户之间。我感觉房间里充满了焦虑气息，仿佛有一股力量要把我拽到窗外。我从未体验过如此糟糕的、毁灭性的感觉；在那以后的 3 年中，这种感觉在每次治疗中都会出现。我尝试着哀悼母亲的去世，但是并没有感到安全或宽慰，我所感受到的是惊恐，而不是哀伤。

这就是我们所说的由治疗引发的医源性问题。如果那位精神科医生没有生病，如果他没有表现得那么温和而犹豫不决，我会感到很安全。事实上，我在他面前从未感到放松，虽然我打心底里喜欢并尊敬他。其他方面的生活进展非常顺利，我有了孩子，做了父亲，在研究生院表现得很好，开始喜欢上自己的工作。但是每周，在他的办公室，我都感觉非常不安，觉得这是命中注定的。恐惧开始蔓延。很快，我就不敢走上高楼或立交桥了。

　　或许这让我确定了我的抑郁症，这让我将生活继续下去。可即便如此，治疗也不应是这样的。此外，每周一次的带着恐惧的治疗正在吞噬我的自尊心，我仿佛感觉到内心有一个失控的怪兽。不可思议的是，我和精神科医生竟然让这种状态持续了很长时间。如果在当时的场景里，我是治疗师，我会说，看吧，这太疯狂了，我们做点别的吧。我们试试药物、行为疗法，或者让我把你推荐给一位同事，重新开始吧！

　　我当时 35 岁，依然认为自己时日不多，也没有寻求所需的帮助。为了摆脱这种情况，我转求于芝加哥精神分析所。我知道我的精神科医生无法拒绝，我们就这样分开了。

　　当我见到我的分析师时有点失望，他不比我大多少，又能懂得多少呢？然而，他有很好的履历，和一些重要的思想家共同发表过文章。我相当喜欢他，他幽默诙谐，一点儿也不古板，还很尊重我。我在他的帮助下接受了 5 年的治疗，安然无恙地度过了 38 岁生日，心情也因此变得轻松了。他陪我一起应对恐惧，让我感觉到了安慰和支持。我非常享受分析的过程，并把治疗过程当作一段成长经历介绍给别人。

　　我最终愿意讲述母亲自杀带来的困境了，在我看来，她的自杀只有两种解释：一是她真切地感到了生活的徒劳和毫无意义，二是她从未爱过我。事实上，任何一种解释都让我难以接受。但是慢慢地，我学着更理解她，原谅她的点点滴滴。她知道自己的选择是什么。她目睹自己的姐姐因离婚变得经济窘迫，最后被迫卷入另一场极端暴力的婚姻关系中。而我的母亲，则断绝了和家人的联系；忍受着没有爱的婚姻，看不到生活的出路；她在痛苦的深渊里越陷越深，自我完全扭曲，她的选择在当时是说得通的。

　　我并没有痊愈，只是觉得没有必要接受定期治疗了。我仍然会出现阶段性的抑郁症状。当我需要的时候，我有可信任的精神科医生用药物帮助我，可以向心理治疗师寻求开导，现在我还是在这样做。父亲生前，我们一起讨论过本书，他描述了对母亲的另外一种看法。母亲对自己的抑郁症很自责；治疗让家里债台高筑，这也让她很自责，她选择这种悲伤、扭曲的方式死去也是一种自我牺牲。母亲认为自己是我们的累赘，不想再继续拖累我们。这一定程度上减轻了我对母亲的怨恨，但是我仍忍不住内疚。这种按捺不住的悲伤，我只能一点点地消化。

前不久，我的分析师送来一份论文复印件，他想引用我治疗中的一个事件作为观点的论据。因此，他需要分析我的背景和治疗，这使我大为惊恐。在分析中，我极力掩饰。我坐在他的沙发上，极力掩饰，在恐惧和焦虑中书写，不想听他讲话。我们让我的恐高症成了过去；和他待在一起，我有时感到非常安全，有时又极度不安。我的个案史以客观形式呈现出来，我被一种对自我的感觉所淹没，这种感觉就是同情——不是通常意义上的自我同情，而更像是对一个陌生人的同情，有种富有同情心的好奇。分析师对我的问题有独特的理论观点，我与他的观点不同。这种事情不是第一次发生了。在分析的过程中，我们常常出现观点分歧，但是只要涉及对我的实际意义，我们的意见又很一致。这让我有机会反思：我曾经多么脱离实际，现在又有多少改进。

所有这些使我意识到，治疗或者说药物并不是以专家所认为的方式在起作用的。我最早的治疗师们，以他们单纯的热情，采用现在几乎无人问津的方法，使我获益很大。第二位，专业精湛，但对我造成的伤害多过帮助。我的分析师们对我帮助很大，但我认为这种帮助是通过他表现得像一个可以依靠的、关心我的、尊敬我的朋友来实现的，而他认为是通过帮我接触被压抑的冲动而实现的。大多数精神科医生只相信他们的药物，虽然他们自己都不知道药物到底是怎样起作用的。我管理的所有临床治疗师也经过不同的训练，有不同的背景，采用不同的方法，对来访者帮助很大；但是对于治疗如何起作用也都有不同的解释。

所以，只要你能康复，如何康复不重要。更有智慧的、温和的、有经验的治疗师让人更放心，但是我认为这就像是教一个小孩学骑自行车，你能解释车轮怎么转动，刹车怎么起作用；但是你无法解释动力和平衡。当孩子学骑自行车时，你只好扶着车座。

　　好的心理治疗本质上是一个创造过程，是对患者的存在方式的一次改变，是患者与治疗师互动的过程。对很多来访者而言，这可能是他们离开幼儿园后第一次富有创造性的努力。

第二十章　康复计划

抑郁症是一种疾病，也是一个社会问题；是对压力的适应不良，需要经过专业的治疗，需要通过自我的努力来克服。目前以医疗保险提供的心理治疗、药物治疗为主，我担心仅靠专业帮助远远不够。我已经提到一些研究证明了长期治疗的效果比一般治疗的效果要好。此外，药物治疗、短期治疗不能减少将来抑郁发作的可能性。一个严峻的事实是：如果你患过重性抑郁症，你在一定条件下会复发。但是我也坚信，我所推荐的自我指导的康复计划可以减轻这些苦恼，增加我们对自己、对生活的满意度。

本章，我将把之前的讨论内容提炼成获得康复的一般原则。一方面，我担心用简洁的语言来说明心理观察的复杂性会使这些观察变成自圆其说的陈词滥调。但是另一方面，我看到了匿名戒酒者互助会的成功，它也只是基于 12 个步骤和 12 个惯例；我还认识到：通过对基本原则的意义和运用的思考、吸收、深思、讨论甚至是争论，可赋予这些基本原则以生命力。每周一次的会谈将成为实践新的心理技术的讨论会。这也是在提醒我们，提出这些理论观点就是要激发阅读者参与，而不仅仅是在总结有关抑郁症的知识。我将介绍实施康复计划的基本原则。

记住：抑郁症强迫我们以某种方式来进行思考、感知、行动；我们感觉这些方式很自然，而且很难想象改变它们。这些习惯铭刻在大脑中，形成默认的神经通路，决定我们的所见、所想、所感和所为。但是坚持集中、勤奋的练习能够改变大脑，令我们以一种比以前所知的更具建设性的方式来生活；这个过程需要的时间比我们预期的要长，但是每次成功地运用一种新方法，都会让下一次运用它变得更容易。遵循这样的步骤，每天练习正念，你会变得越来越好。

原则一：体会你的感受

抑郁症是努力逃避感受的结果，许多和我一样的抑郁症患者为了让自己免于痛苦和沮丧的情绪，长期采用自我破坏式的防御机制，最终形成了抑郁的特质和性格。但是，情绪是我们生活的重要信号，回避情绪体验不仅浪费心理能力而且会使我们失去了重要信息。此外，我们好像不能仅仅追求避免消极情绪，我们也会因此错过生活中美好的感受，最后我们会变得麻木、懒散。

体验自己的情绪并不可怕，情绪都有自我限制性。极度快乐和剧烈疼痛都不会一直持续，而抑郁却会持续一生。因为有正常的情绪体验，我们时而分心，时而筋疲力尽，或者会有新奇事件改变我们感受的方式。我们就像是漂在水上的浮标，会被波浪打翻；但是我们仍能保持平衡、安定，最终回到稳定的状态。我们应该相信自己有能力应对生活的浪潮。

在合适的环境中宣泄被压抑的情绪，可以改善压抑的情绪。哭一场，一次有益的争论，偶尔坚持自己合理的权利，试着小心地探索隐藏的情绪，这些都可以让我们感觉更好。但是要注意选择适当的环境，以确保你能获得需要的支持和理解。

记住，感受情绪和表达情绪是不同的概念，我们能够而且应该控制如何来表达情绪。在某种意义上，这是成长的全部内涵。但是我们不能控制如何感受情绪，这种认为我们不该有这样的感觉的想法是一种危险的谬论，就像迷幻药一样，会侵吞我们的自尊。

原则二：事出皆有因

当我们的情绪发生变化时，总能找到一个原因，发生了什么事情让我们有这种感觉。即使陷入重性抑郁症阶段，我们也知道自己的抑郁程度与造成情绪变化的事件的严重程度远不成比例；若确知有什么事引发了我们的抑郁，我们将获得安慰。我们不是疯了，我们有这样的情绪是有理由的。

如果你不相信，如果你不能识别引起情绪变化的因素，应有规律地记录心情日志。不用多长时间，你就会发现渗透在你生活中的一些防御机制。举个例子，昨天晚上你莫名其妙地变得抑郁，可能是因为你昨天早上和母亲不愉快的对话；到晚上你已经忘记了这段对话，但是心情日志可以提醒你。

这些诱发事件有的很明显，像一次失败、一次失望或一次退步；有的在别人看来很明显，而我们却在试图否定它的重要性，但仍然感受到了伤害，这就需要朋友、爱人、支持系统的帮助；有的就是一段记忆、一个梦或者一个由所听所闻引发的联想，在这方面，日志能帮助你。

走向康复的第一步是弄清楚我们为什么感觉糟糕。清楚了痛苦的原因之后，我们只有三种选择：改变、回避、接受。首先试着改变情境，试着回避情境；如果你都做不到，就努力接受。

原则三：正念练习

记住，有规律的、专注的正念冥想练习能重塑你的大脑，这样你就可以停止强迫性的焦虑和自我关注。它还能调整你的心境状态，让你体验到比以前更多的快乐。学习过正念的生活的技术意味着你能周到地、从容地控制自我；而不是借助强迫思维进行虚假控制。你的思维、大脑、身体通过协同工作让你可以沉静下来，关注被忽视了的生活乐趣。你学会了看到你过去总是在用一种非黑即白的方式评价你的经历。现在你开始学着更合理地来看待生活，学着欣赏生活的美丽绚烂。不要让抑郁症扭曲了你的世界观，客观地看待自己和世界，你自然就能做出更好的抉择，生活满意度也会提高。

我们花费了太多的时间和精力控制不可控的东西，正念可以帮助我们发现自己是否又原地踏步了。当我们处在压力情境中感到沮丧时，我们需要问自己两个问题：对我的生活而言，这到底有多重要？我实际能做些什么呢？我们会发现许多让人担忧的事情其实并没那么重要；只是我们深陷情绪的泥潭，迷失了方向；或者是尝试改变无法改变的事情让我们变得伤感。

"请赐予我平静的心，让我接受我不能改变的事情；请赐予我勇气，让我改变我能改变的事情；请赐予我智慧，让我明辨这两者的区别。"这来自匿名戒酒者互助会，也可作为解除抑郁症的"咒语"。保持正念，与此同时保持平静，这绝不是易事，却是我们通过心理训练努力要达到的目标。我们要学会让自己停下来，阻止肾上腺素激增——因为它往往会让我们觉得危机迫在眉睫，必须立刻去处理。

我们在乘坐过山车，忽上忽下，旋转，时而恐惧时而兴奋，我们没有引擎或刹车，我们也不能下车。我们最好的选择就是环顾四周，享受过程；因为我们不会乘坐第二次。

原则四：坚持练习

大脑不仅储存我们的经历，还体现我们的经历。每一段新的经历，包括思想的和感觉的，都会给大脑带来结构的、电的和化学的改变——大脑成了我们的经历。为了治愈抑郁症，我们要通过练习前面介绍过的新的技能（如正念、理清思路、直接交流等）重塑大脑。当我们抑郁时，我们的思维会建立或强化支持抑郁的习惯连接，最终有损于大脑。但是我们可以有意地调动思维的力量，在大脑中印刻下我们需要学习的新技能。不幸的是，仅仅是想着变好并不能起作用，知道使我们变成这个样子的原因也不起作用；仅仅获得正念还不够，还要用心去实践正念。只有通过不断地重复练习新的行为方式——包括内在的行为，如克服强迫性思维或有意识地调整我们的观点——即使看起来毫无成效也要坚持，这样才能塑造一个健康的大脑。

患上抑郁症不是你的错，但是需要你来自救。这听起来很不公平，我不想驱散你们因为不公平而感到的愤怒、沮丧，我和你们的感受一样。治疗有助于缓解这些情绪。但是你不能让它们妨碍了你的康复。现在，此时此刻，你唯一的选择就是练习对你有益的方法。选择不在过去，也不在将来，就在现在。如果你从现在开始练习，以后会越来越轻松。如果你不练习，以后不会变得轻松。这是你的选择，你有行动的自由。

原则五：超越抑郁性思维

记住，疾病让你戴着有色眼镜看世界，影响了你对于自身和生活的基本设想。

你是个悲观主义者。你认为坏事是永恒不变的、普遍的和个人的（是你的错）；而好事是短暂的、有限的和偶发的，必定和你做的事情无关。这可能意味着你没有做好充分的准备，太容易放弃，因此不如那些思想没被抑郁症支配的人成功。

更悲剧的是，你可能会把这种抑郁性思维投射到自己身上。你记得自己的每一次失败和别人的每一次成功，几乎不记得自己成功过。你可能认为自己与其他人不同，是软弱的、受伤的、害羞的。你没想过你不可能完全了解别人的内心。别人那让你嫉妒的自信也许就是个假面具，让你向往的技能也是练习和不断努力的结果，让你垂涎的成功可能是付出了高昂的代价换来的。

这些思维方式只是一些可以改变的坏习惯，但是改变任何习惯都不容易。用类似于功能失调思维日常记录的辅助方法，可以帮助你识别自身特殊的抑郁性思维习惯，发现内在的批评者，然后摆脱它。每次听到那个声音时，你就提醒自己：那是我大脑中的消极连接，是小时候遗留下来的旧想法；不是我本身，也不符合我的实际情况。

原则六：明确优先次序

每天花在有意义的事情上的时间越多，你就会越开心；如果大多数时间你都在做不重要的、琐碎的事情，你会感觉到更多的悲伤。但是，你不能做每件想做的事情，也不能让每个人高兴，你必须做出选择。

回到练习5，确定你的核心价值观（见第十五章）。想想：你是怎么用抑郁技巧阻碍自己追求自身价值的，你是如何悲观地思考问题和快速地放弃的，你是怎样让自己因生气和恐惧而分心的，你缺乏自信的行为是如何让别人干扰了你获得你想要的，你是如何擅长拖延以至于你从来没有真正抽出时间来尝试改变的。你对自己有点恼火，正如《电视台风云》里的男主角霍华德·比尔所说的："我和魔鬼一样疯狂，我再也不要这个样子了！"不要让你的坏习惯左右了你的生活，努力追寻你的价值。

原则七：照顾好自己

我们要学着让自己开心。我们大多数人都没有经历很多幸福。偶尔遇到开心的事情，又会吓到我们，我们不得不小心地靠近它。

让自己习惯于过得愉快的方法之一就是培养自豪感，这是一种不舒服的感觉，但是能通过练习变得越来越舒服。每天花几分钟的时间，在日记本上写下三件让你感到开心的事情。你认为你可能做不了这些事，或者是困难的任务，你不得不强迫自己才能完成任务；或者只是自发的慷慨或隐私的行为。一周后，看看你记下的所有能让你开心的事情，如果你开始有些自豪，可能会因此有点难为情。不要在意你为什么很难自豪，花几分钟的时间克服不适，你会好受一点。坚持练习，一段时间后你就会对自己有些许好的感觉了。

另一种方法就是关注小乐趣。大多数抑郁症患者很难活在当下，他们不是在为过去的事情烦恼，就是在为未来担忧，很少关注当下正在发生的事情。我们也能改变这个坏习惯。细心观察你的思想怎样脱离了当下，在发现时就及时把它拽回来。跟着感觉走，不要跟着想法走。尽情享受美食，关掉电视，仔细聆听傍晚的声音，仔细观察身边的色彩，尽最大努力让你的生活拥有更多喜悦。

寻找进入沉浸体验的机会，这是让我们全神贯注的经历。做有些挑战性、占用你的思想和身体、需要高度集中注意力、有明确规则和快速反馈的活动。练习专注，努力把注意力集中在正做的事情上。忘记你自己，屏蔽总是批评性地评价自己的声音。即使是在工作，即使你讨厌你的工作，只要你找到让它变得有挑战性和刺激性的方法，你也会更喜欢自己。如果这意味着你会努力地工作，你的老板会更喜欢你，这只是你需要承担的一个风险。

学会放松，只要有机会就尽情娱乐。参加瑜伽课、太极课，或者是加入舞蹈或歌唱俱乐部。每周至少做 3 次有氧运动，每次持续半小时以上。注意身体健康，学会倾听身体的声音。吃健康美味的食物，不要过度饮酒。忽视或者虐待我们的身体，就是对自己的消极攻击。我们对待自己的方式就好像我们不值得被爱一样。

原则八：直接交流

我们必须放弃这种想法：因为我爱的人爱我，他就应该懂我。如果我们不告诉别人我们想要什么，就别指望会得到；如果我们不告诉别人我们的感受，就别指望会被理解。我们要学会用直接的、明确的语言来讲话；而且我们要学会让说话的内容与说话的形式保持一致。同时，我们也要认真地听别人的谈话，如果我们不懂，应该请求解释。

记住，抑郁症患者特别容易放弃，如果我们不能被理解，我们会回避对话；会感觉舌头打结或很烦躁；会重新感到不被理解、受人利用和绝望。试着慢下来，把注意力集中在你的感受上，并用第一人称"我"来表达感受；为了让自己被理解，可以求助于他人，如"请你向我提问"。

我们要学会利用元交流的力量,学会讨论我们谈话的方式,"我正确理解你了吗?我的意思表达清楚了吗?你给我的信息似乎不太一致,所以我不知道如何回应"。我们倾向于认为沟通只涉及会话的主题,事实并非如此,所有的沟通都涉及会谈各方的关系。直接和开放,并表现出尊重与关心,我们也会因此得到同样的尊重和关心。害羞或回避很容易被认为是不尊重或不友好的。

试着变外向。和人打交道。微笑。多讲话。外向的人更容易感到自己是开心的。开心的人是否也更外向呢?我们不知道,这没有关系。对外向的或开心的大学生的一项调查研究显示,个体在外向的时候最开心;即使是内向的学生,在假装外向时,也是最开心的。也就是说,任何人保持外向都会变得快乐。

原则九:寻找榜样

如果我们没有榜样,我们会变得精神匮乏。我们生活在一个玩世不恭的开放时代,我们都是里面的小人物。但是有人为了信仰敢于挑战,勇于反抗,成了勇气和善良的榜样。观察你周围的人,看看他们的偶像都是谁——或许是教师、民间领袖、消防员或学者。寻找你自己的偶像,并努力成为他们,如果这样的人在你的社区里工作,也许你可以协助他们的工作。

如果你身边没有这样的偶像,可以读些人物自传。你无须追溯很远就可以找到榜样,如艾森豪威尔、杜鲁门、富兰克林、罗斯福、甘地、特雷莎修女、马丁·路德·金。我的抑郁症偶像是林肯、丘吉尔、弗洛伊德。这些人都有缺点,他们有时平凡,有时又不平凡。当我们有崇拜的榜样时,这种敬仰会提升并且丰富我们。我们模仿榜样重建自我,这种自我无意识地源于与父母交往的经历和大众文化。如果我们真的尊敬偶像,我们也会尊敬自己。

原则十：慷慨大度

即使你把所有的钱财都捐赠出去也不能治愈抑郁症，但是如果你能真正培养一种慷慨的精神，你就不会抑郁了。我无数次看到进行康复治疗的病人帮助忍受极大痛苦的同伴，他们可能会讲自己的故事以表示理解，或者只是表示他们的同情和支持。通常，通过语言、语调，我们与害羞的、孤单的、害怕的人建立起了某种情感联结，你能够感觉到空气中弥漫着电流。

受苦受难者得到了安慰，而且丰富了施以关怀者。她发现：做真实的自己，她也有能与他人分享的有价值的东西。

如果你把你的爱、关注、时间和尊重作为无私的礼物，你身边的人会获益，无论他们需要什么，你都有能力提供。如果你身边没有这样需要帮助的人，那么加入社区志愿者队伍吧。

慈善事业现在越做越大，我们有"联合之路"、社区信托和艺术委员会保证他们事业的价值，但是仅仅是签个支票不会让你自我感觉良好。我认为，如果你打算捐钱，你也应该从中得到些什么，比如去了解慈善机构里的工作人员，了解他们正在努力解决的问题，感受提供援助和关怀的过程。与以前不一样，网络提供了各种让陌生人走到一起并组织起来做志愿者的新途径。

在一段时间里，你要学习"弄假成真"，对陌生人微笑，他们也会回你以微笑，你会感觉更好。变得有涵养、有思想，把你的积蓄捐出来一部分给你信奉的事业，即使你感觉自己脾气暴躁、小肚鸡肠，也要这么做。很快，这种慷慨的习惯就会深入骨髓，你开始慢慢地悦纳自己。记住：抑郁症就是作茧自缚，你要努力打破束缚。

原则十一：培养亲密感

亲密感意味着在别人面前袒露自己，让别人看到真实的你，包括缺点在内的全部的你。这是我们每个人在人际关系中既渴望又恐惧的事情。这是一个过程，而不是一个事实或者一种状态，我们已经提过，在亲密感和自主性之间保持平衡是人普遍的需要。但据我了解，抑郁症患者更需要亲密感，这是有疗效的。

抑郁症患者比大多数人更害怕亲密，我们认为，我们真实的自我是羞愧的、没价值的，所以会戴着面具看待这个世界。经过练习，我们能一直戴着伪装面具，没有人知道我们内心到底怎么看待自己。我们诱使每个人认为我们忠诚、诚恳、慷慨、有爱心，事实上我们是在伪装。

但是如果你一生都在伪装？你想欺骗谁？哪个才是真实的你？是大家都喜欢的那个？还是内心那个秘密的你？我认为，你呈现给世界的自己才是真实的你，才是你需要负责任的。内心的你是抑郁、内疚、羞愧的劣质品，就是个心灵的小把戏，但是它会支配我们的生活，除非我们让人们了解它。

如果我们敞开心胸，让爱我们的人知道我们隐藏的恐惧、怀疑、不足，我们仍然能得到爱和认同，这种正确的情感体验能帮助我们成长。当我们这样做时，"公众自我"和"隐匿的自我"间的鸿沟会缩小，最后完全消失。我们会成为一个和谐的人，没有秘密和羞愧。

原则十二：在你需要的时候，寻求帮助

学会分辨那些提示你正滑向抑郁的警告信号。这些早期的信号因人而异。你可能有睡眠困难，你可能注意力不集中，你可能暴躁易怒。你可能仅仅是喉咙里有个肿块，或者胃部有个疙瘩。在前面，我提到过一位看不见色彩的患者，你的警告信号或许和她的一样独特。但是，当出现这些信号时，要寻求帮助，不要告诉自己这些很快就会过去，不要告诉自己你会更坚强；只需要看一次治疗师，也许就可以阻止你的情况继续恶化。

提前建立一个支持系统。与你能够信任的、了解抑郁症的治疗师建

立关系。与了解医药的前沿发展的精神科医生或者护士取得联系。如果药物对你有用，不要认为这是脆弱的表现而停止用药；那是爱挑剔的、自我破坏的那个你的声音。加入或者自建一个支持小组，定期地参加小组活动。把你爱的人放进你的计划里，考虑制订预先指示，当你感到糟糕的时候，他们可以遵照这些预先指示行事。

记住：对需要帮助感到害羞是你的疾病的一个症状。你要比你的抑郁症更聪明。

遵循这些原则生活不是一件容易的事情，这需要有彻底改变的决心。这意味着承认许多对自己来说理所当然的东西造成了你的抑郁症。你，而不是任何其他人，要花很多的时间和精力不断进行自我检查。然后，这意味着你必须有意识地练习新技巧以取代造成抑郁症的旧习惯。学习新的技巧也不是件容易的事情，但仍是可以实现的。要有耐心。记住：每天练习杂技三个月，才使研究者看到参与者大脑的成长，而且三个月也不能让你成为一个优秀的杂技人。你必须长时间地练习你的新技能。当你做这些练习时，你可能感到不安或者不舒服。记住，这是你尝试任何新事物时必经的过程。通过足够的练习，它们会成为你身体的一部分，然后你就会开始从抑郁症中康复了。

第二十一章　超越康复

不幸的是，对于大多数抑郁症患者来说，"康复"总是意味着重回抑郁症变得无法忍受前的我们长久以来已经适应了的痛苦状态。研究发现，康复的最后一个阶段是重新真正地感觉良好，但很多人都不能到达那个阶段。那些到达了最后一个阶段的患者，同未完全康复的患者相比，未来复发的可能性较低。他们学会了新的技能，让他们不再抑郁，他们重塑了大脑，因此他们不再遭受抑郁和应激激素的伤害——这些应激激素很容易使病情复发。

感受快乐

记住：你与抑郁症进行的所有抗争都会对大脑造成损伤，特别是对感受快乐和愉悦的脑区的损伤。大脑停止产生快乐的化学信使，接收快乐的化学信使的神经中枢也随之消失。生活沉闷黯淡不只是我们幻觉，事实上我们的体验就是如此，这当然也有大脑之外的原因。若我们不能在适当的时候表达喜悦，人们就会开始远离或者讨厌我们。因为我们不渴望任何东西，我们也丧失了动力。我们要通过寻找积极的经历并真切体验这些经历所带来的感受，有意识地努力去修复这种损伤。

通过这种方式，规律性地练习正念冥想能使脑功能恢复正常。在每天的生活中，运用一些更好的正念技术会对你大有帮助，可以教会我们集中注意力，正视事物的本来面貌，停止评判，学会享受自然之美，关注我们的感觉体验，发现别人身上的美。事实上，我们每个人在幸福恒温器中都有自己的设定点，在经历积极或消极体验后，我们又会重新回到设定点。[2] 抑郁者的设定点偏向抑郁的一面，但是这个点可以重新设定。积极心理学运动最近开始研究心理学原则除了帮助缓解压力外，能否帮助人们感觉愉悦，他们取得了一些研究成果。[3] 克丽丝·彼得森（Chris Peterson）的书《积极心理学入门》(*A Primer in Positive Psychology*) 提到了很多教我们在生活中寻找乐趣的实践方法。

以下是我对于如何获得更加专注的状态的看法。

- 确保每天给自己留点时间独处或自省，可以是自由冥想时，也可以是散步或洗热水浴的时候——只要是在不会让你分心的地方。当你这样做的时候，保持对自己的好奇心，把自己看成一个聪明而亲爱的朋友。

- 当你让思维自由飘散的时候，观察你思维的去向。学会用观察的眼光注意你的思绪在什么地方。当你开车的时候，走路的时候，昏昏欲睡的时候，你在凝思成功还是失败？你是否总是回到屈辱和沮丧的情绪中？你是否总在担心你思维的下一个内容？你是否害怕深入地思考未来？如果是这样，毫无疑问，你抑郁了。观察你的思想，不要让它们控制了你的生活。

- 如果你总是进行自我评价，试着提醒自己，这个评价就是抑郁症。你的内心有个爱欺负人的家伙总是在不断地奚落你、打击你，当它出现时，不要再做出防御性的、下意识的反应。记住它讲的不是事实，它通过歪曲现实来对你挑三拣四。如果你和它斗争过，你就会知道它蛮横不讲理，你没法为自己辩护。你所说的一切都被驳回了，你需要一个解围的人或天使将你从这场交锋中解救出来。你的天使就是正念，还有从其中超脱。随着你抽身离开，评判和欺负人的那个家伙的力量就会越来越弱。

- 如果你经常担忧，经常出现恐惧，你就要明白你对恐惧的应对方式可能出问题了。如果你漠视或者回避它，它还会再回来，只不过是换了一种方式。如果你害怕和它离太近，它就会离你越来越近。或许有一种本能恐惧，让你无法应对，让你一生都辛辛苦苦却没有希望得到幸福。我从患者那里了解到的一个重要秘密就是：每个人，无论多么有成就，都时不时地要面对这种恐惧，把这种恐惧放在光天化日之下，带着共情和好奇审视它。能够读这本书的人都不会是完全无能的。你可能是从之前的糟糕经历中获得了这些想法，但是它们不能代表现在。如果你敢直面自己的恐惧，它们就变成了纸老虎。

- 关注你的梦。在你的枕边放一沓纸，醒来的时候，在第一时间写下你能记得的梦境。发现梦的主题，你梦见自己失败了？被围困了？在搏斗还是在逃跑？有没有一个反复出现的童年画面？这样的梦都表示你在试图解决进入潜意识的一个问题。

- 寻找你生活中的模式。你总是感到被利用、失望、被拒绝吗？你的人际关系是否总是糟糕地终结？你是否总会碰到极度苛刻的老板、不忠的爱人、利用你的同事？也许有些已经成为你的负担，如果是这样的话，就请放下！不带任何期待地接触新的情境，或许好事就会发生。

- 你哪里不舒服？有些时候，身体的症状是带有象征意义的。消化不良可能意味着你在忍受不应该忍受的东西；腰疼可能意味着你的负担过重；慢性疲劳可能意味着你正经历恐慌和压抑；呼吸困难可能意味着有人让你窒息。

- 与亲密的人交谈。如果你允许，你最好的朋友有没有什么想对你说？你是否总是有方法不停地搬起石头砸自己的脚，别人看在眼里，你却浑然不知？

- 回忆你过去的生命历程。事情从什么时候开始恶化？你从什么时候开始恐惧、觉得自己是另类或有缺陷？那时候，你身边发生了

什么事情？你的父母遇到了麻烦，还是你在学校遇到了麻烦？你
生病了，还是受了惊吓或伤害，却没有得到帮助？

- 如果你能发现这样的伤害或创伤，回忆一下你是如何适应的，我
  们的大部分苦恼都是适应性的问题。举个例子，如果你感到自己
  有缺陷，你是如何掩盖的？

如果你不敢确信这些建议都会有效，就假装它们有效。匿名戒酒者
互助会有一条忠告——"假装，直到弄假成真"。在让自己有一些根本
改变的过程中，你当然会有疑虑，但是无论如何要坚持行动。你不用把
我说的所有话都当作信条，行动会带来改变，最后让你相信这些方法，
你甚至会对如何摆脱抑郁症有不同的见解。关键是去行动。

这里介绍一个简单易行的练习，我们没理由不去做，研究已经证明
了它能起到积极效果。[4]

练习6：三件好事

❖ 当你关灯睡觉的时候，清空其他想法，集中注意力于当天发生的
  三件好事上。可以是些小事，像你中午吃的美食，在街上看到
  的有魅力的人，听到的一首老歌；有时候也可以是大事，比如你
  完成了一个任务，有个非常愉快的经历；小事情和大事情一样有
  效果。

❖ 关注积极情感中的微妙之处。你是否感到骄傲、兴奋、留恋、富
  有爱心、满足？这些记忆是否让你止不住想笑？当你笑的时候，
  关注你的面部肌肉。身体的哪些部位也感觉到了这种喜悦？你
  是否感到温暖？这种温暖是从哪里来的？在喉咙里，你是否感
  觉有愉快的味道？你是否感到紧张消失了？你是否觉得躺在床
  上有种前所未有的舒服？

❖ 设想一下你大脑的神经元正在形成新的幸福回路，它们像是微型

推土机，铲平了通往幸福通道的障碍。记住，大脑细胞能够形成新的回路，是因为它们携带了记忆。设想一下内啡肽正在流向衰弱的快乐感受器，就像是涓涓细流滋养了饥渴的植被。记住，有规律地进行这样的练习能够改变你的幸福设定点，你会发现快乐越来越多，越来越容易获得。

❖伴随着对这些美好体验的关注进入梦乡。

关于这个练习的一项调查显示，虽然被试只被要求做了一周的练习，他们却在接下来的六个月里都感受到了更多的快乐，更少的抑郁。后来发现，很多被试自己继续进行着这种练习。[5] 或许你会愿意让这种习惯持续一生。这会很有意思，如果在未来的某个时间点你变得抑郁、暴躁，看看你是不是忘记了做这个练习。

这个练习能激励你每天关注美好、快乐、自豪的体验，经常地享受此时此刻也因此变得容易了。多美的日落啊，我今晚要回忆它！抑郁的人被他们的遭遇牵引着，不能全身心地活在此时此刻。这个方法可以帮助你将注意力从自身遭遇中转移出来。

成熟与智慧

有抑郁症倾向的人似乎更多地需要从别人那儿获得完整感、希望感和能力感，但是他们很少用直接的方式寻求所需。相反，他们会歪曲自己的需要，用各种自我挫败的方式表现这些需要，很大一部分原因在于他们运用了扭曲事实的、不成熟的防御机制，这些防御机制只能加重抑郁症状。

防御有很多种方式，主要是处理身体各部分不同需要的冲突，把这些冲突驱逐到意识之外。冲突总是介于愿望和恐惧之间，介于冲动与抑制冲动的大脑阻力之间，所以压抑就是一个防御机制。虽然我们仍然感觉不快，但我们已经忘记了感觉不快的原因。这种防御的对象不是情感，而是防御对冲突的意识。如果恋人伤害了我们，出于某种原因我们不想感觉愤怒，不想了解这对于关系意味着什么。情绪跌落谷底，我们却不知道为什么。

我希望我已经讲清楚了：防御机制本身并不是坏事情，它们是生活所必需的，只是一些防御机制更不健康。防御机制擅长表演，被动攻击会蒙蔽真相，让我们暴露在真实的危险中，或在我们面前爆发。一些防御机制（如否认和投射），在很大程度上，甚至永久地影响了我们接受事实的能力，与那些允许我们正确地感知事实的防御机制相比，它更具破坏性。这些不成熟的防御机制可以将我们的感觉和冲动驱逐到意识之外，但极大的讽刺是，即使我们意识不到那些情绪，我们仍然会因它们而愧疚。我们感到内疚、不值和有错，尽管不知道为什么。所以我建议使用心情日志来记录外在事件与主观情绪体验的变动之间的关系。我们需要一个工具来应付防御机制，了解抑郁的情绪是对外在事件的反应，这个外在事件引起的感觉是我们努力不想感受的。

有一些防御机制可以代替这些不成熟的机制。它们同样也能保护我们免于意识到不舒服的冲突，但是它们很少扭曲事实。当我们能正确地感知事实时，我们的行动也会起到应有的效果。乔治·韦兰特的《自我的智慧》（*The Wisdom of the Ego*）是一本帮助我们了解自我防御过程的读物，很值得推荐。在书中，韦兰特介绍了五种成熟的防御机制。

1. **利他主义**。意识到别人和自己有相同的需要，照顾别人的需要会让自我感觉更好。偏执狂患者看到富人的大房子感觉自己被欺骗了，利他主义者通过帮助穷人而感觉自己被祝福。这样做，他也得到了别人的爱和尊重。

2. **升华**。将我们不能控制的感觉通过一种社会认同的方式直接表达出来，诗人、小说家和剧作家常常用到升华。当美国著名剧作家尤金·奥尼尔（Eugene O'Neill）把令自己深受折磨的家庭写成剧本搬上舞台时，他把个体的经验变成了高雅的艺术。当我在会议中受挫回到家里看《终结者》时，我的愤怒通过观看别人发泄愤怒而得以消解并得到升华。

3. **压抑**。它是一种有意识的延缓行动的决定。个体已经意识到了冲突——一个不能被接受的欲望，一件迟早要面对的重大生活变故——但是个体不打算采取行动，不打算接受事实。我们可能不由自主地认为等待是明智的，或者我们只是感到迷茫、困惑。如果我们能忍受对冲突的意识——通过亲密交谈求得宽限一些时日，通过做白日梦，通过其他缓解焦虑的途径；我们就是在压抑。它们最终会令我们做出更好的决定。

4. **预期**。它意味着接受冲突带来的焦虑，提前处理它，每次处理一点点。每次给自己灌输一点未来的压力。和压抑一样，冲突存在于意识之中，我们一点一滴地解决，而不是一桶一桶地解决。韦兰特认为第二次世界大战时期的美国王牌飞行员查克·叶格（Chuck Yeager）和其他试飞员就是这类人。"低估危险会带来致命的后果，夸大危险又会使人感到无能为力，因此他们提前准备，制作问题清单，练习；尽最大努力做了充分的准备后，他们就会轻松很多，当然这说起来容易，做起来也难。"[6]

5. **幽默**。幽默最难界定。但是成熟的幽默缓解了冲突，减轻了个体处在摇摆不定的欲望和难以攻克的现实间的两难境地。让我们退后几步看待情境，发现其中的荒诞之处。它没有将冲突或者焦虑驱逐到意识之外，但是它平息了冲突。通过让我们明白，即使事情很糟糕，我们一样可以很开心，幽默减轻了冲突的破坏力。抑郁的人喜欢黑色幽默，很多优秀的戏剧演员都是抑郁的人。对生活的荒诞之处一笑而过，总比与假想的对手作战要好。如果我们能让别人理解这种玩笑，我们就能增进相互间的关系。

一般读者可能会反对说，这些不是技能、防御或者个性风格，这些是有意识的选择。宗教教会我们利他主义，压抑只是成熟地延迟满足，每个人都有能力看到情景中幽默的一面。但是现实并非如此简单。如果我们都能选择抑制冲动，就不需要监狱了；如果我们都能选择真正的利他行为，就不需要慈善机构了；如果我们都能预见现实，就能清除麻烦了。我们认为靠自己的努力就能拥有这些能力，这样我们就可以蔑视那些做不到的人。如果我们对自己诚实点，我们就会承认，我们有许多次都筋疲力尽，以失败告终。我们不得不再试一次，用本书里的方法，使成功的概率最大化。

另一方面，我的同事会反对说，建议人们练习成熟的防御机制或者培养共情毫无意义。在心理治疗界，人们认为仅用持续的心理治疗就可以帮助病人解决根深蒂固的问题；在医学界，人们认为伴随着抑郁症的问题行为是化学失衡的一个结果而非原因。他们都认为让病人尝试有意识地改变行为来取得康复进展如果不是残忍的，也是无效的方法。

我不赞同这些说法。我对抑郁症患者的了解越多，越让我坚信他们没有病理性的或者抵抗力的问题，他们的问题在于不知道其他选择。自由意志论和决定论是哲学思辨的老问题，我们是否有能力选择行动的方式，还是我们只能这样做？是不是我们遇到的所有事情都是注定的，或许从造物主让宇宙运转时起，所有的事就都是有逻辑联系的？我不想回避科学的合理性问题，但是应该指出，科学家对于这些问题的解释不仅受到了事情本身科学性的影响，也受到了自身价值观和信念的影响。我也曾得知，是练习而非心理治疗或药物，带来了改变。两者可能都有助于我们做好改变的准备，但是彻底的改变需要专注的练习。同时，实事求是地说，我们必须如同自己有能力控制自我一样地行动；如果我们没有能力控制自我，我们就没有康复的希望。

有一个乐观的发现，智慧这个东西的确存在。随着年龄的增长，如果我们让自己从我们的经验中学习，我们会对什么是重要的有更清醒的认识，我们也会因此越来越明智。我们不会因为琐事而失眠，我们将学会评价我们拥有的东西的价值，我们学会了放弃不能控制之事，我们能更轻松地笑对生活。利他主义、幽默和其他成熟的防御机制是生活教给我们的品质，我们只需要专注地学习。

创意人生

我要在韦兰特的成熟防御上另外加一个品质——创造力——它对从抑郁症中康复有至关重要的作用。

我们倾向于认为只有艺术家才有创造力，这些人对生活进行书写、绘画、舞蹈、作曲、雕塑等不同形式的创作。但是创造力是我们每个人在生活中必备的。创造性是抑郁症的对立面，它是一种专注于我思我想的方式。那些通过工作展现自己，取得有意义成就的人；那些奉献自己抚养子女的父母；那些通过业余活动展现自我或彰显独特性的人，他们都在追求创新。

抑郁症不仅是一种病，还是创造力的缺乏。抑郁症告诉我们，生活毫无意义，康复意味着我们要为我们自己创造意义，我们要有意识地努力让自己变得丰富。如果我们得了抑郁症，这种努力对生活非常重要。成年期的发展性挑战是繁衍对停滞。这个挑战是在我们意识到生命短暂，而且不能事事如意的情况下，寻找成长、创作、创造的方法；是对腐朽、自私和停滞不前的恐惧。

我的一个团体成员曾经谈到过抑郁症带来的满足，我们都很惊讶地看着她，因为当时我们都没想过这个问题。她说："我没有开玩笑，有时候我觉得自己有权抑郁。我觉得我承受了生活中的许多苦难，如果谁有权顾影自怜，那就是我。抑郁症让人感到安全、舒服，它就像一个大大的旧毛毯把我裹得严严实实的。夜里，它和我的所有抱怨一起温暖我，虽然我可能孤独，但是我可以完全地自以为是。"我再也没有听到谁把停滞的魅力说得这么好。停滞让事情变得简单、平静、没有挑战。我们可以待在家里，看电视，自我悲悯，这比想办法摆脱抑郁症要简单得多。问题是停滞也不是静态的，一旦你的内心开始腐烂，它就不会停止了。你可以穿着睡衣，看着电视，这样子过几周；但是除此之外，你也在对自己造成伤害。你的自尊、志向、幽默和精力将会耗竭。过不了多久，你连出门都会有障碍，你不会再接电话，很快，你的思维就只局限在烤箱里了。

因为我们的唯一选择是成长或者死去，对抑郁症的长期治疗不是别的，恰是让患者感受适宜的生活——有创造力的、慷慨的、有爱心的、为他人着想的。幸福不是买来的或取得的，也不是别人给的，它是我们通过自身努力换来的；它是让我们感觉良好的特定生活方式的副产品；它源于对生活、对当下、对生命历程的全情投入。

但是过适宜的生活不仅仅要尽本分，还指在生活的旅途中有快乐相伴。这意味着要学会如何有创造力，如何负责任。创造力需要游戏中的一些元素。这表明用新的视角或者儿童式的未受约定成俗的观点影响的眼光；重新看待我们的生活，看到新的结合，新的解决办法。创造性的整体总是大于部分之和。创造力还需要对幽默和矛盾有欣赏力，创造力也是理性与感性的结合。例如，在视觉艺术、文学、音乐等创作中，艺术家们通过一定的准则创造了一个表达情绪的产品，这个产品吸引了观众的情绪。我们钦佩这种技巧和方法，但是如果没有情感上的融入，我们很难为之感动。在科学和工程学中，创新型人才在全情投入的驱动下，会打破常规，寻找独特的解决办法。他受问题的挑战与激励，在一系列的尝试后找到了解决的办法；解决问题的过程成了一个进入沉浸体验的练习。

创造是对焦虑的掌控。这个创造的过程开始于努力地工作。你沉浸在问题和项目中，你搜集有益问题解决的所有信息。你越多地接纳新观点、新视角，越可能找到新的解决办法；但是这样做会有压力产生。我们的思路被关于重要主题的想法与意见的冲突所打乱，我们很难记住所有信息。这个过程让我们感到挫败，为什么就没有简单的答案呢？我们把源于问题的挫败投向自身，我们怎么了？为什么不能找到答案？我们不断地寻找更多的信息，最后把自己压垮了。我们的焦虑变得无法忍受，只好把问题放在一边。

如果我们变得抑郁，创造过程就可能结束了。因为在下个阶段，我们不得不自我审查；在这个阶段，我们的无意识开始起作用了。如果我们没有抑郁，我们的无意识将和问题搅在一起，用意识不允许的方式不断重组信息。最后，在我们跑步、淋浴或睡觉的时候，灵光闪现，我们找到了解决问题的办法，我们忘记了之前的所有辛劳和焦虑。

不仅是在艺术工作室和研究室，在生活的方方面面，我们都需要考虑创造力。我们可以把同样的原则运用到我们面临的所有挑战中去：抚养孩子，谋求生计，和难相处的人打交道。我们要和问题打交道，还要与之共舞。

大多数人都清楚恶性循环的概念，大多数心理治疗的来访者都有这样或那样的恶性循环。一件坏事引出一个反应，这个反应引出其他的坏事，这些坏事情又引起了更多的消极反应，在这个漩涡中不停往复。因为母亲离世而抑郁的来访者不能专心地工作，激怒了老板，丢了工作，没了健康保险，在孩子生病时得不到帮助，结果变得更加抑郁。另一个你可能不太熟悉的概念是自适应螺旋，它不像恶性循环一样引人注目和生动，但让我们每个人都值得庆幸的是，它经常发生。一件好事引起一个反应，这个反应引起更多的好事。譬如，夫妇做爱后的第二天早晨，妻子的笑容比平常更多些；她的老板看到了她的愉悦状态给了她一个重要的任务；受她脸上自信的表情感染，她感觉好极了；最后得到了晋升。

为了真正地自我感觉良好，我们需要迎接挑战。在本书的最后，我给大家提出一些挑战：把你自己作为你的工作。你要对重塑自己负责。

寻求你需要的所有帮助，但是记住，最后我们所有人都要对自己负责。记住，如果目标太高难以实现，会让我们感到焦虑、沮丧；如果目标定得太低，会让我们感到厌烦、无聊。所以，可以通过设定一个有挑战的目标来练习对自我有益的行为。了解自己的情绪，质疑自己的假设，培养专注力和幽默感，练习利他行为，更常面带微笑。刚开始的时候，这些事情会让人觉得是强迫性的和虚假的；没有关系，这只是学习任何新事物都必须经历的过程，这种虚假感很快就会过去的。我希望我已经讲明白了：我们的大脑和思维有极大的可塑性，我们的自我认识是一些或好或坏的习惯累积的结果。改变自我是可能的，这是本能；把自己变成我们希望的自己，让我们成为更强大、更具韧性的人；让我们轻松地走出抑郁，甚至不需要考虑它。因为通过足够的练习，这些新的、健康的技巧会在我们的大脑中建立起来，最后成为我们自己的一部分。

注　释

第一章　认识抑郁症

1. Gerald Klerman, "Evidence for Increases in the Rate of Depression in North America and Western Europe During Recent Decades," in H. Hippius, G. Klerman, and N. Mattusek (eds.), *New Results in Depression Research* (Berlin: Springer Verlag, 1986).

2. Paul Waraich, Elliot M. Goldner, Julian M. Somers, and Lorena Hsu, "Prevalence and Incidence Studies of Mood Disorders: A Systematic Review of the Literature," *Canadian Journal of Psychiatry* 49:2 (2004).

3. U.S. Department of Health and Human Services, Public Health Service, Agency for Health Care Policy and Research, *Clinical Practice Guideline: Depression in Primary Care: Vol. 1. Detection and Diagnosis.* (Washington, DC: U.S. Govt. Printing Office, 1993).

4. Gerald M. Klerman and Myrna Weissman, "Increasing Rates of Depression," *Journal of the American Medical Association* 261, 2229–2235 (1989).

5. Daniel Goleman, "A Rising Cost of Modernity: Depression," *New York Times*, Dec. 8, 1992. Cross-National Comparative Group, "The Changing Rate of Major Depression," *Journal of the American Medical Association* 268:21, 3098–3105 (1992).

6. Christopher J. L. Murray and Alan D. Lopez (editors), *The Global Burden of Disease: A Comprehensive Assessment of Mortality and Disability from Disease, Injuries, and Risk Factors in 1990 and Projected to 2020* (World Health Organization, World Bank, Harvard University, 2006).

7. Murray and Lopez, ibid.

8. Paul E. Greenberg, R. C. Kessler, H. G. Birnbaum, S. A. Leong, et al., "The Economic Burden of Depression in the United States: How Did It Change

Between 1990 and 2000?" *Journal of Clinical Psychiatry* 64:12, 1465–1475 (2003).

9. American Association of Suicidology, data for 2005. "Avert" website, data for 2006.

10. Michael E. Thase, "The Long-Term Nature of Depression," *Journal of Clinical Psychiatry* 60, 3–35 (1999).

11. James H. Kocsis, Alan J. Gelenberg, Barbara Rothbaum, Daniel N. Klein, et al., "Chronic Forms of Major Depression Are Still Undertreated in the 21st Century: Systematic Assessment of 801 Patients Presenting for Treatment," *Journal of Affective Disorders* 110, 55–61 (2008).

12. Mark Olfson, Steven C. Marcus, Benjamin Druss, Lynn Elinson, et al., "National Trends in the Outpatient Treatment of Depression," *Journal of the American Medical Association* 287, 203–209 (2002).

13. T. J. Moore, "No Prescription for Happiness," *Boston Globe*, E1 (Oct. 17, 1999).

14. Shankar Vedantam, "Antidepressant Use by U.S. Adults Soars," *Washington Post* (Dec. 3, 2004).

15. Mark Olfson and Stephen C. Marcus, "National Trends in Antidepressant Treatment." *Archives of General Psychiatry* 66 (8), 848–846 (2009).

16. Ernst R. Berndt, Lorrin M. Koran, Stan N. Finkelstein, Alan J. Gelenberg, S. G. Kornstein, et al., "Lost Human Capital from Early-Onset Chronic Depression," *American Journal of Psychiatry* 157, 940–947 (2000).

17. Luhrman has a fascinating, well-written, though bleak, book about this schism in psychiatry. T. M. Luhrman, *Of Two Minds: The Growing Disorder in American Psychiatry* (New York: Knopf, 2000).

18. See, for example, J. M. Schwartz, P. W. Stoessel, L. R. Baxter, K. M. Martin, and M. E. Phelps, "Systematic Changes in Cerebral Glucose Metabolic Rate After Successful Behavior Modification Treatment of Obsessive-Compulsive Disorder," *Archives of General Psychiatry* 53, 109–113 (1996); Kimberly Goldapple, Zindel Segal, Carol Garson, Mark Lau, et al., "Modulation of Cortical-Limbic Pathways in Major Depression: Treatment-Specific Effects of Cognitive Behavior Therapy," *Archives of General Psychiatry* 61, 34–41 (2004).

19. Alice Miller, *The Drama of the Gifted Child (Prisoners of Childhood)* New York: Basic, 1981).

20. William Styron, *Darkness Visible: A Memoir of Madness*. (New York: Random House, 1990).

21. Daniel Goleman, "Depression in the Old Can Be Deadly, but the Symptoms Are Often Missed," *New York Times*, C10 (Sept. 6, 1995).
22. J. A. Egeland and J. N. Sussex, "Suicide and Family Loading for Affective Disorders," *Journal of the American Medical Association* 25, 4915‑4918 (1985). David B. Cohen, *Out of the Blue: Depression and Human Nature* (New York: Norton, 1994). American Association of Suicidology, data as of 2005.
23. Robert N. Anderson and Betty L. Smith, "Death: Leading Causes for 2002," *National Vital Statistics Reports* 53 (2005).

第二章 抑郁的体验和感受

1. Jane Brody, "Personal Health: Myriad Masks Hide an Epidemic of Depression," *New York Times* (Sept. 30, 1992); National Mental Health Association, "NMHA Survey Finds Many Americans are Poorly Informed About Depression, Slow to Seek Help," *Hospital and Community Psychiatry* 43:3, 292‑293 (March 1992).
2. Miller, *Drama of the Gifted Child*.
3. Miller, ibid. Emphasis added.

第三章 诊断抑郁症

1. American Psychiatric Association, *Diagnostic and Statistical Manual of Mental Disorders, Fourth Edition* (Washington, DC: APA, 1994).
2. U.S. Department of Health and Human Services, Public Health Service, Agency for Health Care Policy and Research, *Clinical Practice Guideline: Depression in Primary Care: Vol. 1. Detection and Diagnosis* (Washington, DC: U.S. Govt. Printing Office, 1993).
3. Ibid.
4. Ibid.
5. Martin B. Keller, R. M Hirschfeld, and D. Hanks, "Double Depression: A Distinctive Subtype of Unipolar Depression," *Journal of Affective Disorders* 45, 65‑73 (1997).
6. Lewis I. Judd, H. S. Akiskal, J. D. Maser, P. J. Zeller, et al., "A Prospective 12-Year Study of Subsyndromal and Syndromal Depressive Symptoms in Unipolar Major Depressive Disorders," *Archives of General Psychiatry* 55, 694‑700 (1998).
chiatry 18, 17‑30 (1996, Suppl. 30).
7. Lewis I. Judd, H. S. Akiskal, J. D. Maser, P. J. Zeller, et al., "Major

Depressive Disorder: A Prospective Study of Residual Subthreshold Depressive Symptoms as Predictor of Rapid Relapse," *Journal of Affective Disorders* 50, 97–108 (1998).

8. U.S. Department of Health and Human Services, *Clinical Practice Guideline.*

9. See *Time*'s profile on Ted Turner by Priscilla Painton, *Time*, p. 12, Jan. 6, 1992.

10. Madhukar H. Trivedi, A. John Rush, Stephen R. Wisniewski, et al., "Evaluation of Outcomes with Citalopram for Depression Using Measurement-Based Care in STAR*D: Implications for Clinical Practice," *American Journal of Pschiatry* 163, 28–40 (2006).

11. Jules Angst, "Major Depression in 1998: Are We Providing Optimal Therapy?" *Journal of Clinical Psychiatry* 60, 5–9 (1999, Suppl. 6).

12. P. W. Lavori, M. B. Keller, T. I. Mueller, and W. Scheftner, "Recurrence After Recovery in Unipolar MDD: An Observational Follow-Up Study of Clinical Predictors and Somatic Treatment as a Mediating Factor," *International Journal of Methods in Psychiatric Research* 4. 211–229 (1994).

13. Angst, "Major Depression."

14. Ronald C. Kessler, Katherine A. McGonagle, Shanvang Zhao, Christopher B. Nelson, et al., "Lifetime and 12-month Prevalence of DSM-III-R Psvchiatric Disorders in the United States: Results from the Nationa Comorbidity Study," *Archives of General Psychiatry* 51, 8–19 (1994); Ronald C. Kessler, Christopher B. Nelson, Katherine A. McGonagle, J. Liu.et al., "Comorbidity of DSM-III-R Major Depressive Disorder in the General Population: Results from the U.S. National Comorbidity Study," *British Journal of Psychiatry* 18, 17–30 (1996, Suppl. 30).

15. Maurizio Fava, A. John Rush, Jonathan E. Alpert, et al., "Difference in Treatment Outcome in Outpatients with Anxious versus Nonanxious Depression: A STAR*D Report," *American Journal of Psychiatry* 165:3, 342–351 (2008).

16. Gavin Andrews. "Comorbidity and the General Neurotic Syndrome," *British Journal of Psychiatry* 168, 76–84 (1996, Suppl. 30).

17. These are reviewed in Richard O'Connor, *Active Treatment of Depression* (New York: Norton, 2001).

18. Charles B. Nemeroff, "Comorbidity of Mood and Anxiety Disorders: The Rule, Not the Exception?" *American Journal of Psychiatry* 159:1 3–4

(2002).

19. Richard O'Connor, *Undoing Perpetual Stress: The Missing Connection Between Depression, Anxiety, and Twenty-First-Century Illness* (New York: Berkley, 2006).

20. Ibid.

21. I'm happy to see that someone as eminent as David Barlow is thinking along the same lines: see Laura B. Allen, R. Kathryn McHugh, and David Barlow, "Emotional Disorders: A Unified Protocol," in David H. Barlow (ed.), *Clinical Handbook of Psychological Disorders* (New York: Guilford, 2008).

22. Robert M. Sapolsky, "Foreword," in Bruce S. McEwen, *The End of Stress as We Know It* (Washington, DC: Joseph Henry Press, 2002).

23. H. Sadowski, B. Ugarte, I. Kolvin, C. Kaplan, and J. Barnes, "Early Family Life Disadvantages and Major Depression in Adulthood," *British Journal of Psychiatry* 174, 112–120 (1998).

24. Donald F. Klein at Columbia is the principal researcher on atypical depression and MAOIs. See, for instance, M. R. Leibowitz, F. M. Quitkin, J. W. Stewart, P. J. McGrath, W. M. Harrison, J. S. Markowitz, J.G. Rabkin, E. Tricamo, D. M. Goetz, and D. F. Klein, "Antidepressant Specificity in Atypical Depression," *Archives of General Psychiatry* 45:2, 129–137 (1988).

25. Michael W. O'Hara and Annette M. Swain, "Rates and Risk of Postpartum Depression — A Meta-analysis," *International Review of Psychiatry* 8:1, 37–54 (1996).

26. Michael F. Greene, "Teratogenicity of SSRIs — Serious Concern or Much Ado About Little," *New England Journal of Medicine* 356:26, 2732–2733, (June 28, 2007).

27. Raymond W. Lam, Anthony J. Levitt, Robert D. Levitan, Murray W. Enns, et al. "The Can-SAD Study: A Randomized Controlled Trial of the Effectiveness of Light Therapy and Fluoxetine in Patients with Winter Seasonal Affective Disorder," *American Journal of Psychiatry* 163, 805–812 (May 2006).

第四章　阐释抑郁症

1. Re: the hippocampus shrinking with repeated episodes of depression. See, for example, Yvette I. Sheline, M. H. Gado, and H. C. Kraemer, "Untreated Depression and Hippocampal Volume Loss," *American Journal of*

Psychiatry 160:8, 1516-1518 (2003); Meena Vythilingam, Christine Heim, Jefffrey Newport, Andrew H. Miller, et al., "Childhood Trauma Associated with Smaller Hippocampal Volume in Women with Major Depression," *American Journal of Psychiatry* 159:12, 2072-2080 (2003); Jennifer Keller, Lin Shen, Rowena G. Gomez, Amy Garrett, et al., "Hippocampal and Amygdalar Volumes in Psychotic and Nonpsychotic Unipolar Depression," *American Journal of Psychiatry* 165, 872-880 (2008); Robert M. Sapolsky, "Foreword," in Bruce S. McEwen, *End of Stress*; Poul Videbech and Barbara Ravnkilde, "Hippocampal Volume and Depression: A Meta-Analysis of MRI Studies," *American Journal of Psychiatry* 161, 1957-1966 (2004).

2. Kimberly Goldapple, Zindel Segal, Carol Garson, Mark Lau, et al., "Modulation of Cortical-Limbic Pathways in Major Depression: Treatment-Specific Effects of Cognitive Behavior Therapy," *Archives of General Psychiatry* 61, 34-41 (2004).

3. Joel A. Posener, Lei Wang, Joseph L. Price, Mokhtar H. Gado, et al., "High-Dimensional Mapping of the Hippocampus in Depression," *American Journal of Psychiatry* 160, 83-89 (2003).

4. Mario Liotti, Helen S. Mayberg, Scott McGinnnis, Stephen L. Brannan, and Paul Jerabek, "Unmasking Disease-Specific Cerebral Blood Flow Abnormalities: Mood Challenge in Patients with Remitted Unipolar Depression," *American Journal of Psychiatry* 159, 1830-1840 (2002).

5. Robert M. Post, "Transduction of Psychosocial Stress into the Neurobiology of Recurrent Affective Disorder," *American Journal of Psychiatry* 149, 999-1010 (1992).

6. Eleanor A. Maguire, David G. Gadian, Ingrid S. Johnsrude, Catriona D. Good, et al., Navigation-Related Structural Change in the Hippocampi of Taxi Drivers," *Proceedings of the National Academy of Sciences* 97, 4398-4403 (March 14, 2000).

7. Thomas Elbert, Christo Pantev, Christian Wienbruch, Brigitte Rockstroh, and Edward Taub, "Increased Cortical Representation of the Fingers of the Left Hand in String Players," *Science* 270, 305-307 (1995).

8. Bogdan Draganski, Christian Gaser, Volker Busch, Gerhard Schuierer, Ulrich Bogdahn, and Arne May, "Neuroplasticity: Changes in Grey Matte Induced by Training," *Nature* 427, 311-312 (2004).

9. Daniel Goleman, *Emotional Intelligence* (New York: Bantam, 1995).

10. A. Bertelsen, B. Harvald, and M. Hauge, "A Danish Twin Study of Manic-

Depressive Disorders," *British Journal of Psychiatry* 130, 330-351 (1977).

11. Bradley S. Peterson, Virginia Warner, Ravi Bansal, Hongtu Zhu, Xuejun Hao, Jun Liu, Kathleen Durkin, Phillip B. Adams, Priya Wickramaratne, and Myrna M. Weissman, "Cortical Thinning in Persons at Increased Familial Risk for Major Depression," *Proceedings of the National Academy of Sciences* 106, 6273-6278, 2009.

12. Allan N. Schore, *Affect Regulation and the Origin of the Self: The Neurobiology of Emotional Development* (Hillsdale, N J: Erlbaum, 1994); Allan N. Schore, *Affect Deregulation and Disorders of the Self* (New York: Norton, 2003a); Allan N. Schore, *Affect Regulation and the Repair of the Self* (New York: Norton, 2003b).

13. Vincent J. Felitti, Robert F. Anda, Dale Nordenberg, David F. Williamson, et al., "Relationship of Childhood Abuse and Household Dysfunction to Many of the Leading Causes of Death in Adults: The Adverse Childhood Experiences (ACE) Study," *American Journal of Preventive Medicine* 14:4, 245-258 (1998); Vincent J. Felitti, "Reverse Alchemy in Childhood: Turning Gold into Lead," *Family Violence Prevention Fund Health Alert* 8:1, 1-8 (2001); Valerie J. Edwards, George W. Holden, Vincent J. Felitti, and Robert F. Anda, "Relationship Between Multiple Forms of Childhood Maltreatment and Adult Mental Health in Community Respondents: Results from the Adverse Childhood Experiences Study," *American Journal of Psychiatry* 160:8, 1453-1460 (2003).

14. Robert J. Waldinger, George E. Vaillant, and E. John Orav, "Childhood Sibling Relationships as a Predictor of Major Depression in Adulthood: A 30-Year Prospective Study," *American Journal of Psychiatry* 164, 949-954 (2007).

15. Robert F. Musson and Lauren Alloy, "Depression and Self-Directed Attention," in Lauren Alloy (ed.), *Cognitive Processes in Depression* (New York: Guilford, 1988), pp.193-220.

16. Stephen R. Schuchter, Nancy Downs, and Sidney Zisook, *Biologically Informed Psychotherapy for Depression* (New York: Guilford, 1996), p.86

17. C. Thomas Gualtieri, Lynda G. Johnson, and Kenneth B. Benedict, "Neurocognition in Depression: Patients On and Off Medication versus Healthy Comparison Subjects," *Journal of Neuropsychiatry and Clinical Neuroscience* 18, 217-225 (2006).

18. Christoph Herrmann, Sigrid Brand-Driehorst, Britta Kaminsky, Eric Leibing, Hermann Staats, and Ulrich Rueger, "Diagnostic Groups and

Depressed Mood as Predictors of 22-Month Mortality Among Medical Inpatients," *Psychosomatic Medicine* 60, 570‒577 (1998).

19. For example, P. M. Lewinsohn, "A Behavioral Approach to Depression," in R. J. Friedman and M. M. Katz (eds.), *The Psychology of Depression*, (Washington, DC: Winston, 1974) pp.157‒177 Sandor Rado, "The Problem of Melancholia," in Willard Gaylin (ed.), *Psychodynamic Understanding of Depression* (Northvale, NJ: Jason Aronson, 1994) (Reprinted from *International Journal of Psycho-Analysis* 9, 420‒438 [1928]); Paul Wachtel, *Therapeutic Communication: Knowing What to Say When* (New York: Guilford, 1993).

20. Judith Herman, *Trauma and Recovery* (New York: Basic, 1992).

21. Schore, *origin of the self, Disorders of the Self, and Repair of the self.*

22. O'Connor, *Undoing Perpetual Stress.*

23. Martin Seligman, *Learned Optimism* (New York: Pocket Books, 1990).

24. Randolph M. Nesse, "Is Depression an Adaptation?" *Archives of General Psychiatry* 57:1, 14‒20 (2000).

第五章　抑郁症的世界

1. Dan Blazer, *The Age of Melancholy: "Major Depression" and Its Social Origins* (New York: Routledge, 2005).

2. Jerome Frank, *Persuasion and Healing: A Comparative Study of Psychotherapy* (New York: Schocken, 1974).

第六章　情绪

1. George E. Vaillant, *The Wisdom of the Ego* (Cambridge: Harvard University Press, 1993).

2. A very helpful resource on anger is Carol Tavris, *Anger: The Misunderstood Emotion* (New York: Simon and Schuster, rev. ed. 1989).

3. Michael Fellman, *Citizen Sherman* (New York: Random House, 1995), pp.105‒106.

4. Geoffrey C. Ward, *The Civil War: An Illustrated History* (New York: Knopf, 1990).

5. Shelby Foote, *The Civil War: A Narrative, Part 3, Red River to Appomattox* (New York: Random House, 1974), p.996.

6. Robertson Davies, "The Deadliest Sin of All," in *One Half of Robertson Davies* (New York: Viking, 1977), pp.62‒68. Martin E. Seligman *(What You Can Change and What You Can't)* deserves credit for emphasizing this

concept and discovering this essay. One source says the term survives in common speech in Appalachia as *acidie* (by folk etymology, a sour mood). Edwin R. Wallace, "Psychiatry and Its Nosology," in John Z. Sadler et al., *Philosophical Perspectives on Psychiatric Diagnostic Classification* (Baltimore: Johns Hopkins University Press, 1994).

7. Shelley E. Taylor, *Positive Illusions: Creative Self-Deception and the Healthy Mind.* (New York: Basic, 1989).

8. O'Connor, *Undoing Perpetual Stress*.

9. O'Connor, *Happy at Last*.

第七章 行为

1. Jane B. Burka and Lenora M. Yuen, *Procrastination: Why You Do It, What to Do About It* (Reading, MA: Addison-Wesley, 1983).

2. Sidney J. Blatt, "The Destructiveness of Perfectionism: Implications for the Treatment of Depression," *American Psychologist* 50, 1003-1020 (1995).

3. Beck, Aoran T., A. John Rush, Brain F. Shaw, and Gary Emery, *Cognitive Therapy of Depression* (New York; Guilford, 1987).

4. David Burns, *The Feeling Good Handbook: Using the New Mood Therapy in Everyday Life* (New York: Plume, 1999).

5. Vaillant, *Wisdom of the Ego*, p.52.

6. Andrew Solomon, *The Noonday Demon: An Atlas of Depression* (New York: Scribner, 1992).

7. O'Connor, *Happy at Last*.

8. Styron, *Darkness Visible*, pp.40-43.

9. F. Scott Fitzgerald, *The Crack-Up* (New York: New Directions, 1945).

10. Argyle.

第八章 思维

1. Beck, Rush, Shaw, and Emery, Cognitive Theropy. David Burns, *Feeling Good: The New Mood Therapy* (New York: Harper, 1999).

2. Beck, Rush, Shaw, and Emery, *Cognitive Therapy*.

3. Albert Ellis, *Reason and Emotion in Psychotherapy* (New York: Birch Lane, 1994).

4. Jon Kabat-Zinn, *Full Catastrophe Living* (New York: Delacorte, 1990); Jon Kabat-Zinn, *Wherever You Go, There You Are* (New York: Hyperion 1994).

5. Seligman, *Learned Optimism*.

6. From Beck, Rush, Shaw, and Emery, *Cognitive Therapy*.

7. Lauren B. Alloy, "Depressive Realism: Sadder but Wiser?" *Harvard Mental Health Letter*, 4–5, April 1995.

8. Donald J. Martin, Lynne Y. Abramson, and Lauren Alloy, "The Illusion of Control for Self and Others in Depressed and Nondepressed College Students," *Journal of Personality and Social Psychology* 46, 125–136 (1984).

9. Lauren B. Alloy and Lynne Y. Abramson, "Judgment of Contingency in Depressed and Nondepressed Students: Sadder but Wiser?" *Journal of Experimental Psychology: General* 108, 441–485 (1979).

10. Julie K. Norem, *The Positive Power of Negative Thinking*. (New York: Basic, 2001).

第九章 压力与抑郁症

1. Harold A. Sackheim and Barbara L. Steif, "Neuropsychology of Depression and Mania," in Anastasios Georgotas and Robert Cancro (eds.), *Depression and Mania* (New York: Elsevier Science, 1988).

2. Pearl H. Chiu and Patricia J. Deldin, "Neural Evidence for Enhanced Error Detection in Major Depressive Disorder," *American Journal of Psychiatry* 164, 608–666 (2007).

3. See, for example: Zindel V. Segal, J. Mark G.Williams, and John D. Teasdale, *Mindfulness-Based Cognitive Therapy for Depression* (New York: Guilford, 2001); Jon Kabat-Zinn, "An Outpatient Program in Behavioral Medicine for Chronic Pain Patients Based on the Practice of Mindfulness Meditation: Theoretical Considerations and Preliminary Results," *General Hospital Psychiatry* 4, 33–47 (1982); Jon Kabat-Zinn, M. D. Massion, J. L. Kristeller, L. G. Peterson, et al., "Effectiveness of a Meditation-Based Stress Reduction Program in the Treatment of Anxiety Disorders," *American Journal of Psychiatry* 149, 936–943 (1992); J. L. Kristeller and C. B. Hallett, "An Exploratory Study of a Meditation-Based Intervention for Binge Eating Disorder," *Journal of Health Psychology* 4, 357–363 (1999); Jon Kabat-Zinn, E. Wheeler, T. Light, Z. Skillings, et al. "Influence of a Mindfulness-Based Stress Reduction Intervention on Rates of Skin Clearing in Patients with Moderate to Severe Psoriasis Undergoing Phototherapy UVB and Photochemotherapy PUVA," *Psychosomatic Medicine* 50, 625–632 (1998); D. L. Goldenberg, K. H. Kaplan, M. G. Nadeau, C. Brodeur, S. Smith, and C. H. Schmid, "A Controlled Study of a Stress-Reduction, Cognitive-Behavioral Treatment Program in Fibromyalgia," *Journal of*

Musculoskeletal Pain 2, 53–66 (1994); I. Kutz, J. Leserman, C. Dorrington, C. Morrison, J. Borysenko, and H. Benson, "Meditation as an Adjunct to Psychotherapy," *Psychotherapy and Psychosomatics* 43, 209–218 (1985); M. Speca, L. E. Carlson, E. Goodey, and M. Angen, "A Randomized, Wait-List Controlled Clinical Trial: The Effect of a Mindfulness Meditation-Based Stress Reduction Program on Mood and Symptoms of Stress in Cancer Outpatients," *Psychosomatic Medicine* 62, 613–622 (2000); S. L. Shapiro, G. E. Schwartz, and G. Bonner, "Effects of Mindfulness-Based Stress Reduction on Medical and Premedical Students," *Journal of Behavioral Medicine* 21, 581–599 (1998).

4. Richard J. Davidson, Jon Kabat-Zinn, Jessica Schumacher, Melissa Rosenkranz, et al., "Alterations in Brain and Immune Function Produced by Mindfulness Meditation," *Psychosomatic Medicine* 65, 564–570 (2003); Linda E. Carlson, Michael Speca, Kalama D. Patel, and Eileen Goodey, "Mindfulness-Based Stress Reduction in Relation to Quality of Life, Mood, Symptoms of Stress, and Immune Parameters in Breast and Prostate Cancer Outpatients," *Psychosomatic Medicine* 65, 571–581 (2003).

5. Daniel Goleman, *Destructive Emotions: How Can We Overcome Them? A Scientific Dialogue with the Dalai Lama* (New York: Bantam, 2003b).

6. Kabat-Zinn, Full Catastrophe Living.

7. O'Connor, *Happy at Last.*

8. Steven C. Hayes, Kirk E. Strosahl, and Kelly G. Williams, *Acceptance and Commitment Therapy* (New York: Guilford, 2003); Steven C. Hayes, *Get Out of Your Mind and Into Your Life* (New York: New Harbinger, 2005).

9. Segal, Williams, and Teasdale, *Mindfulness-Based Cognitive Therapy.*

10. Susan Nolen-Hoeksma, "Sex Differences in Control of Depression," in Daniel Wegner and James Pennebaker (eds.), *Handbook of Mental Control* (Englewood Cliffs, NJ: Prentice-Hall, 1993).

11. O'Connor, *Happy at Last.*

第十章　人际关系

1. Karp, *Speaking of Sadness*, p.28.

2. Cynthia Fu, Steve Williams, Michael Brammer, et al., "Neural Responses to Happy Facial Expressions in Major Depression Following Antidepressant Treatment," *American Journal of Psychiatry* 164, 599–607 (2007).

3. Kramer, in *Listening to Prozac* (New York: Penguin, 1993), pp.87–107, has a thoughtful discussion of this subiect, summarizing the work of Donald F.

Klein, a research psychiatrist.

4. F. Scott Fitzgerald, *The Great Gatsby* (New York: Charles Scribner' Sons, 1925), p.119.

5. Some resources for learning assertiveness include Edward J. Bourne, *The Anxiety and Phobia Workbook*, Fourth edition (Oakland, CA: New Harbinger, 2005); Martin M. Antony and Richard P. Swinson, *The Shyness and Social Anxiety Workbook* (Oakland, CA: New Harbinger, 2000); Robert E. Alberti and Michael L. Emmons, *Your Perfect Right: A Guide to Assertive Living*. Ninth edition (Atascadero, CA: Impact, 2008); Sharon and Gordon Bower, *Asserting Yourself* (Reading, MA: Addison-Wesley, 1991); Smith, Manuel, *When I Say No, I Feel Guilty* (New York: Bantam, 1985).

6. I saw a wonderful illustration of this in, of all places, *The Magnificent Seven*. Chris (Yul Brynner) is trying to convince Frank, the greedy one, that there is no gold in the village. Frank, assuming that everyone else is as greedy as he is, thinks that Chris is just putting on an act for the benefit of the villagers. "Don't understand me so fast," says Chris.

第十一章　身体

1. Michael F. Scheier, Karen A. Matthews, Jane F. Owens, Richard Schulz, et al., "Optimism and Rehospitalization After Coronary Artery Bypass Graft Surgery," *Archives of Internal Medicine* 159:8, 829‒835 (1999).

2. Schore, *origin of the self, Disorders of the self, and repair of the self*.

3. Felitti et al., "The Adverse Childhood Experiences (ACE) Study."

4. O'Connor, *Undoing Perpetual Stress*.

5. Cristina Fortes, Sara Farchi, Francesco Forastiere, Nera Agabiti, et al., "Depressive Symptoms Lead to Impaired Cellular Immune Response," *Psychotherapy and Psychosomatics* 72:5, 253‒260 (2003).

6. Lawson R. Wulsin and Bonita M. Singal, "Do Depressive Symptoms Increase the Risk for the Onset of Coronary Disease? A Systematic Quantitative Review," *Psychosomatic Medicine* 65, 201‒210 (2003).

7. Nancy Frasure-Smith, François Lespérance, Martin Juneau, Mario Talajic and Martial G. Bourassa, "Gender, Depression, and One-Year Prognosis After Myocardial Infarction," *Psychosomatic Medicine* 61, 26‒37 (1999).

8. C. Herrmann, S. Brand-Driehorst, B. Kaminsky, E. Leibing, H. Staats, and U. Rueger, "Diagnostic Groups and Depressed Mood as Predictors of 22-Month Mortality Among Medical Inpatients," *Psychosomatic Medicine* 60, 570‒577 (1998).

9. Maurice M. Ohayon and Alan F. Schatzberg, "Using Chronic Pain to Predict Depressive Morbidity in the General Population," *Archives of General Psychiatry* 60, 39‒47 (2005).

10. Michael C. Miller, "The Benefits of Positive Psychology," *Harvard Mental Health Letter* 18, 6 (December 31, 2001).

11. Deborah D. Danner, David A. Snowdon, and Wallace V. Friesen, "Positive Emotions in Early Life and Longevity: Findings from the Nun Study," *Journal of Personality and Social Psychology* 80, 804‒813 (2001).

12. Robert M. Sapolsky, *A Primate's Memoir* (New York: Scribner, 2002).

13. Vedantam, "Antidepressant Use."

14. Dowling, Colette, *You Mean I Don't Have to Feel This Way?* (New York: Bantam, 1991).

15. Ellen McGrath and Gwendolyn P. Keita, *Women and Depression: Risk Factors and Treatment Issues* (Washington, DC: American Psychological Association, 1990).

16. U.S. Census Bureau, "Expectation of Life at Birth and Projections".

17. Bruce P. Dohrenwend, Itzhak Levav, Patrick E. Shrout, Sharon Schwartz, et al., "Socioeconomic Status and Psychiatric Disorders: The Causation-Selection Issue," *Science*, 946‒951 (Feb.21, 1992).

18. Steve Herman, James A. Blumenthal, Michael Babyak, Parinda Khatri, et al., "Exercise Therapy for Depression in Middle-Aged and Older Adults: Predictors of Early Dropout and Treatment Failure," *Health Psycholog* 21:6, 553‒563 (2002).

19. James A. Blumenthal, Michael A. Babyak, P. Murali Doraiswamy, et al. "Exercise and Pharmacotherapy in the Treatment of Major Depressive Disorder," *Psychosomatic Medicine* 69, 587‒596 (2007).

20. O'Connor, *Happy at Last.*

21. Tal Ben-Shahar, remarks, Conference on Meditation and Psychotherapy, Boston, MA, June 1, 2007.

22. O'Connor, *Happy at Last.*

第十二章　自我

1. John Bradshaw, *Healing the Shame That Binds You* (Deerfield Beach, FIL.: Health Communications, 1988).

2. Robert Karen, "Shame," *The Atlantic*, pp.40‒70 Feb. 1982.

3. "NMHA Survey Finds Many Americans Are Poorly Informed About Depression, Slow to Seek Help," *Hospital and Community Psychiatry*

43:(3), 292-293 (1992).

4. Charles L. Whitfield, *Boundaries and Relationships* (Deerfield Beach, FL: Health Communications, 1993).

5. Thomas F. Fogarty, "The Distancer and the Pursuer," *The Family* 7:1, 11- 16 (1979).

6. Tavris, *Anger*.

7. Peter Kramer, *Listening to Prozac* (New York: Penguin, 1993).

第十三章　药物治疗抑郁症

1. Mark Olfson and Stephen C. Marcus, "National Trends in Antidepressant Treatment." *Archives of General Psychiatry* 66(8), 848–846 (2009).

2. Goldapple et al., "Modulation of Cortical-Limbic Pathways."

3. Jack M. Gorman, *The Essential Guide to Psychiatric Drugs* (New York: St. Martin's Griffin, 2007).

4. I. M. Anderson and B. M. Tomenson, "The Efficacy of Selective Serotonin Reuptake Inhibitors in Depression: A Meta-Analysis of Studies Against Tricyclic Antidepressants," *Journal of Psychopharmacology* 8, 238-249 (1994).

5. Agency for Health Care Policy and Research, "Treatment of Depression: Newer Pharmacotherapies," Posted March 1999.

6. Joanna Moncrieff and David Cohen, "Do Antidepressants Cure or Create Abnormal Brain States?" *PLOS Medicine* 3:7, 240 (July 2006).

7. "Top 5 Reasons to Forget About Pristiq." *Carlat Psychiatry Blog* (March 1, 2008).

8. "Antidepressants and Bipolar Disorder: An Update," *The Carlat Psychiatry Report* 6:7 and 8 (July/August 2008).

9. My resources for this section are all known for being free of drug-industry sponsorship. An essential guide for anyone dealing with bipolar disorder is John McManamy, *Living Well with Depression and Bipolar Disorder* (New York: Collins, 2006). Other sources here include: "Novel Anticonvulsants: An Update on Efficacy," *The Carlat Psychiatry Report* 6:2 (Feb. 2008); and Gorman, *Essential Guide*.

10. Anne Berghöfer Martin Alda, Mazda Adli, Christopher Baethge, et al., "Long-Term Effectiveness of Lithium in Bipolar Disorder: A Multicenter Investigation of Patients with Typical and Atypical Features," *Journal of Clinical Psychiatry* 69:12, 1860-1868 (November 18, 2008).

11. Ronald C. Kessler, Katherine A. McGonagle, Shanyang Zhao, Christopher

B. Nelson, et al., "Lifetime and 12-month Prevalence of DSM-III-R Psychiatric Disorders in the United States: Results from the National Comorbidity Study," *Archives of General Psychiatry* 51, 8–19 (1994); Ronald C. Kessler, Christopher B. Nelson, Katherine A. McGonagle, J. Liu, et al., "Comorbidity of DSM-III-R Major Depressive Disorder in the General Population: Results from the U.S. National Comorbidity Study," *British Journal of Psychiatry* 18, 17–30 (1996, Suppl. 30).

12. R. J. Goldberg, "Diagnostic Dilemmas Created by Patients with Anxiety and Depression," *American Journal of Medicine* 98, 278 (1995).

13. Mark Olfson, Steven C. Marcus, Benjamin Druss, Lynn Elinson, Terri Tanielian, and Harold Alan Pincus, "National Trends in the Outpatient Treatment of Depression," *Journal of the American Medical Association* 287, 203–209 (2002).

14. I summarized this research in *Active Treatment of Depression*. See also Lewis L. Judd, Hagop S. Akiskal, Jack D. Maser, et al., "A Prospective 12-year Study of Subsyndromal and Syndromal Depressive Symptoms in Unipolar Major Depressive Disorders," *Archives of General Psychiatry* 55, 694–700 (1998); David A. Solomon, Martin B. Keller, Andrew C. Leon, Timothy I. Mueller, et al., "Multiple Recurrences of Maior Depressive Disorder," *American Journal of Psychiatry* 157:2, 229–233 (2000); and Michael E. Thases, "The Long-Term Nature of Depression," *Journal of Clinical Psychiatry* 60, 3–35 (1999 Suppl. 4).

15. Daniel N. Klein, Joseph E. Schwartz, Suzanne Rose, and Julie B. Leader, "Five-Year Course and Outcome of Dysthymic Disorder: A Prospective, Naturalistic Follow-Up Study," *American Journal of Psychiatry* 157:6, 931–939 (2000).

16. Thase, "Long-Term Nature."

17. Irving Kirsch, Thomas J. Moore, Alan Scoboria, and Sarah S. Nicholls, "The Emperor's New Drugs: An Analysis of Antidepressant Medication Data Submitted to the U.S. Food and Drug Administration," *Prevention and Treatment* 5 (article 23) 2002.

18. W. A. Brown, "Placebo as a Treatment for Depression," *Neuropsychopharmacology* 10:4, 265–288 (1994).

19. Madhukar H. Trivedi, A. John Rush, Stephen R. Wisniewski, et al., "Evaluation of Outcomes with Citalopram for Depression Using Measurement-Based Care in STAR*D: Implications for Clinical Practice," *American Journal of Psychiatry* 163, 28–40 (2006).

20. Catherine J. Harmer, Nicholas C. Shelley, Philip J. Cowen, and Guy M. Goodwin, "Increased Positive Versus Negative Perception and Memory in Healthy Volunteers Following Selective Serotonin and Norepinephrine Reuptake Inhibition," *American Journal of Psychiatry* 161, 1256-1263 (2004).

21. Brian Knutson, Owen M. Wolkowitz, Steve W. Cole, Theresa Chan, et al., "Selective Alteration of Personality and Socia Behavior by Serotonergic Intervention," *American Journal of Psychiatry* 155, 373-379 (1998).

22. Adam Opbroek, Pedro L. Delgado, Cindi Laukes, et al., "Emotional Blunting Associated with SSRI-Induced Sexual Dysfunction: Do SSRIs Inhibit Emotional Responses?" *International Journal of Neuropsychopharmacology* 5, 147-151 (2002).

23. Peter Kramer, *Listening to Prozac.*

24. Marlene P. Freeman, Joseph R. Hibbeln, Katherine L.Wisner, et al., "Omega-3 Fatty Acids: Evidence Basis for Treatment and Future Research in Psychiatry," *Journal of Clinical Psychiatry* 67:12, 1954-1967 (2006).

第十四章　心理治疗、自助及其他的康复方法

1. Amit Etkin, Christopher Pittenger, H. Jonathan Polan, and Eric R. Kandel, "Toward a Neurobiology of Psychotherapy: Basic Science and Clinical Applications," *Journal of Neuropsychiatry and Clinical Neurosciences* 17, 145-158 (2005).

2. Tomas Furmark, Maria Tillfors, Ina Marteinsdottir, et al., "Common Changes in Cerebral Blood Flow in Patients with Social Phobia Treated with Citalopram or Cognitive-Behavioral Therapy," *Archives of General Psychiatry* 59, 425-433 (2002).

3. Sidney J. Blatt, et al., "Characteristics of Effective Therapists," *Journal of Consulting and Clinical Psychology* 64:6, 1276-1284 (1996).

4. Beck, Rush, Shaw, and Emery, *Cognitive Therapy.*

5. Klerman, et al., op. cit.

6. Falk Leichsenring and Sven Rabung, "Effectiveness of Long-term Psychodynamic Psychotherapy: A Meta-Analysis," *Journal of the American Medical Association* 300, 1551-1565 (2008).

7. Zac E. Imel, Melanie B. Malterer, Kevin M. McKay, and Bruce E. Wampold, "A Meta-Analysis of Psychotherapy and Medication in Unipolar Depression and Dysthymia," *Journal of Affective Disorders* 110, 197-206 (2008); Pim Cuijpers, Annemieke van Straten, Patricia van Oppen, and

Gerhard Andersson, "Are Psychological and Pharmacologic Interventions Equally Effective in the Treatment of Adult Depressive Disorders? A Meta-Analysis of Comparative Studies," *Journal of Clinical Psychiatry* 69:11, 1675–1685 (2008).

8. Imel, et al. "A meta-Analysis."

9. Segal, et al., *Mindfulness-Based Cognitive Therapy*.

10. Mark Williams, John Teasdale, Zindel Segal, and Jon Kabat-Zinn, *The Mindful Way Through Depression* (New York: Guilford, 2007).

11. S. Helen Ma and John D. Teasdale, "Mindfulness-Based Cognitive Therapy for Depression: Replication and Exploration of Differential Relapse Prevention Effects," *Journal of Consulting and Clinical Psychology* 72, 31–40 (2004).

12. A helpful resource is Anne Sheffield, *How You Can Survive When They're Depressed* (New York: Three Rivers Press, 1999).

第十五章　工作和使命感

1. Philip Brickman, Erik J. Coates, and Ronnie Janoff-Bulman, "Lottery Winners and Accident Victims: Is Happiness Relative?" *Journal of Personality and Social Psychology* 36:8, 917–927 (1978).

2. Tal Ben-Shahar, *Happier* (New York: McGraw-Hill, 2007).

3. Ibid.

4. Mihaly Csikszentmihalyi, *Flow: The Psychology of Optimal Experience* (New York: HarperCollins, 1990).

5. Ibid., p.158, et seq.

6. John P. Robinson and Steven Martin, "What Do Happy People Do?" *Social Indicators Research*, 89:3 565–571.

7. Michael Argyle, *The Psychology of Happiness* (New York: Routledge, 2002).

8. There is now a lot of literature on time management, personal efficiency, and self-improvement, which can be helpful in recovering from depression. Steven Covey's books (*The Seven Habits of Highly Effective People*, etc.) are not bad, though I enjoyed more Hyrum Smith's *The Ten Natural Laws of Successful Time and Life Management*. With both of these, you have to put aside any prejudice you might have against Babbitry and boosterism. Stephanie Winston's books (*Getting Organized*, etc.) are very practical and helpful. Martin Seligman has made a good contribution with *What You Can Change and What You Can't*. None of these is the answer if you're really

depressed; they are to help you as you recover.

9. M. Scott Peck, *The Road Less Traveled* (New York: Simon and Schuster, 1978).

第十六章　婚姻生活和单身生活

1. Deborah Tannen, *You Just Don't Understand: Women and Men in Conversation* (New York: Ballantine, 1991).

2. Jennifer Senior, "Is Urban Loneliness a Myth?" *New York Magazine*, Nov. 23, 2008.

3. See Maggie Scarf, *Intimate Partners: Patterns in Love and Marriage* (New York: Random House, 1987), and *Intimate Worlds: Life Inside the Family* (New York: Random House, 1995). Two of the most reliable and readable books available on the struggle for intimacy and the need for autonomy.

4. See, for example, Bill O'Hanlon, *Thriving Through Crisis* (New York: Perigee, 2005).

5. G. Pirooz Sholevar and Linda Schwoeri, *The Transmission of Depression in Families and Children: Assessment and Intervention* (Northvale, NJ: Jason Aronson, 1994).

6. Judith S. Wallerstein and Sandra Blakeslee, *Second Chances: Men, Women, and Children a Decade After Divorce* (New York: Ticknor and Fields, 1989).

第十七章　儿童和青少年

1. Harry F. Harlow and Robert Zimmerman, "Affectional Responses in the Infant Monkey," *Science* 130, 421–432 (1959).

2. Brea L. Perry, Bernice A. Pescosolido, Jack K. Martin, Jane D. McLeod, and Peter S. Jensen, "Comparison of Public Attributions, Attitudes, and Stigma in Regard to Depression Among Children and Adults," *Psychiatric Services* 58:632–635(2007).

3. Daniel Kahneman and Alan B. Krueger. "Developments in the Measurement of Subjective Well-Being," *Journal of Economic Perspectives* 20, 13–24 (2006).

4. U.S. Preventive Services Task Force, "Screening and Treatment for Major Depressive Disorder in Children and Adolescents," *Pediatrics* 123:4, 1223–1228 (2009).

5. J. D. Salinger, *The Catcher in the Rye* (New York: Little, Brown, 1951).

6. Samuel Slipp, *Object Relations: A Dynamic Bridge Between Individual and*

Family Treatment (New York: Jason Aronson, 1984), p.181.

7. Alan L. Berman, David A. Jobes, and Morton M. Silverman, "The Epidemiology of Adolescent Suicide," in Alan L. Berman, David A. Jobes, and Morton M. Silverman (eds.), *Adolescent Suicide: Assessment and Intervention*, 2nd ed., (Washington, DC: American Psychological Association, 2006).

8. Harry M. Hoberman and Barry D. Garfinkel. "Completed Suicide in Children and Adolescents," *Journal of the American Academy of Child and Adolescent Psychiatry* 27:6, 689-695 (1988).

9. G. Pirooz Sholevar and Linda Schwoeri, *The Transmission of Depression in Families and Children: Assessment and Intervention* (Northvale, NJ: Jason Aronson, 1994).

10. Jane E. Brody, "Sorrow's Web: Depressed Mother and Difficult Child," *New York Times*, C12, Nov. 2, 1994.

第十八章　社会

1. Phil Ochs, "There but for Fortune," © 1963, Appleseed Music, Inc.

2. Robert M. Sapolsky, *Why Zebras Don't Get Ulcers: An Updated Guide to Stress, Stress-Related Diseases, and Coping*, 3rd ed. (New York: W. H. Freeman, 2004).

3. Steven Greenhouse, "Report Shows Americans Have More 'Labor Days,'" *New York Times*, Sept. 1, 2001.

4. See, for instance, Robert E. Lane, *The Loss of Happiness in Market Democracies* (New Haven: Yale University Press, 2000); Richard Layard, *Happiness: Lessons from a New Science* (New York: Penguin, 2005); Robert D. Putnam, *Bowling Alone* (New York: Simon and Schuster, 2000).

5. Maria Melchior, Avshalom Caspi, Barry J. Milne, Andrea Danese, Richie Poulton, and Terrie E. Moffitt, "Work Stress Precipitates Depression and Anxiety in Young, Working Women and Men," *Psychological Medicine* 37:8, 1119-1129 (Aug 2007).

6. Richard Handler, "20 Weeks to Happiness," *Psychotherapy Networker* (Jan/Feb, 2006).

7. Murray and Lopez, *Global Burden*.

8. Tim Kasser, *The High Price of Materialism* (Cambridge, MA: MIT Press, 2002).

9. John Berendt, "Phil Ochs Ain't Marchin' Anymore," *Esquire*, p.132, August 1976.

10. Michael Schumacher, *There but for Fortune: The Life of Phil Ochs* (New York: Hyperion, 1996).

11. Eric Weiner, *The Geography of Bliss* (New York: Twelve, 2008).

第二十一章　超越康复

1. William Fleeson, Adrian B. Malanos, and Noelle M. Achille, "An Intra-individual Process Approach to the Relationship Between Extraversion and Positive Affect: Is Acting Extraverted as 'Good' as Being Extraverted?" *Journal of Personality and Social Psychology* 83:6 1409–1422 (2002).

2. O'Connor, *Happy at Last.*

3. Martin E. Seligman, *Authentic Happiness* (New York: Free Press, 2002); Christopher Peterson, *A Primer in Positive Psychology* (New York: Oxford USA, 2006).

4. Martin E. Seligman, Tracy A. Steen, Nansook Park, and Christopher Peterson. "Positive Psychology Progress: Empirical Validation of Interventions," *American Psychologist* 60, 410–421 (2005).

5. Ibid.

6. Vaillant, *Wisdom of the Ego.*